中华医学百科全书

公共卫生学

社会医学

国家出版基金项目
NATIONAL PUBLICATION FOUNDATION

中国协和医科大学出版社

图书在版编目 (CIP) 数据

社会医学 / 李鲁主编 . —北京：中国协和医科大学出版社，2018.12
（中华医学百科全书）
ISBN 978-7-5679-1170-3

Ⅰ . ①中… Ⅱ . ①李… Ⅲ . ①社会医学 – 基本知识 Ⅳ . ① R

中国版本图书馆 CIP 数据核字 (2018) 第 172530 号

中华医学百科全书·社会医学

主　　编：李　鲁

编　　审：谢　阳

责任编辑：李元君

出版发行：**中国协和医科大学出版社**
　　　　　（北京东单三条九号　邮编 100730　电话 010–6526 0431）

网　　址：www.pumcp.com

经　　销：新华书店总店北京发行所

印　　刷：北京雅昌艺术印刷有限公司

开　　本：889×1230　1/16 开

印　　张：9.75

字　　数：240 千字

版　　次：2018 年 12 月第 1 版

印　　次：2018 年 12 月第 1 次印刷

定　　价：138.00 元

ISBN 978-7-5679-1170-3

《中华医学百科全书》编纂委员会

总顾问　吴阶平　韩启德　桑国卫

总指导　陈　竺

总主编　刘德培

副总主编　曹雪涛　李立明　曾益新

编纂委员（以姓氏笔画为序）

B·吉格木德	丁　洁	丁　樱	丁安伟	于中麟	于布为
于学忠	万经海	马　军	马　骁	马　静	马　融	马中立
马安宁	马建辉	马烈光	马绪臣	王　伟	王　辰	王　政
王　恒	王　硕	王　舒	王　键	王一飞	王一镗	王士贞
王卫平	王长振	王文全	王心如	王生田	王立祥	王兰兰
王汉明	王永安	王永炎	王华兰	王成锋	王延光	王旭东
王军志	王声湧	王坚成	王良录	王拥军	王茂斌	王松灵
王明荣	王明贵	王宝玺	王诗忠	王建中	王建业	王建军
王建祥	王临虹	王贵强	王美青	王晓民	王晓良	王鸿利
王维林	王琳芳	王喜军	王道全	王德文	王德群	
木塔力甫·艾力阿吉	尤启冬	戈　烽	牛　侨	毛秉智	毛常学
乌　兰	文卫平	文历阳	文爱东	方以群	尹　佳	孔北华
孔令义	孔维佳	邓文龙	邓家刚	书　亭	毋福海	艾措千
艾儒棣	石　岩	石远凯	石学敏	石建功	布仁达来	占　堆
卢志平	卢祖洵	叶　桦	叶冬青	叶常青	叶章群	申昆玲
申春悌	田景振	田嘉禾	史录文	代　涛	代华平	白春学
白慧良	丛　斌	丛亚丽	包怀恩	包金山	冯卫生	冯学山
冯希平	边旭明	边振甲	匡海学	邢小平	达万明	达庆东
成　军	成翼娟	师英强	吐尔洪·艾买尔	吕时铭	吕爱平
朱　珠	朱万孚	朱立国	朱华栋	朱宗涵	朱建平	朱晓东
朱祥成	乔延江	伍瑞昌	任　华	华　伟	伊河山·伊明
向　阳	多　杰	邬堂春	庄　辉	庄志雄	刘　平	刘　进
刘　玮	刘　蓬	刘大为	刘小林	刘中民	刘玉清	刘尔翔
刘训红	刘永锋	刘吉开	刘伏友	刘芝华	刘华平	刘华生
刘志刚	刘克良	刘更生	刘迎龙	刘建勋	刘胡波	刘树民
刘昭纯	刘俊涛	刘洪涛	刘献祥	刘嘉瀛	刘德培	闫永平

米 玛	许 媛	许腊英	那彦群	阮长耿	阮时宝	孙 宁
孙 光	孙 皎	孙 锟	孙长颢	孙少宣	孙立忠	孙则禹
孙秀梅	孙建中	孙建方	孙贵范	孙海晨	孙景工	孙颖浩
孙慕义	严世芸	苏 川	苏 旭	苏荣扎布	杜元灏	杜文东
杜治政	杜惠兰	李 龙	李 飞	李 东	李 宁	李 刚
李 丽	李 波	李 勇	李 桦	李 鲁	李 磊	李 燕
李 冀	李大魁	李云庆	李太生	李曰庆	李玉珍	李世荣
李立明	李永哲	李志平	李连达	李灿东	李君文	李劲松
李其忠	李若瑜	李松林	李泽坚	李宝馨	李建勇	李映兰
李莹辉	李继承	李森恺	李曙光	杨 凯	杨 恬	杨 健
杨化新	杨文英	杨世民	杨世林	杨伟文	杨克敌	杨国山
杨宝峰	杨炳友	杨晓明	杨跃进	杨腊虎	杨瑞馥	杨慧霞
励建安	连建伟	肖 波	肖 南	肖永庆	肖海峰	肖培根
肖鲁伟	吴 东	吴 江	吴 明	吴 信	吴令英	吴立玲
吴欣娟	吴勉华	吴爱勤	吴群红	吴德沛	邱建华	邱贵兴
邱海波	邱蔚六	何 维	何 勤	何方方	何绍衡	何春涤
何裕民	余争平	余新忠	狄 文	冷希圣	汪 海	汪受传
沈 岩	沈 岳	沈 敏	沈 铿	沈卫峰	沈心亮	沈华浩
沈俊良	宋国维	张 泓	张 学	张 亮	张 强	张 霆
张 澍	张大庆	张为远	张世民	张志愿	张丽霞	张伯礼
张宏誉	张劲松	张奉春	张宝仁	张宇鹏	张建中	张建宁
张承芬	张琴明	张富强	张新庆	张潍平	张德芹	张燕生
陆 华	陆付耳	陆伟跃	陆静波	阿不都热依木·卡地尔		陈 文
陈 杰	陈 实	陈 洪	陈 琪	陈 楠	陈 薇	陈士林
陈大为	陈文祥	陈代杰	陈红风	陈尧忠	陈志南	陈志强
陈规化	陈国良	陈佩仪	陈家旭	陈智轩	陈锦秀	陈誉华
邵 蓉	邵荣光	武志昂	其仁旺其格	范 明	范炳华	林三仁
林久祥	林子强	林江涛	林曙光	杭太俊	欧阳靖宇	尚 红
果德安	明根巴雅尔	易定华	易著文	罗 力	罗 毅	罗小平
罗长坤	罗永昌	罗颂平	帕尔哈提·克力木			
帕塔尔·买合木提·吐尔根			图门巴雅尔	岳建民	金 玉	金 奇
金少鸿	金伯泉	金季玲	金征宇	金银龙	金惠铭	郁 琦
周 兵	周 林	周永学	周光炎	周灿全	周良辅	周纯武
周学东	周宗灿	周定标	周宜开	周建平	周建新	周荣斌
周福成	郑一宁	郑家伟	郑志忠	郑金福	郑法雷	郑建全
郑洪新	郎景和	房 敏	孟 群	孟庆跃	孟静岩	赵 平

赵　群	赵子琴	赵中振	赵文海	赵玉沛	赵正言	赵永强
赵志河	赵彤言	赵明杰	赵明辉	赵耐青	赵继宗	赵铱民
郝　模	郝小江	郝传明	郝晓柯	胡　志	胡大一	胡文东
胡向军	胡国华	胡昌勤	胡晓峰	胡盛寿	胡德瑜	柯　杨
查　干	柏树令	柳长华	钟翠平	钟赣生	香多·李先加	
段　涛	段金廒	段俊国	侯一平	侯金林	侯春林	俞光岩
俞梦孙	俞景茂	饶克勤	姜小鹰	姜玉新	姜廷良	姜国华
姜柏生	姜德友	洪　两	洪　震	洪秀华	洪建国	祝庆余
祝陈晨	姚永杰	姚祝军	秦　川	袁文俊	袁永贵	都晓伟
晋红中	栗占国	贾　波	贾建平	贾继东	夏照帆	夏慧敏
柴光军	柴家科	钱传云	钱忠直	钱家鸣	钱焕文	倪　鑫
倪　健	徐　军	徐　晨	徐永健	徐志云	徐志凯	徐克前
徐金华	徐建国	徐勇勇	徐桂华	凌文华	高　妍	高　晞
高志贤	高志强	高学敏	高金明	高健生	高树中	高思华
高润霖	郭　岩	郭小朝	郭长江	郭巧生	郭宝林	郭海英
唐　强	唐朝枢	唐德才	诸欣平	谈　勇	谈献和	陶·苏和
陶广正	陶永华	陶芳标	陶建生	黄　峻	黄　烽	黄人健
黄叶莉	黄宇光	黄国宁	黄国英	黄跃生	黄璐琦	萧树东
梅长林	曹　佳	曹广文	曹务春	曹建平	曹洪欣	曹济民
曹雪涛	曹德英	龚千锋	龚守良	龚非力	袭著革	常耀明
崔　蒙	崔丽英	庾石山	康　健	康廷国	康宏向	章友康
章锦才	章静波	梁显泉	梁铭会	梁繁荣	谌贻璞	屠鹏飞
隆　云	绳　宇	巢永烈	彭　成	彭　勇	彭明婷	彭晓忠
彭瑞云	彭毅志	斯拉甫·艾白		葛　坚	葛立宏	董方田
蒋力生	蒋建东	蒋建利	蒋澄宇	韩晶岩	韩德民	惠延年
粟晓黎	程　伟	程天民	程训佳	童培建	曾　苏	曾小峰
曾正陪	曾学思	曾益新	谢　宁	谢立信	蒲传强	赖西南
赖新生	詹启敏	詹思延	鲍春德	窦科峰	窦德强	赫　捷
蔡　威	裴国献	裴晓方	裴晓华	管柏林	廖品正	谭仁祥
谭先杰	翟所迪	熊大经	熊鸿燕	樊飞跃	樊巧玲	樊代明
樊立华	樊明文	黎源倩	颜　虹	潘国宗	潘柏申	潘桂娟
薛社普	薛博瑜	魏光辉	魏丽惠	藤光生		

《中华医学百科全书》学术委员会

主任委员　巴德年

副主任委员（以姓氏笔画为序）

汤钊猷　　吴孟超　　陈可冀　　贺福初

学术委员（以姓氏笔画为序）

梁文权　　梁德荣　　彭名炜　　董　怡　　温　海　　程元荣　　程书钧
程伯基　　傅民魁　　曾长青　　曾宪英　　裘雪友　　甄永苏　　褚新奇
蔡年生　　廖万清　　樊明文　　黎介寿　　薛　淼　　戴行锷　　戴宝珍
戴尅戎

《中华医学百科全书》工作委员会

主任委员　郑忠伟

副主任委员　袁　钟

编审（以姓氏笔画为序）

开赛尔	司伊康	当增扎西	吕立宁	任晓黎	邬扬清	刘玉玮
孙　海	何　维	张之生	张玉森	张立峰	陈　懿	陈永生
松布尔巴图	呼素华	周　茵	郑伯承	郝胜利	胡永洁	侯澄芝
袁　钟	郭亦超	彭南燕	傅祚华	谢　阳	解江林	

编辑（以姓氏笔画为序）

于　岚	王　波	王　莹	王　颖	王　霞	王明生	尹丽品
左　谦	刘　婷	刘岩岩	孙文欣	李　慧	李元君	李亚楠
杨小杰	吴桂梅	吴翠姣	沈冰冰	宋　玥	张　安	张　玮
张浩然	陈　佩	骆彩云	聂沛沛	顾良军	高青青	郭广亮
傅保娣	戴小欢	戴申倩				

工作委员　刘小培　罗　鸿　宋晓英　姜文祥　韩　鹏　汤国星　王　玲　李志北

办公室主任　左　谦　孙文欣　吴翠姣

公共卫生学

总主编

李立明　北京大学公共卫生学院

本类学术秘书

王　波　北京协和医学院

本卷编委会

主　编

李　鲁　浙江大学公共卫生学院

学术委员

龚幼龙　复旦大学公共卫生学院

副主编

卢祖洵　华中科技大学公共卫生学院

冯学山　复旦大学公共卫生学院

编　委（以姓氏笔画为序）

田庆丰　郑州大学公共卫生学院

李宁秀　四川大学公共卫生学院

杨廷忠　浙江大学公共卫生学院

肖水源　中南大学公共卫生学院

吴群红　哈尔滨医科大学公共卫生学院

张拓红　北京大学公共卫生学院

孟庆跃　北京大学公共卫生学院

姜润生　昆明医科大学公共卫生学院

姜敏敏　浙江大学公共卫生学院

郭　岩　北京大学公共卫生学院

郭　清　浙江中医药大学健康管理研究所

鲍　勇　上海交通大学公共卫生学院

学术秘书

姜敏敏　浙江大学公共卫生学院

前　言

　　《中华医学百科全书》终于和读者朋友们见面了！

　　古往今来，凡政通人和、国泰民安之时代，国之重器皆为科技、文化领域的鸿篇巨制。唐代《艺文类聚》、宋代《太平御览》、明代《永乐大典》、清代《古今图书集成》等，无不彰显盛世之辉煌。新中国成立后，国家先后组织编纂了《中国大百科全书》第一版、第二版，成为我国科学文化事业繁荣发达的重要标志。医学的发展，从大医学、大卫生、大健康角度，集自然科学、人文社会科学和艺术之大成，是人类社会文明与进步的集中体现。随着经济社会快速发展，医药卫生领域科技日新月异，知识大幅更新。广大读者对医药卫生领域的知识文化需求日益增长，因此，编纂一部医药卫生领域的专业性百科全书，进一步规范医学基本概念，整理医学核心体系，传播精准医学知识，促进医学发展和人类健康的任务迫在眉睫。在党中央、国务院的亲切关怀以及国家各有关部门的大力支持下，《中华医学百科全书》应运而生。

　　作为当代中华民族"盛世修典"的重要工程之一，《中华医学百科全书》肩负着全面总结国内外医药卫生领域经典理论、先进知识，回顾展现我国卫生事业取得的辉煌成就，弘扬中华文明传统医药璀璨历史文化的使命。《中华医学百科全书》将成为我国科技文化发展水平的重要标志、医药卫生领域知识技术的最高"检阅"、服务千家万户的国家健康数据库和医药卫生各学科领域走向整合的平台。

　　肩此重任，《中华医学百科全书》的编纂力求做到两个符合：一是符合社会发展趋势。全面贯彻以人为本的科学发展观指导思想，通过普及医学知识，增强人民群众健康意识，提高人民群众健康水平，促进社会主义和谐社会构建；二是符合医学发展趋势。遵循先进的国际医学理念，以"战略前移、重心下移、模式转变、系统整合"的人口与健康科技发展战略为指导。同时，《中华医学百科全书》的编纂力求做到两个体现：一是体现科学思维模式的深刻变革，即学科交叉渗透/知识系统整合；二是体现继承发展与时俱进的精神，准确把握学科现有基础理论、基本知识、基本技能以及经典理论知识与科学思维精髓，深刻领悟学科当前面临的交叉渗透与整合转化，敏锐洞察学科未来的发展趋势与突破方向。

　　作为未来权威著作的"基准点"和"金标准"，《中华医学百科全书》编纂过程中，制定了严格的主编、编者遴选原则，聘请了一批在学界有相当威望、具有较高学术造诣和较强组织协调能力的专家教授（包括多位两院院士）担任大类主编和学科卷主编，确保全书的科学性与权威性。另外，还借鉴了已有百科全书的编写经验。鉴于《中华医学百科全书》的编纂过程本身带有科学研究性质，还聘请了若干科研院所的科研管理专家作为特约编审，站在科研管理的高度为全书的顺利编纂保驾护航。除了编者、编审队伍外，还制订了详尽的质量保证计划。编纂委员会和工作委员会秉持质量源于设计的理念，共同制订了一系列配套的质量控制规范性文件，建立了一套切实可行、行之有效、效率最优的编纂质量管理方案和各种情况下的处理原则及预案。

《中华医学百科全书》的编纂实行主编负责制，在统一思想下进行系统规划，保证良好的全程质量策划、质量控制、质量保证。在编写过程中，统筹协调学科内各编委、卷内条目以及学科间编委、卷间条目，努力做到科学布局、合理分工、层次分明、逻辑严谨、详略有方。在内容编排上，务求做到"全准精新"。形式"全"：学科"全"，册内条目"全"，全面展现学科面貌；内涵"全"：知识结构"全"，多方位进行条目阐释；联系整合"全"：多角度编制知识网。数据"准"：基于权威文献，引用准确数据，表述权威观点；把握"准"：审慎洞察知识内涵，准确把握取舍详略。内容"精"："一语天然万古新，豪华落尽见真淳。"内容丰富而精炼，文字简洁而规范；逻辑"精"："片言可以明百意，坐驰可以役万里。"严密说理，科学分析。知识"新"：以最新的知识积累体现时代气息；见解"新"：体现出学术水平，具有科学性、启发性和先进性。

《中华医学百科全书》之"中华"二字，意在中华之文明、中华之血脉、中华之视角，而不仅限于中华之地域。在文明交织的国际化浪潮下，中华医学汲取人类文明成果，正不断开拓视野，敞开胸怀，海纳百川般融入，润物无声状拓展。《中华医学百科全书》秉承了这样的胸襟怀抱，广泛吸收国内外华裔专家加入，力求以中华文明为纽带，牵系起所有华人专家的力量，展现出现今时代下中华医学文明之全貌。《中华医学百科全书》作为由中国政府主导、参与编纂学者多、分卷学科设置全、未来受益人口广的国家重点出版工程，得到了联合国教科文等组织的高度关注，对于中华医学的全球共享和人类的健康保健，都具有深远意义。

《中华医学百科全书》分基础医学、临床医学、中医药学、公共卫生学、军事与特种医学和药学六大类，共计144卷。由中国医学科学院/北京协和医学院牵头，联合军事医学科学院、中国中医科学院和中国疾病预防控制中心，带动全国知名院校、科研单位和医院，有多位院士和海内外数千位优秀专家参加。国内知名的医学和百科编审汇集中国协和医科大学出版社，并培养了一批热爱百科事业的中青年编辑。

回览编纂历程，犹然历历在目。几年来，《中华医学百科全书》编纂团队呕心沥血，孜孜矻矻。组织协调坚定有力，条目撰写字斟句酌，学术审查一丝不苟，手书长卷撼人心魂……在此，谨向全国医学各学科、各领域、各部门的专家、学者的积极参与以及国家各有关部门、医药卫生领域相关单位的大力支持致以崇高的敬意和衷心的感谢！

《中华医学百科全书》的编纂是一项泽被后世的创举，其牵涉医学科学众多学科及学科间交叉，有着一定的复杂性；需要体现在当前医学整合转型的新形式，有着相当的创新性；作为一项国家出版工程，有着毋庸置疑的严肃性。《中华医学百科全书》开创性和挑战性都非常强。由于编纂工作浩繁，难免存在差错与疏漏，敬请广大读者给予批评指正，以便在今后的编纂工作中不断改进和完善。

刘德培

凡　例

一、《中华医学百科全书》（以下简称《全书》）按基础医学类、临床医学类、中医药学类、公共卫生类、军事与特种医学类、药学类的不同学科分卷出版。一学科辑成一卷或数卷。

二、《全书》基本结构单元为条目，主要供读者查检，亦可系统阅读。条目标题有些是一个词，例如"健康"；有些是词组，例如"医学模式"。

三、由于学科内容有交叉，会在不同卷设有少量同名条目。例如《社会医学》《儿童少年卫生学》都设有"青少年妊娠"条目。其释文会根据不同学科的视角不同各有侧重。

四、条目标题上方加注汉语拼音，条目标题后附相应的外文。例如：

jiàn kāng
健康（health）

五、本卷条目按学科知识体系顺序排列。为便于读者了解学科概貌，卷首条目分类目录中条目标题按阶梯式排列，例如：

社会医学 ……………………………………………………………………………

　社会诊断 …………………………………………………………………………

　医学模式 …………………………………………………………………………

　　神灵主义医学模式 ……………………………………………………………

　　自然哲学医学模式 ……………………………………………………………

　　现代医学模式 …………………………………………………………………

　　　环境健康医学模式 …………………………………………………………

　　　综合健康医学模式 …………………………………………………………

　　　生物‐心理‐社会医学模式 …………………………………………………

六、各学科都有一篇介绍本学科的概观性条目，一般作为本学科卷的首条。介绍学科大类的概观性条目，列在本大类中基础性学科卷的学科概观性条目之前。

七、条目之中设立参见系统，体现相关条目内容的联系。一个条目的内容涉及其他条目，需要其他条目的释文作为补充的，设为"参见"。所参见的本卷条目的标题在本条目释文中出现的，用蓝色楷体字印刷；所参见的本卷条目的标题未在本条目释文中出现的，在括号内用蓝色楷体字印刷该标题，另加"见"字；参见其他卷条目的，注明参见条所属学科卷名，如"参见□□□卷"或"参见□□□卷□□□□"。

八、《全书》医学名词以全国科学技术名词审定委员会审定公布的为标准。同一概念或疾病在不同学科有不同命名的，以主科所定名词为准。字数较多，释文中拟用简称的名词，每个条目中第一次出现时使用全称，并括注简称，例如：甲型病毒性肝炎（简称甲肝）。个别众所周知的名词直接使用简称、缩写，例如：B 超。药物名称参照《中华人民共和国药典》2015 年版和《国家基本药物目录》2012 年版。

九、《全书》量和单位的使用以国家标准 GB 3100～3102—1993《量和单位》为准。援引古籍或外文时维持原有单位不变。必要时括注与法定计量单位的换算。

十、《全书》数字用法以国家标准 GB/T 15835—2011《出版物上数字用法》为准。

十一、正文之后设有内容索引和条目标题索引。内容索引供读者按照汉语拼音字母顺序查检条目和条目之中隐含的知识主题。条目标题索引分为条目标题汉字笔画索引和条目外文标题索引，条目标题汉字笔画索引供读者按照汉字笔画顺序查检条目，条目外文标题索引供读者按照外文字母顺序查检条目。

十二、部分学科卷根据需要设有附录，列载本学科有关的重要文献资料。

目　录

shèhuì yīxué

社会医学（social medicine）

从社会的角度研究医学和健康问题的一门交叉学科。它研究社会因素与个体及群体健康和疾病之间相互作用及其规律，制订相应的社会策略和措施，保护和增进人群的身心健康和社会活动能力，提高生命质量，充分发挥健康的社会功能，提高人群的健康水平。

学科性质　作为医学与社会科学间的一门交叉学科，社会医学融合了自然科学和社会科学两大领域，综合了生物医学和社会科学的理论和方法，具有自然科学和社会科学双重性。从学科分类角度思考，社会医学主要研究人群的健康与疾病现象，研究社会因素对人群健康的影响，探讨提高人群健康水平的社会策略、措施和方法，因此，社会医学属于医学的一个分支。但社会医学研究中采用的理论与方法，又是借鉴了许多社会科学的成果，提出的研究结果和改善健康的策略，又需要通过公共政策和社会管理来实现。因此，社会医学又属于管理学的一门应用学科。

影响人类健康与疾病的因素多种多样，而且互相关联。社会因素和生物因素的互相融合、交叉作用是导致多数患者致病的共同原因，社会因素在疾病发生和发展中的重要作用越来越显著。由于生物、心理、社会因素的综合作用，导致了疾病发生发展的多样性和复杂性，因此，不仅要从生物因素，还要从心理和社会因素认识和防治疾病。因此要求医学与社会学，医学与心理学之间相互渗透，共同进步。由于人类具有生物和社会的双重属性，对于生命、疾病和健康的本质认识，也需要从生物和社会两个维度及其相互作用上进行探索。健康不仅指躯体的"无病"状态，还包含心理和社会功能的完好状态。这种健康观念超越了单纯生物医学的内涵，从社会、心理和生物医学的角度认识健康与疾病。防治疾病和增进健康涉及生物、心理、社会等一系列因素，医学从单纯生物医学模式中脱胎出来，进入了一个更加广阔的研究领域。在积极健康观和现代医学模式背景下，社会医学作为一门新兴学科应运而生。

发展简史　社会因素对人类疾病的发生和发展及其影响早在经验医学时期就引起了医学家们的注意。古希腊名医希波克拉底（Hippocrates，约公元前460～前377年）注意到人的生活环境与健康的关系，他在《空气、水、地域》著作中要求医生进入城市前，首先要熟悉自然环境、居民居住条件、饮水情况和生活方式等。古罗马医生盖仑（Galen，130～200年）重视社会心理因素的治病作用，强调人体健康与社会心理因素之间的关系。阿拉伯医学家阿维森纳（Avicenna，980～1037年）认为土壤和水源可以传播疾病，而精神感情活动对机体健康也有重要影响。随着欧洲文艺复兴和产业革命兴起，工业生产的社会化促进了医学社会化进程。资本主义工业化早期发展带来社会卫生状况的恶化，表现出人类健康及疾病流行与社会条件密切相关，促使人们进一步认识到医学的社会性。瑞士医生帕拉塞尔苏斯（Paracelsus，1490～1541年）考察了铜银矿山工人的职业病。意大利人拉马兹尼（Ramazzini，1669～1714年）描述了52种职业工人的健康与疾病状况，探讨了职业因素对工人健康的影响。德国卫生学家弗兰克（Frank，1745～1821年）指出"居民悲惨生活是产生疾病的温床"，他在《全国医学监督体制》中提出了用医学监督计划由政府采取措施来保护个人和公众健康的主张。这种健康、疾病和社会因素密切相关的观点，在公共卫生和社会医学发展阶段具有里程碑的意义。资本主义工业化和城市化带来了一系列社会卫生问题，如传染病流行、环境卫生、食品卫生、职业病以及妇幼卫生等问题。单靠医疗机构以及医生已经力不从心，必须动员社会力量和采取社会行动，才有可能得到控制和解决。医学必须从个人诊治转向社会防治，从技术控制转向社会行动，改善卫生体制，制订控制传染病流行和加强劳动保护的卫生法律等。

1848年，法国医师盖林（Guerin，1801～1886年）第一次提出社会医学概念。他提倡医学界要把分散、不协调的医学监督、公共卫生、法医学等构成一个整体的学科，统称为"社会医学"。他把社会医学分为四个部分：社会生理学、社会病理学、社会卫生学和社会治疗学。社会生理学研究人群的身体和精神状态及其与社会制度、法律及风俗习惯的关系；社会病理学研究健康和疾病发生、发展与社会问题的联系；社会卫生学研究各种预防疾病、增进健康的措施；社会治疗学研究社会发生健康异常时的治疗措施，包括提供各种社会卫生措施。德国医学家诺依曼（Neumann，1813～1908年）和病理学家菲尔绍（Virchow，1821～1902年）都强调社会经济因素对健康与疾病的重要作用，提出"医学科学的核心是社会科学""医学是一门社会科学，任何社会都应对居民健康负责"等观点。菲尔绍参加西里西亚地区斑疹伤寒流行病学调查，指出了流行病的社会属性，提出单纯治疗而不搞社会预防是不能控制斑疹伤寒流行的观点。德国的格罗特雅恩（Grotjahn，1869～1931年）根据社会科学的理论，通过调查研究，提出了社会卫生学一整套理论和概念。他在《社会病理学》中提出用社会观点研究人类疾病的原则，例如，疾病的社会意义取决于疾病发生的频率；社会状况恶化有助于直接引起疾病，并影响病情的发展；疾病对社会发展产生反作用；医疗能否成功取决于社会因素；采用社会措施来治疗和预防疾病，注意患者的社会经济环境等。他还强调社会卫生调查中要应用统计学、人口学、经济学和社会学方法，主张将社会卫生学列入医学课程。1920年，他首先在柏林大学开设社会卫生学讲座。

德国是社会医学的发源地，德国社会医学的主要内容是防治心脑血管疾病和肿瘤，探讨生活方式、职业及环境污染与健康的关系，以及健康保险等。1943年，英国牛津大学成立了第一个社会医学研究院。英国的社会医学是指有关人群的医学，泛指疾病的控制及有关增进或影响人群健康的科学。牛津大学社会医学教授赖尔（Ryle）认为公共卫生、工业卫生、社会卫生服务及公共医疗卫生事业都属于社会医学范畴。20世纪60年代以来，为了适应国家卫生服务制度改革的需要，英国将社会医学改称社区医学，内容包括社区卫生服务中的理论与实践，包括人口学、社会卫生状况、职业、营养、健康教育、保健组织、妇女儿童保健、结核

病及性传播疾病防治等。美国的经济制度和文化传统决定了它并不开设综合性的社会医学课程，而重视社会学、经济学及管理学在医学领域的运用。美国主要发展了医学社会学，运用社会学的观点、理论与方法，研究人类健康与疾病有关的现象。美国医学社会学的研究内容包括：特定人群的疾病与死亡的特征及其发展过程、健康与疾病的文化特征、患者与医生的关系、医疗保健组织、医院的社会问题、保健行业社会学、医学教育社会学、卫生服务利用、社会心理学与精神卫生、社会政策和卫生保健制度等。在美国，社会医学作为一个学术机构存在于综合性大学的医学院，如哈佛大学医学院社会医学系，主要从事与临床相关的社会学教学和研究，学科涉及社会学、健康政策、卫生保健、医学人类学、医学伦理、医学史和卫生管理与卫生政策。在日本，社会医学的概念更为广泛，与基础医学、临床医学并列为医学三大门类，包括公共卫生学、环境医学、卫生统计、法医学、医院管理学和保健心理学等。1922年，前苏联在莫斯科大学医学院成立了社会卫生学教研室；1923年，成立了国立社会卫生学研究所，后改称为社会卫生学与保健组织学研究所。前苏联的社会卫生学的基本任务是研究社会与环境因素对人群健康的影响，以及消除这些有害因素而采取的综合性卫生措施。1941年，社会卫生学改称保健组织学，以保健史、保健理论、卫生统计与保健组织为主要内容。1967年，又改称为社会卫生与保健组织学，以加强对社会医学问题的研究。

中国古代医学非常注意社会

因素、精神因素对健康与疾病的影响。传统医学中"天人合一"思想就是一种朴素的环境与健康和谐发展的社会医学观。公元前3世纪，中国最早的医书《内经》指出，政治地位、经济条件、气候变化、居住环境、饮食起居和精神状态都与疾病有关。西周初期，中国建立了社会医事组织，以医师为"众医之长，掌医之政令"，并制定了医师考核制度，根据医术高低定其俸禄。汉初设立了为贫民治病的医疗机构。南北朝（443年）设"医学"，置太医博士及助教，是中国最早的医学学校。1898年，上海公共租界工商部卫生处是中国最早成立的地方卫生行政机构。1905年，清政府在警政部警保司下设卫生科，次年改属内政部，第三年改称卫生司，是中国最早建立的中央卫生行政机构。1910年，东北鼠疫流行，伍连德医师在山海关设立检疫所实行卫生检疫，是中国自己举办的第一个卫生防疫机构。从1928年起，陆续在上海吴淞区、高桥区建立卫生示范区。1931年后，又在河北定县、山东邹平县、南京晓庄乡、江苏江宁县等建立乡村卫生实验区，开展农村卫生和防疫工作。1939年，成立中央卫生设施实验处，1941年，改为中央卫生实验院，并设立了社会医事系，主要任务是社会医务人员登记及考试。1949年以前，一些医学专家曾倡导过"公医制"，试图建立社会卫生组织，但限于当时的政治经济条件，收效甚微。

新中国成立后，建立了从中央到地方的全国性卫生行政组织和卫生服务体系。1949年，中国医科大学建立了公共卫生学院，并设立了卫生行政学科，开设了

卫生行政学。1952 年，引进前苏联的《保健组织学》，作为医学生的一门必修课。1954 年起，先后在一些医学院校举办卫生行政进修班、保健组织专修班及工农干部卫生系，培训卫生管理干部。20 世纪 50 年代中期，各医学院校普遍成立保健组织教研组，开展教学研究工作。1956 年，原卫生部成立中央卫生干部进修学院，负责培训省市卫生管理干部，并于次年举办了第一届保健组织学师资讲习班，编写了《保健组织学》教材。1964 年，在上海举行了全国保健组织学教学研究交流会。但因十年"文革"的影响，一度顺利发展的保健组织学科被迫中断。十一届三中全会以后，社会医学进入一个蓬勃发展的新时期。1978 年，由钱信忠主编的《中国医学百科全书》中列有《社会医学与卫生管理学分卷》，社会医学作为一门正式学科得到承认。1980 年，原卫生部下发了《关于加强社会医学与卫生管理学教学研究工作的意见》，要求有条件的医学院校成立社会医学与卫生管理学教研室，开展教学研究工作，培训各级卫生管理干部。20 世纪 80 年代初期，原卫生部在六所医学院校成立了"卫生管理干部培训中心"，有力地推动社会医学学科建设和卫生管理干部培训工作。在《医学与哲学》等杂志上开辟"医学、健康与社会""医学模式转变"和"卫生发展战略"等专栏，探讨医学与社会发展的双向关系，对促进医学现代化与社会化具有重要作用。1983 年，原武汉医学院举办了第一届社会医学与卫生管理学高级师资讲习会。1984 年，在成都召开了首届全国社会医学与卫生管理学术研讨会。《国外医学·社会医学分册》（1984 年）、《中国社会医学》（1985 年）和《医学与社会》（1988 年）杂志相继创刊。1985 年起，全国第一批医学院校开始招收社会医学硕士研究生。1994 年，第一个社会医学博士学位点在原上海医科大学设立。目前全国已有 20 余所院校招收社会医学博士研究生，50 余所院校招收社会医学硕士研究生。1988 年，在西安召开了首届全国社会医学学术会议，成立了中华预防医学会社会医学分会，已连续召开了 11 次全国性的学术会议，对推动社会医学的学科建设和促进学术交流发挥了重要作用。1999 年，国家医学考试中心将社会医学列为国家公共卫生执业医师资格考试的必考科目。2002 年，复旦大学公共卫生学院社会医学学科进入国家重点学科。目前，全国有百余所院校开设了社会医学课程，并已形成了一支相当规模的社会医学教学科研队伍。在教材编写方面，钱信忠、陈海峰、许世瑾主编的《中国医学百科全书·社会医学与卫生管理学分卷》在 1984 年出版。梁浩材主编的第一本《社会医学》教材于 1988 年出版。在社会医学创立以后的 30 余年内，学术繁荣，流派纷呈，先后共有 30 余版《社会医学》教材问世，充分显示了社会医学蓬勃发展的学术氛围。2000 年，原卫生部首版《社会医学》规划教材由龚幼龙主编，形成了比较规范、相对统一的教学大纲和教学内容。李鲁修订了第 2～5 版《社会医学》，在教材结构和内容上进行了更新和充实，并先后入选普通高等教育"十一五""十二五"普通高等教育本科国家级规划教材。在学术研究领域，社会医学工作者与卫生行政部门密切合作，联系社会发展焦点和卫生工作实际，应用社会医学的基本理论与方法，研究与健康相关的社会因素，探讨社会卫生策略，促进社会医学学科和医疗卫生事业的发展。值得一提的是，一些由社会医学学者率先从国际引入并在国内积极倡导的健康理念，如生物－心理－社会医学模式、积极健康观、健康社会决定因素等，已被国内医药卫生界同行认同和推崇，并对中国医疗卫生实践产生引领作用。

研究内容　社会医学是从社会的角度研究与人群的生老病死有关的医学问题。由于人口老龄化进程加速和疾病谱从传染病向慢性非传染性疾病转变，医疗卫生服务面临 4 个方面扩大，即从单纯治疗扩大到预防保健，从生理扩大到心理，从医院服务扩大到家庭和社区，从单纯的医疗技术措施扩大到综合的社会服务。社会医学的研究内容主要包括以下三个方面：①研究社会卫生状况，主要是人群健康状况。应用社会调查的方法和大数据资源，寻找主要的社会卫生问题，发现健康高危人群及弱势人群，确定防治工作的重点，找出人群健康的主要危险因素以及应对策略。②研究影响人群健康的因素，主要是社会因素。应用现况调查、回顾性调查，以及前瞻性研究等多种研究方法，特别是应用卫生服务调查的方法，研究社会制度、经济状况、文化因素、人口发展、生活劳动条件、医疗保障制度、行为生活方式和医疗卫生服务等众多社会因素对人群健康产生的积极和消极的作用，对现有的社会卫生问题进行社会病因学分析。③研究社会卫生策略和措施，涵盖了发展医疗卫生事业，改善社会卫生状况，提高人群健康水平而采取的一系列政治、经济、法律、文化和教育等方面的综合性策略与措施。当然，社会医学的研究对象与内容随着社会经济发展以及各国的具体情况而有所区别。历史上，医疗卫生事业发展经历了三次卫生革命，不同时期的研究对象与重点不同，目标与任务也不同。

基本理论 在社会医学的发展历程中，逐步形成了一些本学科特色理论和创新观点。这些基本理论是社会医学基础研究与社会实践相结合的科学总结，不仅对社会医学的发展具有指导作用，而且在一定程度上推动着整个医学科学的发展。

卫生事业与社会协调发展 卫生事业是以社会发展，尤其是国民经济的发展为基础，卫生事业发展的规模与速度直接受到社会发展的制约。只有社会全面的发展，包括社会、经济、科技、文化、教育等各方面的发展，才能给卫生事业的发展提供强有力的基础。因此，卫生事业发展必须与国民经济和社会发展相协调，人民健康保障的水平必须与经济发展水平相适应。坚持基本医疗卫生服务水平与经济社会发展相协调、与人民群众的承受能力相适应。如果卫生事业的发展超越了社会的发展，不仅卫生事业本身难以可持续发展，还会给社会发展带来众多负面效应。同样，如果卫生事业的发展滞后于社会发展，人民的健康得不到保障，不仅制约经济的发展，而且会影响社会的和谐稳定。

健康与社会经济发展的双向作用 社会经济的发展包含了社会进步、经济发展、教育普及、物质生活丰富、文化水平提高、

卫生服务完善等，它是维护与促进人群健康的根本保证。大量研究表明，60多年来全球人群健康状况的普遍提高，主要得益于社会经济的持续发展，当前各国、各地区之间人群健康状况的差距，主要是社会经济发展不平衡造成的。在强调社会经济发展对人群健康水平提高的基础性作用的同时，也应该认识到人群健康水平的提高对社会经济发展的促进作用。社会经济的发展从根本上讲是生产力发展的结果。生产力的核心是具有一定体力、智力和生产技能的健康人力，人力的健康状态对生产力的发展起着重要的、不可替代的作用。人群寿命的延长，体力、耐久力、精力的维持，有利于提高劳动生产率。世界银行在《世界发展报告》中明确提出："良好的健康状况可以提高个人的劳动生产率，提高各国的经济增长率。"美国的经济学家舒尔茨（Schultz）等研究发现，健康人力资源作为一种生产要素对美国经济增长的贡献超过了其他一切形态的资源。巴戈瓦（Bhargava）等研究证实，健康指标每提高1%，国民经济增长率提高0.05%。20世纪80年代中期，国内研究同样发现，中国国民生产总值的增加，至少有20%是通过人群健康状况改善而获得的。世界卫生组织将"社会经济发展推动了卫生事业，卫生事业也同样推动着社会经济的发展"作为在实践中认识到的一个基本真理。

生理、心理、社会健康观 在整体医学观中，人体不是系统、器官、细胞、分子的简单堆砌，而是一个多层次、多功能、相互联系、相互作用、相互制约的有机整体。人同时有生理和心理活动，不仅具有自然性，同时具有

社会性。因此，研究健康与疾病时，要全面考虑到人的整体性，同时注意生理、心理和社会因素对健康与疾病的影响。随着社会经济的发展和医疗技术的进步，人类疾病谱和死因谱逐渐从传染性疾病向慢性退行性疾病转变，患者的疾病表现和疾病负担包括了生理功能、心理功能和社会功能多个方面。世界卫生组织提出：健康不仅仅是没有疾病或虚弱，而是一种身体、心理和社会的完好状况。与积极的健康观相适应，人们的健康需求日益提高和多样化，已不满足于疾病的防治，而是要求积极地提高健康水平和生命质量、祛病延年，要求建立有利于身心健康的人际关系和社会氛围，保持心理平衡，活得更有意义和更有价值。

关注高危险人群和高危因素 世界卫生组织提出高危险性分析，即以高危险性观点来找出卫生工作的主要问题，采取重点防治措施，改善人群的健康水平。在卫生资源有限的情况下，研究并按照高危险性理论指导疾病的防治工作，使卫生工作有所侧重地开展。高危险性主要包括高危人群、高危环境和高危因素。高危人群指容易受疾病侵扰的人群，包括处于高危险环境的人群、对环境有高危反应的人群，以及有高危行为的人群，此外，健康弱势人群也容易成为高危人群。高危因素指对健康构成威胁的因素，如吸烟、酗酒、吸毒等不良行为。高危环境包括存在危险因素的自然、社会和心理环境。地震、水灾、环境污染、自然疫源性病原体和地球化学元素含量异常等属于高危自然环境；战争、政治动乱、经济危机、社会保障缺乏、公共事业落后等属于高危社会环

境；人际关系紧张、失业、离婚、丧偶等属于高危心理环境。

疾病防治中社会因素的决定作用 慢性非传染性疾病是多种致病因素长期综合作用的结果。随着病因学及流行病学研究的进展，人们逐渐认识到心脑血管病和恶性肿瘤等许多慢性非传染性疾病的发生、发展，与社会经济、生活条件、行为生活方式及环境中存在的多种危险因素密切相关，而且，社会因素往往起到决定性作用。美国前 10 位死亡原因研究结果表明，社会因素占死亡影响因素的 77%。这种多因单果、单因多果、多因多果的疾病流行模式，使疾病的因果关系更加复杂，要防治这类疾病，获得健康，就不能单纯依赖生物治疗，要更多地依靠社会措施，特别是通过社会卫生调查找出存在的卫生问题，分析其社会病因，针对这些致病因素，采取社会干预措施，降低和消除各种健康的危险因素，同时制订增进健康的社会保健"处方"，以达到个体和群体的身心平衡，并与社会的协调一致，从而获得健康。不仅如此，越来越多的案例和研究证明，许多急性传染病的有效防治也离不开社会措施。面对每天约 4 万儿童死于可以预防的传染病和营养不良，联合国儿童基金会提出需要实现两个突破：一为技术突破，二为社会突破，并且强调"社会突破是决定性的"。许多社会病，如性传播疾病、艾滋病、自杀、吸毒等的高发或流行，社会因素更起了决定作用。进入 21 世纪，无论是多因多果的慢性退行性疾病，还是单因单果的急性传染病采用社会防治措施逐渐成为主要且更有效的政策和技术选择。

全社会参与的大卫生观 卫生事业关系亿万人民的健康，卫生工作涉及社会各方面，关系到每个人的各个生命周期，是重大民生问题。2016 年，全国卫生与健康大会明确提出：要把人民健康放在优先发展的战略地位，加快推进健康中国建设，努力全方位、全周期保障人民健康。卫生事业本质上是一种"人人需要、共同受益"的社会公益事业，实现健康不仅仅是医疗卫生部门的工作，需要全社会、各部门、各领域的积极行动和协同推进，这被称为大卫生观或大健康观。传统的卫生观习惯于采用生物医学方法防治疾病，由医疗卫生机构包办全民的健康问题。但疾病的发生与传播是在社会群体中进行的，疾病防治涉及社会各方面的配合，不是卫生部门能够独家完成的。除了生物遗传因素外，人类健康在很大程度受社会生活环境诸因素的影响。单纯依赖医学手段难以有效根治产生健康问题的社会根源，世界卫生组织健康社会因素决定论认为需要卫生系统内外、政府多部门的协调行动，需要全社会的共同参与，人类健康活动从个体健康拓展到其工作、生活场所、社区、城市乃至国家或全球的健康行动。早在 1981 年，第 34 届世界卫生大会通过的《2000 年人人健康全球战略》强调，全球人人健康策略只靠卫生部门是不可能实现的，需要社会各部门协调一致，并将此作为八大基本原则之一。社会参与程度直接影响到卫生工作的实施效果，本世纪初，世界卫生组织总结提出，社会各部门间在卫生行动方面不协调是实施全球卫生策略进程的主要障碍之一。2003 年，"非典"在全球流行的教训以及随后中国政府主导的全社会行动，

是大卫生观的最好注释。2016 年，《"健康中国 2030"规划纲要》确立了"以人民健康为中心"的大健康观和大卫生观，提出要将促进健康的理念融入公共政策制定实施的全过程，统筹应对广泛的健康影响因素，共同构筑全民健康之路。

相关学科 社会医学与不少学科相互联系，相互渗透。与社会医学相关的学科主要有预防医学、卫生管理学、医学社会学、医学心理学和社区医学等。

预防医学 社会医学是从预防医学中发展起来的一门学科。狭义的预防医学研究范畴集中于预防和控制疾病，广义的预防医学既要研究控制和消灭疾病的策略，又要研究影响健康与疾病的因素，保护和增进健康，提高生命质量，延长寿命。因此，广义的预防医学的研究目的和内容与社会医学具有共同之处。但是，社会医学侧重于社会预防，重点研究社会环境、卫生服务、行为生活方式等因素与健康和疾病的关系，制订综合性的社会预防策略和措施。随着疾病谱的变化，心脑血管疾病、肿瘤、糖尿病和意外伤害成为人类健康的主要威胁。这些疾病的主要致病因素不是单纯的生物病原体，而是生物、心理和社会因素综合作用的结果，特别是社会因素、心理因素和行为生活方式对慢性非传染性疾病的发生和发展有着决定性的影响。社会医学正是在这种背景下，从预防医学中发展起来的，是在适应疾病谱变化和医学模式转变的背景下发展起来的，是预防医学发展的必然产物。因此，社会医学是起源于预防医学，又丰富了预防医学的研究内涵，是推动预防医学向社会科学领域发展的一门

学科。

卫生管理学 在 20 世纪 80 年代初期，中国的社会医学与卫生事业管理作为一门学科提出。经过 30 多年努力，已经发展成为两门独立的学科，在中华预防医学会下分别成立了社会医学分会和卫生管理学分会。但作为公共管理学科体系下设置的二级学科，仍然以"社会医学与卫生事业管理"学科培养硕士与博士研究生。这两门学科的基本任务都是根据社会卫生服务需求，合理配置卫生资源，科学组织卫生服务，提高卫生服务利用的公平和效率，提高卫生事业的科学管理水平和卫生事业的社会经济效益。社会医学研究社会卫生状况及采取社会卫生措施，为卫生事业科学管理和决策提供依据；卫生管理学则应用管理学的原理与方法研究卫生事业的计划、组织、实施与评价，以提高卫生事业的科学管理水平，提高卫生服务效益。这两门学科的基本目的和任务是一致的，学科内容相互联系、相互补充，并各有侧重。

医学社会学 是社会学的一个重要分支，从社会学的角度研究社会环境、社会机构、社会变动以及社会行为等因素与医学的关系，研究医学职业、医疗组织，以及医疗活动中的人际关系等。社会医学是从社会的角度探索医学与健康问题。两门学科均是医学与社会学相结合的学科，研究内容在许多方面相互补充，基本目的都是改善医疗卫生服务，推动卫生事业发展，保护人群健康。两门学科虽然均以社会人群为研究对象，但是重点有所不同。社会医学重点研究人群健康和疾病与社会因素的关系，而医学社会学则着重研究医疗卫生活动中的人际关系。

医学心理学 是心理学的一个分支，主要研究心理因素在疾病的发生发展、诊断和治疗中的作用。随着社会的发展和科技的进步，人们逐渐认识到影响人类健康的众多因素中，不仅有生物因素，还有心理和社会因素。许多疾病的发生、发展以及防治措施的实施，都涉及心理和社会因素。因此，社会医学和医学心理学都是社会经济发展和科学技术进步的产物。医学心理学的主要内容有病理心理学、心理临床诊断、心理治疗和心理卫生等，其中，心理卫生和心理咨询与社会医学的关系尤为密切。社会医学与医学心理学的研究内容有许多融合交叉之处，社会医学倡导的积极健康观和现代医学模式，包含心理健康和社会健康的内容。社会心理因素又是社会医学和医学心理学共同研究的内容。两门学科的共同目的都是为了防治身心疾病，培养健全人格，提高社会活动能力和生命质量。

社区医学 社区医学一词最早起源于英国，英国国家卫生服务制度强调以社区为中心，组织提供连续性的、综合性的、集健康教育、预防、医疗、保健、康复于一体的服务。为了培养医学生的社区卫生服务能力，英国及一些英联邦国家在医学院成立社区医学教研室，开设社区医学课程。课程内容主要有医学人口学、居民健康状况、健康教育、社区疾病防治、妇幼保健、老年保健、精神卫生、行为医学以及卫生管理等。社区医学与社会医学均以人群为对象，以保障健康为目的。社会医学研究多从宏观战略上考虑健康与疾病问题，具有政策指导性；而社区医学研究多从具体

服务内容和方式上探索，具有实践性。

此外，在社会医学的研究工作中，常常要应用流行病学、卫生统计学、医学人口学、卫生经济学、公共政策学、社会调查学等学科的理论和方法，与这些学科的关系也非常密切。

（李 鲁）

shèhuì zhěnduàn

社会诊断（social diagnosis） 应用社会调查和社会病因学分析，研究社会卫生状况（主要是人群健康状况）。主要分析社会卫生问题及其严重程度，找出影响人群健康的主要危险因素（主要是社会因素），确定防治工作的重点以及应对策略，对社会卫生问题做出社会医学的"诊断"。

（李 鲁）

shèhuì chǔfāng

社会处方（social prescription） 在对社会卫生问题作出社会诊断的基础上，找出产生社会卫生问题的原因，提出改善社会卫生状况，提高人群健康水平的社会卫生策略和措施，即提出社会医学的"处方"。社会卫生策略和措施不是单纯的医疗卫生技术措施，而是涵盖了卫生发展的一系列战略与策略、目标与指标、政策与措施等，通常包括合理配置卫生资源，科学组织卫生服务和应对突发公共卫生事件，发展医疗卫生事业，改善卫生服务公平与效率，提高人民健康水平而采取的一系列政治、经济、法律、文化和教育等方面的综合性策略与措施。

（李 鲁）

dà wèishēngguān

大卫生观（extensive health conception） 卫生事业本质上是一种"人人需要、共同受益"的社会公

益事业，卫生工作关系到每个人的生老病死，涉及社会各个方面。发展卫生事业，提高人群健康水平，不仅是医疗卫生部门的工作，更需要全社会、各部门、各领域的积极行动和协同推进，又称大健康观。2016 年，《"健康中国2030"规划纲要》确立了"以人民健康为中心"的大健康观和大卫生观，提出要将促进健康的理念融入公共政策制定实施的全过程。

（李　鲁）

卫生革命 wèishēng gémìng（health revolution）

医疗卫生事业发展过程中的重大变革。医疗卫生事业发展先后经历了三次卫生革命，不同时期的研究对象与重点不同，目标与任务也不同。第一次卫生革命以传染病、寄生虫病和地方病为主要防治对象。社会卫生策略主要通过制订国家卫生措施和环境卫生工程措施，提供有效疫苗和生物制品，推广免疫接种计划，开展消毒、杀虫、灭鼠计划等。通过综合性卫生措施，急慢性传染病发病率和死亡率大幅度下降，平均期望寿命显著延长。第二次卫生革命以慢性非传染性疾病为主攻目标，主要是心脑血管疾病、恶性肿瘤、糖尿病、精神疾病和意外伤害等。通过发展早期诊断技术，提倡三级预防，及时发现，早期治疗，特别是控制与疾病发生发展密切相关的危险因素，提倡健康的行为生活方式，控制吸烟、吸毒、酗酒，提倡合理膳食和体育锻炼，大力加强各种健康促进和健康教育计划，推行综合性社会干预措施，防治慢性非传染性疾病已经取得显著成效。第三次卫生革命以提高生命质量、促进全人类健康长寿、实现世界

卫生组织倡导的"人人享有卫生保健"为目标。这反映了人类对健康改善的不断追求，在提高平均期望寿命的同时提高生活质量，改善健康的公平程度，使每个社会成员都在其所处的社会经济环境下最大限度地获得健康。社会卫生策略主要包括与贫困做斗争，在所有的环境中促进公众人群的身体及心理健康，部门间的协调、协商和互利，实现卫生系统可持续发展等。

（李　鲁）

健康 jiànkāng（health）

在身体、心理和社会方面的完好状态，而不仅仅是没有疾病或虚弱。1948 年世界卫生组织提出了现代健康概念，从生物学、心理学和社会学三个维度界定了健康，这与积极健康观和现代医学模式相一致。从生物角度观察，主要是检查器官功能和各项指标是否正常；从心理、精神角度观察，主要是检测有无自我控制能力、能否正确对待外界影响、是否处于内心平衡的状态；从社会学角度衡量，主要涉及个体的社会适应性、良好的工作和生活习惯、人际关系和应付各种突发事件的能力。健康是医学理论和实践研究的最基本问题，不同学派从不同角度对健康提出了各自解释（表）。

（李　鲁）

健康观 jiànkāngguān（views on health）

对健康与疾病的本质认识，建立在一定医学模式基础上，并随着医学模式的演变而转变。

消极健康观　人患了传染病，便失去了健康，而当传染病治愈，人又重新获得了健康。简单地说，健康是"没有疾病"，疾病是"失去健康"。以传染病的发生、变化和转归的关系为依据的健康疾病观，是单因单果的健康疾病表现形式，是生物医学模式下的健康观。健康被简单地定义为没有症状和体征，症状和体征是医疗专家用来确定机体处于某种生物学紊乱状态的证据。这个定义与细菌学理论和特异病原体学说是相吻合的。但是，没有疾病不一定是健康，而且，这种解释导入了循环定义，最终并未弄清楚健康是什么，疾病是什么，还忽略了疾病和健康之间的过渡状态，以及人们的心理和社会需要。

积极健康观　不是简单地指向疾病，而是从生物学、心理学和社会学多个维度改善和控制影响健康的各种因素，从而综合防治疾病，促进健康，是现代医学模式下的健康观。在疾病谱和死因谱发生变化后，许多非传染性疾病和慢性病以及某些退行性疾病逐渐增加，如心脑血管疾病、恶性肿瘤等。这些疾病的因果关

表　对健康的不同解释对照表

观点	对健康的解释
生理或生物观点	身体的良好状态
流行病学观点	宿主对环境中的致病因素具有抵抗力的状态
生态学观点	人和生态间协调关系的产物
社会学观点	个体在一个群体中认为身体和（或）行为是正常的
消费者观点	一种商品、一种投资，在某种程度上可以买到
统计学观点	测量结果在正常值范围内
生理心理社会观点	在身体、心理和社会方面的完好状态，而不仅仅是没有疾病或虚弱

系不像传染病那么单一，表现为多因单果、单因多果、多因多果的疾病形式，因果关系十分复杂。要防治这类疾病和获得健康，就不能单纯依赖治疗，而要更多或主要地依靠社会预防，降低和排除各种健康危险因素。

亚健康状态 人的机体虽然无明显的疾病，但呈现出活力降低，适应力呈不同程度减退的一种生理状态，是由机体各系统的生理功能和代谢过程低下所导致，是介于健康与疾病之间的一种生理功能降低的状态，又称"第三状态"或"灰色状态"。认定亚健康状态的范畴相当广泛，躯体上、心理上的不适应感觉，在相当长时期内难以确诊是哪种病症，均可概括在其中。从预防保健和临床实践工作中可以发现，现代社会处于这种状态的人群数量相当多，衰老、疲劳综合征、神经衰弱、更年期综合征，均属于亚健康状态范畴。患者仅感到身体或精神上的不适，如疲乏无力、精神不安、头痛、胸闷、失眠、食欲减退等，但经各种仪器和化验检查都没有阳性结果，亚健康状态极有可能发展成为多种疾病。

亚临床疾病 疾病过程中不仅有机体受损害，出现紊乱的病理表现，而且还有防御、适应与生理性代偿反应，这类病理性反应和生理性反应在疾病过程中不可避免地结合在一起。亚临床疾病虽然没有临床症状和体征，但存在着生理性代偿或病理性反应的临床检测证据，如无症状性缺血性心脏病，患者可以无临床症状，但有心电图改变等诊断依据。

(李 鲁)

yīxué móshì

医学模式（medical model） 人类在医学实践中认识和解决健康与疾病问题的思想和行为方式。它既表现了医学的总体结构特征，又是指导医学实践的基本观点。医学模式属于自然辩证法领域，是以医学为对象的自然观和方法论，即按照唯物论和辩证法的观点和方法去观察、分析和处理有关人类的健康与疾病问题，是对健康和疾病现象的科学观。

医学模式是医学理论研究和技术实践的指导思想，反映了医学的本质特征和发展规律，给医学科学理论和实践领域带来重大影响，对医学科学研究、医学教育方向和卫生工作实践起着重要的指导作用。医学科学研究和医疗实践活动，无一不是在一定的医学观及认识论的指导下进行的。例如，人类健康是从单一的生物学角度去观察，还是从生物学、心理学与社会学全方位去认识；人类疾病的防治、健康促进是单纯从生物学角度来处理，还是综合生物学、心理学和社会学多维度地去研究。这种观念、认识及方法上的区别，主要起因于不同医学模式的影响，实质上也就是不同医学观的反映。医学模式，既体现医学观，也体现方法论。医学理论是通过总结医学实践而产生的，而医学实践又是在特定的医学思维指导下产生的医学行为来完成的。因此，医学观不仅影响医学思维和行为，也关系到医学行为所产生的结果。医学模式对于维护和促进人类健康、预防和控制疾病起着重要作用。

医学模式并不是一成不变的、僵死的教条，而是随着医学科学的发展、人类健康需求和人们的认知能力的不断变化而演变。一种医学模式能在相当长的时间内成为医学家们的共同信念，成为他们实践这些信念共同遵循的科学研究纲领，这既不是主观臆造的，也不是随意选择的，而是受制于当时历史条件下生产力发展的水平、生产关系的性质、社会政治环境、文化习俗和哲学思想等。每当社会发展到一个新阶段，医学模式也必随之发生相应的转变。这种转变的终极目标是运用医学模式思想的指导，最佳与最大可能地满足人类对健康的追求，因此人类对健康的需求不断提高，也促使医学模式不断发展、变化与完善。

医学模式的演变是客观存在的历史潮流，先后出现了神灵主义医学模式、自然哲学医学模式、机械论医学模式、生物医学模式、生物心理社会医学模式等。但作为特定概念的医学模式，直到近代随着生物医学的巨大成功才登上医学哲学舞台。理论上讲，医学一旦产生，医学模式也随之产生。但古代医学时期没有"医学模式"这个词汇，现代在研究医学模式的历史演变时，论及古代的医学模式只是根据现在的理解予以追认的。

树立科学的医学观，顺应医学模式的转变，有利于解决个体医学与群体医学、生物医学与社会医学、临床医学与预防医学、微观医学与宏观医学、防治疾病与增进健康、医学进步与社会发展等关系，解决现代社会所面临的各类复杂的健康与医学问题。

(李 鲁)

shénlíng zhǔyì yīxué móshì

神灵主义医学模式（spiritualism medical model） 古代先民们认为生命与健康是上帝神灵所赐，疾病和灾祸是天谴神罚、鬼魂附体，死亡是灵魂离开肉体，对健康的保护和疾病的治疗主要依赖求神问卜，祈祷神灵的宽恕，这是在医学起源时期形成的一种原始的医学模式。由于生产力低下，思想蒙昧，人们对客观世界的认识能力局限于直觉观察，不能解释风雨、雷电、山洪、地震等自然现象，对健康和疾病的理解与认识只能是超自然的。臆猜存在一种巨大的超自然力量主宰着一切，形成"神"的原始宗教观念，产生了祈祷、求神等基本的宗教形式。虽然有时也采用一些自然界中有效的植物和矿物作为药物使用，但大多是一些催吐或导泄等方法，其主导思想仍然是驱除瘟神疫鬼。巫术和医术总是交织在一起，形成早期的疾病观和健康观。

（李　鲁）

zìrán zhéxué yīxué móshì

自然哲学医学模式（natural philosophical medical model）

应用自然现象的客观存在和发展规律来认识疾病与健康问题的思维方式，具有朴素、辨证、整体的特点。

古希腊兴盛的哲学思想与当时医学对人的本体及疾病本源的认识是相一致的。毕达哥拉斯（Pythagoras，公元前540～前480年）和阿尔克美翁（Alcmaeon，约公元前500年）都是古希腊著名的哲学家和名医，毕达哥拉斯及其学派主张，元素是一切存在的根源，生命由土、气、火、水4种元素组成，这4种元素与冷、热、干、湿4种物质配合成四种体液，即血液、黄胆汁、黑胆汁和痰。4种体液的协调与平衡决定人体的体质和健康。阿尔克美翁认为，冷、热、干、湿之间的平衡与否决定人体的健康和疾病。现代医学鼻祖希波克拉底（Hippocrates，公元前460～前377年）及其学派深受先哲们的影响，在其《人与自然》一书中提出了"四体液"学说，认为自然界中万物之源的水、火、土、气的元素和人体的黏液、血液、黄胆汁、黑胆汁相应，人的健康、疾病和性格是4种体液数量、比例的变化所决定的，并且认为引起体液失衡的原因主要有先天、环境及营养失调等。希波克拉底还认为，人体内有一种"自然痊愈力"，帮助体液恢复平衡，这种恢复需要一定的过程。因此，疾病是一个自然过程，症状是身体对疾病的反应，医生的主要作用是帮助体内的"自然痊愈力"。此外，古希腊时期还形成泰勒斯（Thales，约公元前624－前546年）等米利都学派的医学体液学派，以后又发展为德漠克利特（Demokritos，约公元前460－前370年或前356年）等原子论的医学固体学派，初步建立了人体不是体液就是躯体结构的认识。

在古代中国，医学就有阴阳五行的病理学说和外因"六淫"（风、寒、暑、湿、燥、火）、内因"七情"（喜、怒、忧、思、悲、恐、惊）等病因学说。五行学说中生和克的相互作用、相互协调，就保证了人体内部器官运动的相互平衡。一旦这种正常的生克关系遭到破坏，一脏有病，就会牵连其他脏器受害。阴阳五行学说本来是《易经》的一种哲学思想，后来医学家们把这种朴素的辩证法思想应用到医学中来，认识到人的生老病死以及诊断治疗同样可以用阴阳观点加以解释。正如《内经·阴阳应象大论》所言：阴阳法则是贯通天地自然的普遍规律，是一切运动变化的根源，是生长衰老的原因，是人们认识和把握万事万物的根本方法和准绳。因此，治病就必须抓住阴阳平衡这个根本。

中西医的起源都包括了自然辩证法和朴素唯物论成分，把健康和疾病与人类生活的自然环境和社会环境联系起来观察与思考。这些自然哲学的思想和理论，起到了驱逐神灵医学，启蒙医学科学的作用，尤其是对人的本身和人与环境之间的整体观念的深刻阐述，有力地推动了医学发展。

（李　鲁）

jīxièlùn yīxué móshì

机械论医学模式（mechanistic medical model）

基于机械唯物主义观点，以机械运动来解释一切生命现象的医学观和方法论，它否定唯心主义医学观，把医学引向实验医学时代，对医学进步发挥了重要作用。

14～16世纪的文艺复兴运动，是一场伟大的反对经院哲学的思想解放运动，有力地推动了科学技术的进步，带来了资本主义工业革命的高潮，为近代实验医学的兴起创造了条件。这一时期的杰出代表是英国自然科学家和哲学家培根（Bacon，1561～1626年）。培根提出了"用实验方法研究自然"，认为新时代的哲学必须是归纳的、实验的和实用的，必须建立在科学观察和实验的基础之上，只有观察和实验才是真正的科学方法。在实验思想的影响下，机械学与物理学有了长足的进步。培根把医学的任务分为3个方面：保持健康、治疗疾病、延长寿命，提倡研究解剖学和病理解剖学。法国百科全书派学者笛卡儿（Descartes，1596～1650年）将培根的思想发挥得淋漓尽致，他曾研究过解剖学，主张对事物进行考察分析，重视逻辑推理，尤其是倡导演绎法和数学法。笛卡儿认为"生物体只不过是精密的机器零件"，他和法国的医生兼哲学家拉美特利（La Mettrie，1709～1751 年）分别撰写了机械论医学模式代表作：《动物是机器》《人是机器》。把机体的一切复杂运动简单地归纳为物理化学变化，甚至连思维活动也被认为是一种机械运动。他们认为人体"是自己发动自己的机器，疾病是机器某部分故障失灵，需修补完善"。在机械论自然观的影响下，通过实验科学方法，医学分科有很大进步。英国医生哈维（Harvey，1578～1657 年）发现了血液循环，意大利病理解剖学家莫尔加尼（Morgagni，1682～1771 年）根据 640 例解剖病例发表了《论疾病的位置和原因》一书，把疾病看作是局部损伤，而且认为每一种疾病在某个器官内有它相应的病变部位。从 18 世纪莫尔加尼创立病理解剖学开始，到 1838 年德国植物学家施莱登（Schleiden，1804～1881 年）发现植物细胞，1839 年德国动物学家施万（Schwann，1810～1882 年）发现动物细胞，直至 19 世纪中叶德国病理学家菲尔绍（Virchow，1821～1901 年）倡导细胞病理学，确认了疾病的微细物质基础，充实和发展了形态病理学。

上述代表人物研究的思维方法是还原论和归纳法，认为一切知识可被还原为某种对所有现象都适用的原则，例如：器官病理学认为每种疾病都有与它相应的器官损害；细胞病理学认为每种疾病都有与它相适应的细胞损害。他们的学术观点都局限在从机械论的角度来解释生命活动是机械运动，保护健康就是保护机器，疾病是机器失灵，需要医生对其修补，忽视了生命的生物复杂性、心理复杂性和社会复杂性，产生对人体观察的片面性与机械性。

(李 鲁)

shēngwù yīxué móshì

生物医学模式（biomedical model）

建立在生物科学基础上，反映病因、宿主和自然环境变化规律的医学观和方法论。

18 世纪下半叶到 19 世纪初，欧美国家工业革命浪潮一方面造就了城市化，另一方面带来了传染病的蔓延。19 世纪 40 年代霍乱、伤寒大流行，促使法国化学家巴斯德（Pasteur，1822～1895 年）和德国微生物学家科赫（Koch，1843～1910 年）等学者开始了细菌学的开拓性研究，奠定了疾病的细菌学病因理论。与此同时，生理学、生物学、解剖学、组织学、胚胎学、生物化学、病理学、免疫学、遗传学等一大批生命学科相继形成，现代分子生物学诞生。人们对生命现象及机体变化，以及健康与疾病有了新的认识：健康就要维持宿主、环境和病原体三者之间的动态平衡，平衡破坏就会生病，这就是符合传染病为主的疾病谱的著名"流行病学三角模式"。它是从纯生物学角度考虑的生态平衡，病因是微生物；宿主是动物或人，而且只观察宿主的生理和病理变化；环境局限于自然环境。

生物医学模式奠定了医学实验研究的基础，促进了对人体生理活动及疾病的定量研究，并推动了特异性诊断及疗法的发展，为解决临床医学和预防医学的一些重大难题提供了基础。例如，在外科治疗上，攻克了手术的疼痛、感染和失血三大难关，大大地提高了手术的成功率；对疾病的诊断，特别是借助于细胞病理学，至今仍然是临床诊断的决定性标准；在疾病预防领域，采用杀菌灭虫、预防接种和抗菌药物三个主要武器，取得了人类第一次卫生革命的胜利，使急慢性传染病和寄生虫病大幅度下降，平均期望寿命显著延长。

生物医学模式认为每一种疾病都必须并且可以在器官、组织或细胞甚至分子水平上找到可以测量的形态学或化学改变，都可以确定生物的或理化的特定病因，医学的作用就是设法通过精密的技术测量到这些改变，以解释患者的症状和体征，并且能够找到治疗的手段来恢复患者的健康。但是，随着疾病谱的变化和医学科学的发展，生物医学模式逐渐暴露出其片面性与局限性。它把人从社会群体的环境中孤立出来，认为人只是生命活动在结构、功能和信息统一基础上的生命整体，忽视了人的社会性和复杂的心理活动及主体意识，使它无法完全解释和有效解决当今人类健康所面临的所有问题，如慢性非传染性疾病的发生和发展除生物因素的作用外，还很明显地受到许多社会环境因素、个人行为生活方式以及心理因素的影响。即使是生物因素为主的传染性疾病，在流行与防治上也不单纯是生物因素的作用，同样要受到人的社会活动、人际交流和生活集聚等因素的影响，也受到心理和社会诸因素的制约。许多疾病的生物因素还要通过心理与社会因素才起作用。疾病的表现形式，已由单因单果向多因单果、单因多果和多因多果的形式转变。

(李 鲁)

xiàndài yīxué móshì

现代医学模式（modern medical model）

根据系统论的原则，从生物、心理和社会学角度综合性地观察和处理健康与疾病问题的医学观和方法论，它与积极健康观相适应。

背景 现代医学模式的产生主要基于以下背景。

医学的社会 医学是社会性的事业，承担着社会保健职能。但长期以来，卫生事业局限于个体疾病的治疗，即使预防，也主要是一种个体行为，限制了其他社会系统的参与，也限制了卫生服务的范围。随着城市化的发展，生产和生活消费行为的进一步社会化，公共卫生和社会保健问题日益突出，人类与疾病的斗争日益突破个人活动的局限，成为整个社会关注的重大民生问题。许多健康问题局限在个人范围内已无法解决，必须采取社会化措施才能找到出路。整个社会系统都承担着保健职能，只有把卫生保健事业纳入社会大系统内，通过医学的社会化，健康问题才能较好地得到解决。目前，人们越来越感到人类具有许多共同的健康利益，卫生全球化、一体化的趋势正是这种共同健康利益作用的必然结果。人人享有健康、健康是人的基本权利已成为全球共识；生态环境保护问题，一些全球性高发病、严重传染病的共同防治，更使医学社会化的趋势不断加强。这种趋势必然要求突破生物医学模式的局限，形成全人类参与的社会健康工程，实现健康改善与社会进步的双向促进。

疾病谱和死因谱的转变 生物医学模式使传染病防治取得技术突破，使一些烈性传染病得到有效控制，全球疾病和死因结构发生了显著改变。影响人群健康的主要疾病已由传染病转变为慢性非传染病，恶性肿瘤、心脑血管病占据了疾病谱和死因谱主要位置（图1、图2、表）。在传染病占据疾病谱和死因谱的主要位置时期，人们专注于探讨特异生物因素和有针对性的治疗方法，忽视心理、社会因素的作用。但随着疾病谱和死因谱的转变，心理和社会因素的作用日益显现。心血管病、脑血管病和恶性肿瘤等疾病的病因复杂，与个体的生活行为方式、心理因素乃至社会经济条件都有联系，促使人们把视角由单纯考虑引起疾病的生物因素转向综合的生物、心理、社会因素。当然，这一转变并没有否定生物因素的重要作用。

健康需求的提高 随着生产力的发展和生活水平的提高，人们的健康需求也日益多样化，已不再仅仅满足于疾病的防治，而是积极地要求提高健康生活的品质，活得幸福、更有意义和有价值，要求有利于身心健康的人际关系和社会心理氛围。这就要求扩大卫生服务的范围，从治疗服务扩大到预防保健服务，从生理服务扩大到心理服务，从院内服务扩大到院外服务，从技术服务扩大到社会服务。这就要求医疗卫生工作必须面对多样化的健康需求，要求卫生服务全面满足人们生理的、心理的和社会的健康需求。这种需求还会随着社会发展进一步扩展，成为医学模式转变的推动力量。

医学学科的内部融合与外部交叉发展 1991年，美国公共卫生学家怀特（White）出版了《弥合裂痕：流行病学、医学和公共卫生》，深刻地反映了临床医学与公共卫生分久必合的趋向，使预防和临床工作人员联系在一起，从不同角度有组织地进行活动，促使他们之间进行知识交流，彼此把对方带入与本专业有关但又不很熟悉的领域，打破惯性思维和保守倾向，换个新的视角观察问题，从整体角度考虑问题，进入更深层次的思考。这种不同知识结构的相互交流，使人们从经验思维、实验分析思维进入综合思维，形成立体化、网络化、多层次、多视角的思维方式，从而形成对生物、心理、社会因素综合作用的思考。医学认识手段的现代化，使对疾病的认识在一定程度上摆脱了过分依赖个体经验，加强了分工协作，不同专业人员共同参与对疾病的考察，以及他们之间实现认识上的互补，为多学科参与医学实践提供了可能，为心理学家和社会学家参与医学认识与实践提供了可能。现代医学中分子生物学、免疫学、遗传学的发展，揭示了宏观活动整体性的基础。特别是信息观点的引入，发现在人体内部、人体与环境之间广泛存在着信息传递及交流，心理应激现象与激素分泌之间的联系，以心理活动为中介引起的社会因素与人体活动之间的联系，都促进了用生物、心理、社会因素综合思考。

主要模式 以环境健康医学模式和综合健康医学模式为代表，并在实践中逐步完善而形成生物心理社会医学模式。

基本内涵 首先，现代医学模式恢复了心理、社会因素在医学研究系统中应有的位置。它不是以心理和社会因素取代生物因素，也不否定生物因素的重要作用，而是对单纯研究生物因素这一不合理框架的修正。因此，生物心理社会医学模式是对生物医学模式的补充与发展。其次，现代医学模式更加准确地肯定了生物因素的基础性和价值。它在强调心理、社会因素的时候，是以肯定生物因素为前提的。心理活

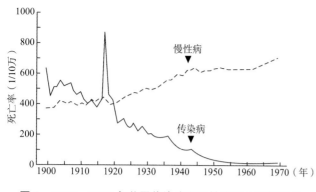

图1　1900～1970年美国传染病和慢性病死亡率的变化

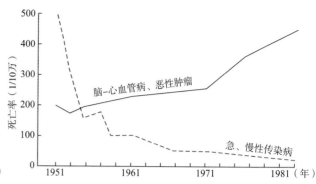

图2　1951～1983年上海市区居民传染病与脑－心血管病、恶性肿瘤死亡率变化趋势

表　中国部分城市前五位死因谱的变化情况

顺位	1957 年			1975 年			1985 年		
	死因	死亡率 (1/10 万)	构成比 (%)	死因	死亡率 (1/10 万)	构成比 (%)	死因	死亡率 (1/10 万)	构成比 (%)
1	呼吸系统疾病	120.3	16.9	脑血管疾病	127.1	21.6	心血管疾病	131.0	23.3
2	传染病	111.2	15.4	恶性肿瘤	111.5	18.8	脑血管疾病	117.5	21.0
3	消化系统疾病	52.1	7.3	呼吸系统疾病	109.8	18.6	恶性肿瘤	113.9	20.3
4	心血管疾病	47.2	6.6	心血管疾病	69.2	11.7	呼吸系统疾病	50.9	9.1
5	脑血管疾病	39.0	5.5	传染病	34.2	5.8	消化系统疾病	23.3	4.2

顺位	1990 年			2000 年			2010 年		
	死因	死亡率 (1/10 万)	构成比 (%)	死因	死亡率 (1/10 万)	构成比 (%)	死因	死亡率 (1/10 万)	构成比 (%)
1	恶性肿瘤	128.0	21.9	恶性肿瘤	146.6	24.4	恶性肿瘤	162.9	26.3
2	脑血管疾病	121.8	20.8	脑血管疾病	128.0	21.3	心脏病	129.2	20.9
3	心脏病	92.5	15.8	心脏病	106.7	17.7	脑血管疾病	125.2	20.2
4	呼吸系统疾病	92.2	15.8	呼吸系统疾病	79.9	13.3	呼吸系统疾病	68.3	11.0
5	损伤、中毒	40.4	6.9	损伤、中毒	35.6	5.9	损伤、中毒	38.1	6.2

资料来源：卫生部卫生统计信息中心，2011 年

动的生理基础是大脑，躯体活动与心理活动相伴行，彼此相互作用。疾病既损伤生理过程，也造成不良情绪；不良情绪也会引起躯体的负性反应，乃至导致疾病。社会因素并不仅指社会环境而言，它包括个体在社会化过程中内化为个体本质的东西，以及个体的社会实践、生活行为、社会角色、文化素养、社会职业和个体间独特的关系，从而综合地体现出人是社会关系的总和。而社会因素对健康的影响，最终是通过个体生理及心理变化发挥作用。再次，

现代医学模式全方位探求影响人类健康与疾病的因果关系。它是在重视生物因素的前提下，把人的健康与疾病问题置于社会系统中去理解，把生物的人置于社会关系中去理解。这样，呈现在医学家面前的不仅只是像生物医学模式中作为健康与疾病载体的人体，而是现实的有物质有精神的活生生的人。人的健康与疾病离不开社会和心理因素的影响，而健康的恢复也离不开社会和心理因素的支持。是否把人置于社会关系中去考虑，是否把健康问题

看作是一个社会性的问题，是新旧模式的分水岭。孤立地采取生物性措施，还是在社会支持下使用生物性措施，这两者的指导思想不同，产生的结果和效果也会大不相同。

指导意义　①对临床工作的影响。要求临床医师在了解患者疾病的同时，还应从患者的社会背景和心理状态出发，对患者所患疾病进行全面的分析及诊断，从而制订有效的、综合的治疗方案。通过对患者的心理、社会因素作用的观察和分析，提高治疗

效果。这就使临床医学逐步脱离孤立的生物医学思维方法，改变过去"只见疾病，不见病人""只治疾病而不治病人"的倾向。②对预防工作的影响。在人群观念的基础上，更深入地理解社会大系统对预防工作的作用。许多预防工作奏效与否，社会因素起着决定性作用。用"社会大卫生"观念指导预防工作，需要全社会多部门参与，同时也进一步明确了预防医学事业本身就是社会事业。改变预防保健工作只重视生物、物理、化学等自然环境因素的作用，而忽视不良的心理、行为以及社会因素对人群健康影响的认识误区和工作盲区。现代医学模式要求预防医学从以生物病因为主的预防保健扩大到生物、心理、社会综合的预防策略和措施，从而更全面、有效地提高预防效果。③对卫生服务的影响。现代医学模式对卫生服务的影响可归纳为4个扩大，即从治疗服务扩大到预防保健服务，从生理服务扩大到心理服务，从院内服务扩大到院外服务，从技术服务扩大到社会服务，从而全面满足人们生理的、心理的和社会的卫生服务需求，达到提高健康水平和生活质量的目的。④对医学目的的影响。在生物医学模式下，医学以治疗为主，以治愈为目的。通过提供新的生物医学技术来延长生命，使医学沿着以昂贵费用治疗少数人的方向前进，走向医疗可及普惠公益性的反面。在现代医学模式的指导下，反思医学及其目的，将其纳入到社会可持续发展的大系统中去重新审视、调整和完善。走向成熟的医学应该是有节制的、谨慎的、社会可承受的、经济上可支撑的、公正和公平的医学。因此，医学目的

或现代医学模式的医学优先战略是：预防疾病和促进健康；解除疼痛和疾苦；治疗疾病和对不治之症的照料；预防早死和提倡安详地死亡。⑤对医学教育的影响。现代医学模式提供了弥合裂痕、改革医学教育的理论依据。建立以人为本，基础医学、临床医学和预防医学融会贯通，人文科学与医学交叉的开放式医学教育体系。医科院校并入综合性大学，为医学生吸收其他学科的知识带来了便利。此外，开展社会医学实践第二课堂，让医学生接触人群，认识社会，学会社会诊断和提出社会治疗处方，从而培养出一大批"五星级医生"，即卫生服务的提供者、诊疗方案的决策者、健康教育的指导者、社区健康的倡导者和卫生事务的协调者。

（李　鲁）

huánjìng jiànkāng yīxué móshì

环境健康医学模式（environmental health medical model）

主张环境因素特别是社会环境因素，对人们的健康、精神和体质发育有着重要作用。这是布鲁姆（Blum）在1974年提出的，他认为环境、遗传、行为与生活方式以及医疗卫生服务是4大健康影响因素，其中环境因素包括社会和自然环境因素，是影响健康的

最重要的因素。各因素的箭头粗细反映了它们对健康作用的强弱程度（图）。

（李　鲁）

zōnghé jiànkāng yīxué móshì

综合健康医学模式（comprehensive health medical model）

卫生服务和政策分析相结合的医学模式，系统地论述了疾病流行学和社会因素的相关性。它是20世纪70年代末由拉隆达（Lalonde）和德威尔（Dever）在对环境健康医学模式修正和补充的基础上提出的，它更加广泛地说明疾病发生的原因（图）。

按照综合健康医学模式，影响人类健康与疾病的主要因素有4大类：①环境因素。人群的健康与疾病总是与环境因素密切相关。自然环境因素，无论是原生环境还是次生环境，都存有大量的健康有益因素或危险因素，生态破坏会失去有益因素而增加危险因素，使水、空气、土壤、食物等受到病原微生物、理化物质污染；生产环境中的职业性危害、噪声及不安全的公路设计等均构成对人们健康的威胁。人们在改造环境的同时，也往往制造出诸多新的危害健康因素。社会环境因素，包括社会地位、经济收入、居住条件、营养状况、文化程度等均

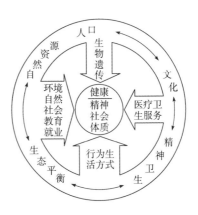

图　环境健康医学模式

对健康有着重大的作用。贫困者所面临健康危险要超过富裕者；文化程度低的人所受健康危险因素的侵害要超过文化程度高的人。社会带来的工作紧张、生活压力，以及人际关系矛盾等均能危害健康。②生活方式及行为因素。个体的生活方式和行为习惯对健康有重要的作用。良好的习惯和行为促进健康，不良习惯和不良嗜好危害健康。在美国人群前 10 位死亡原因中，有 7 种死亡原因与生活方式和行为危险因素有关。改变生活方式和行为，如不吸烟、少饮酒、参加体育活动、注意合理营养、保持乐观情绪等，可明显降低心脑血管病、恶性肿瘤的发病率和死亡率。至于滥用药物、不安全性行为、酒后驾车等社会越轨行为给健康带来的危害以及对社会造成的危害更加大。③生物遗传因素。生物遗传因素是理解生命活动和疾病损伤及康复过程的基础。有些疾病如血友病、镰状细胞贫血症、蚕豆病、精神性痴呆等直接与遗传因素有关。但多数疾病如精神障碍性疾病、心脑血管疾病、糖尿病和部分肿瘤则是遗传因素与环境因素、生活方式及行为因素综合作用的结果。④医疗卫生服务因素。医疗卫生服务是防治疾病、增进健康的有效手段，服务的好坏直接影响人群的健康水平。卫生政策是否正确，医疗卫生机构布局是否合理，群众就医是否及时、方便，医疗技术水平以及卫生服务质量的高低，都会影响人群的健康和疾病的转归。

根据综合健康医学模式对全球的主要死因进行归类，2008 年世界卫生组织调查显示，60% 的死亡归因于行为生活方式因素、17% 为环境因素、15% 为生物遗

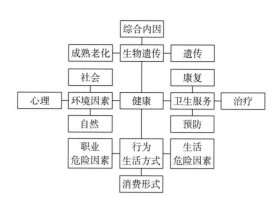

图　综合健康医学模式

传因素、8% 为医疗卫生服务因素。可见，与社会因素和心理因素紧密相关的行为生活方式已成为引起死亡的主要危险，成为现代医学模式的客观佐证。

（李　鲁）

shēngwù – xīnlǐ – shèhuì yīxué móshì

生物 – 心理 – 社会医学模式

（bio-psycho-social medical model）　主张对健康和疾病的了解，不仅仅包括疾病的生理（生物医学因素），还包括患者（心理因素）、患者所处的环境（自然和社会环境因素），以及帮助治疗疾病的卫生保健体系（医疗卫生服务因素）。1977 年，美国纽约州罗彻斯特大学精神病学和内科学教授恩格尔（Engel）提出，生物医学模式应该逐步演变成为生物心理社会医学模式。恩格尔指出："为了理解疾病的决定因素，以及达到合理的治疗和卫生保健模式，医学模式必须考虑到患者、患者生活在其中的环境以及由社会设计来对付疾病的破坏作用的补充系统，即医生的作用和卫生保健制度。"

生物 – 心理 – 社会医学模式是根据系统论的原则建立起来的，在这个系统框架中，可以把健康或疾病理解为从原子、分子、细胞、组织、系统到个体，以及由个体、家庭、社区、社会构成概

念相联系的系统。在这个系统中，不再是二元论和还原论的简单线性因果模型，而是互为因果、协同制约的立体化网络模型。健康反映为系统内、系统间高水平的协调，恢复健康不是回到病前状态，而是代表一种与病前不同的新的系统协调。

（李　鲁）

shèhuì yīnsù

社会因素

（social factor）　社会的各项构成要素。在社会医学领域，社会因素可看作是社会致病因子，又可称为社会基因（与遗传基因相对应）。包括一系列与社会生产力和生产关系有密切联系的因素，即以生产力发展水平为基础的经济状况、社会保障、环境、人口、教育以及科学技术等，和以生产关系为基础的社会制度、法律体系、社会关系、卫生保健以及社会文明等。人是具有生物属性和社会属性的统一体，在人与社会的平衡过程中，社会因素必然对健康产生重要影响。通过对社会因素与疾病和健康关系研究，可以全面、客观地揭示健康和疾病基本规律，从而有利于制定健康促进策略和疾病防治策略，提高健康水平。

构成　社会因素所涵盖的内容非常广泛，主要包括环境、人口和文明程度三个方面，每一部

分又涉及人类社会的各个方面（图1）。其中，社会制度和经济因素不但对人类生存和健康起决定性作用，而且还能通过、法律法规、科学、教育、交通、家庭、卫生服务、生活方式和行为、风俗习惯、心理因素等影响人类健康。

影响健康的特点 由于社会因素的广泛性和因果联系的多元性，它与健康的联系虽然没有生物因素那样直接明了，但也有其自身的特点。①非特异性。现代社会是"M（multi）型社会"，即多因素、多度量、多层次、多学科、多维的社会。疾病作为一种社会现象，是由多种因素综合决定的，一种疾病很难找出某一种特定的社会因素并解释其病因。②交互作用。各种社会因素对健康的影响不是平行的，而是互为条件的。例如，发展中国家腹泻和呼吸道疾病夺走了千百万儿童的生命，健康水平差的根本原因是营养不良，而营养不良的根本原因是贫穷。同时，贫穷与社会动荡、生态环境恶化互为因果，也是文化落后和愚昧无知的根源，而这些又是制约经济发展的因素。③广泛性和持久性。社会因素的普遍性决定了对人类健康作用的广泛性。人的本质是一切社会关系的总和，社会因素总是直接或间接影响着每个人的健康。社会因素总是相对稳定的，它对人类健康的影响是无形的、缓慢而持久的。④双向性。社会因素对人群健康起着促进或制约作用，健康水平高低同样对社会经济、文化等的发展起着重要的影响作用。

影响健康的机制 社会因素对健康的影响机制是非常复杂的。一般来说，社会因素被人的感知觉系统纳入，经过中枢神经系统的调节和控制，形成心理折射，使人产生心理应激及行为，引起社会适应和躯体功能的变化（图2）。①感知觉系统——社会因素作用的门户。人的感知觉系统主要由眼、鼻、舌、触、运动等感觉器官及相应的神经系统组成，任何外来刺激，包括社会因素，首先必须被人体感知觉系统接收和知觉，才能作用人体，引起生理方面的变化。②神经－内分泌－免疫系统——社会因素的中介。社会因素作用人体后引起功能的变化，大脑对其进行加工过程，并与既往经验及自身应对能力进行比较做出判断，然后启动神经－内分泌－免疫系统调节系统，产生"中介物质"或引起"中介物质"的变化，如生物电、神经递质、激素的变化等，最终导致身体功能的变化。③中枢神经系统（脑）——社会因素作用的调节器。社会因素从被人感知直到产生效应的整个过程都受到控制。社会心理应激通过大脑，引起神经系统、内分泌系统、免疫系统反应才能影响健康，但三大系统也向大脑反馈信息促使大脑发生调节功能，以保护机体，所以只有在持久、强烈的社会心理因素刺激下，才会产生各种疾病。

（卢祖洵）

jiànkāng shèhuì juédìng yīnsù
健康社会决定因素（social determinants of health, SDH）
在那些直接导致疾病的因素之外，

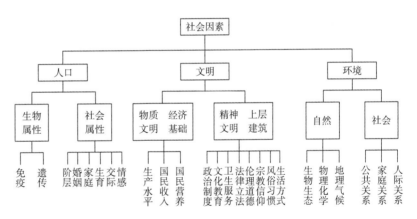

图1 社会因素分类

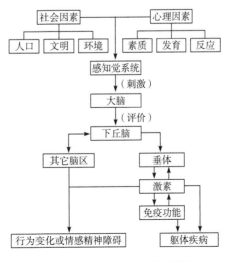

图2 社会－心理因素致病模式

它们反映了人们在社会结构综合的阶层、权力和财富的不同地位。各国经验表明，健康社会决定因素是导致疾病的"原因的原因"，是全球大部分疾病和健康问题的根源。通过对健康社会决定因素研究，可以针对健康的"原因的原因"采取相应的社会政策，来彻底扭转人类健康的不公平现象。健康社会决定因素概念的提出充分表达了世界卫生组织所倡导的健康公平的价值取向。

背景 大量研究已经证明，社会因素对健康的影响非常广泛，并在疾病的发生、发展、转归和防治工作中起着重要的作用。一般来说，经济状况较高的社会，人们的平均健康水平也较高，而经济状况较差的社会，由于更多地暴露于各种危险因素中，人们的健康状况相对较低。因此，经济发达国家的人群健康状况一般要优于经济欠发达国家，但并非经济越发达的国家健康水平就越高，经济水平不高但是分配制度平等程度高、贫富差距小的国家健康水平却最高，这充分说明了社会因素对健康的决定作用。20世纪下半叶，慢性非传染性疾病如恶性肿瘤、脑血管、心脏病等疾病成为影响人类健康的主要疾病，其病因主要是不良的行为和生活方式。与此同时，一度被基本控制的传染病以及新的传染病又不断出现，其发生、发展与转归离不开具体的社会环境与条件，直接受到社会因素的制约。尽管个体对保护和改善自己的健康负有一定的责任，但显著改善一个社会或群体的健康水平却需要全社会的共同参与。传染病的发病率和死亡率的降低与社会条件和社会环境的改善，以及针对公众所采取的公共卫生政策和措施是

分不开的，尤其是贫困地区和贫困人口健康水平的提高更离不开全社会的共同努力。社会参与程度直接影响到卫生工作的实施效果。人类健康发展史证明，社会因素，包括经济水平、社会地位、家庭资源、社区因素、社会政策以及卫生体制等，对其公众的健康水平起着重要的决定作用。社会发展停滞、社会环境的恶化可以导致社会群体健康水平的下降，而社会条件、社会环境的改善则能有效地保护和改善人民的健康水平。2005年，在世界卫生组织世界卫生组织总干事李钟郁博士的提议下，成立了健康社会决定因素委员会，经过3年努力，于2008年发布了《用一代人时间弥合差距》的政策报告，报告认为健康不公平深受政治、社会和经济因素影响，呼吁从健康的社会影响因素方面进行全球动员，并且确立了健康社会决定因素的行动框架。

行动框架 为了阐明影响健康的各项社会决定因素之间的因果关系，健康社会决定因素委员会从影响健康的"原因的原因"入手，以实现健康公平为基本价

值目标，建立起完整的健康社会决定因素的概念框架（图）。这些因素包括：①日常生活环境因素：由社会分层决定的在儿童早期发展、社会环境和职业环境中所面临的健康危险因素；不同人群的差异化的物质环境、社会支持网络、社会心理因素、行为因素、生物因素等；所接受的健康促进、疾病预防和治疗等卫生服务状况。②社会结构性因素：社会分层的状况和程度；文化、社会规范和价值观；国际和国内的社会政策；不同国家和地区的政治制度。利用这个行动框架可以把健康社会决定因素分解为不同层次的分析变量，来分析各变量之间的因果关系。

行动策略 世界卫生组织指出，要想提高人们的健康水平就必须采取社会行动，这就要求：①将提高人们的健康水平纳入到国家、社区的经济发展计划之中。②各级政府承诺对人们的健康负有责任和义务。③改革社会制度，合理分配卫生资源，提高公平性，使所有的人都能够享受到基本的、与社会经济发展水平相适应的卫生保健。④结合卫生政策的改革，

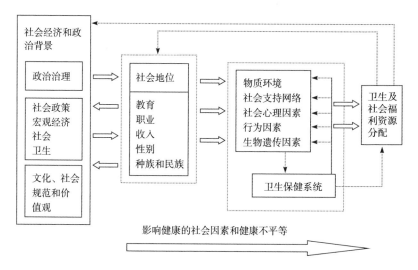

图 世界卫生组织健康社会决定因素的行动框架

资料来源：郭岩、谢铮，北京大学学报（医学版），2009，(2)：126

开展社会性的卫生保健活动，使全民参与卫生保健。在 2008 年，健康社会决定因素委员会又进一步提出了 3 条基本行动策略：①改善人群日常生活条件，包括人们出生、成长、生活、工作和老化的环境。②从国际、国家和社区的不同层面，关注社会结构性因素解决权力、财富和资源的不平等分配问题。③对健康不公平问题的发展现状进行测量，评估干预行动的效果，拓展知识基础，培养致力于健康社会决定因素方面的专业人才，这样才能唤起公众对于健康社会决定因素的充分认识。

（卢祖洵）

shèhuì jīngjì yīnsù yǔ jiànkāng

社会经济因素与健康（socioeconomic factors and health）

社会经济包括一个国家的经济发展水平，也包括人的衣、食、住、行及卫生服务、社会保障等方面。社会经济发展与人群健康是相互促进的双向作用，两者有辩证统一的关系。一方面，社会经济的发展是维护人群健康，提高人群健康水平的基础和根本保证；另一方面，社会经济的发展也必须以人群健康水平的提高为先决条件。衡量一个国家经济发展水平，通常用国内生产总值、人均国内生产总值等指标。由于人类发展的目标并不只是物质利益，仅用国内生产总值、人均国内生产总值等变量来衡量经济发展带有一定的片面性，因此衡量经济发展，还应包括健康状况指标，如出生率、死亡率、平均期望寿命、伤残调整生命年等。

经济发展对健康的促进作用

在经济发展对健康的作用的研究中，普遍认为经济发展必然会导致健康水平的提高，经济发展水平在某种程度上决定健康水平。不同经济水平的国家之间健康水平存在显著差异（表），充分说明了经济的发展，居民收入的增加，生活条件、卫生设施的改善及卫生服务利用的增加，必然伴随着婴儿死亡率、儿童死亡率、孕妇死亡率明显降低，人口寿命明显延长。这主要在于：①经济的发展是提高人群物质生活水平的基础，而物质生活水平是人群健康的必要前提和保证。②经济的发展有利于社会加大对卫生保健的投入，促进医疗卫生事业的发展，从而改善人群健康服务的条件和水平。③经济的发展更有利于社会福利增长，促进社会保障体系更加完善。④经济的发展可以推动公共教育水平的全面提升，帮助人们掌握健康知识和技能，有利于人们选择健康的生活方式。

经济发展对健康的负面影响

社会经济的发展，促进了健康的发展，同时也带来一系列的社会问题，对人类健康有着潜在的

表 不同收入群组国家居民健康指标

组别	国家	人均国民收入（美元）	成人死亡率（‰）	婴儿死亡率（‰）	出生期望寿命（岁）	出生健康期望寿命（岁）
高收入群组	美国	46970	107	7	78	70
	瑞典	38180	62	2	81	74
	日本	35220	65	3	83	76
	平均	37750	87	6	80	70
中上收入群组	匈牙利	17790	167	6	74	66
	马来西亚	13740	139	6	73	64
	巴西	10070	158	18	73	64
	平均	12337	191	19	71	61
中低收入群组	中国	6020	113	18	74	66
	泰国	5990	209	13	70	62
	印度	2960	213	52	64	56
	平均	4363	178	44	67	61
低收入群组	孟加拉	1440	238	43	65	56
	坦桑尼亚	1230	458	67	53	45
	埃塞俄比亚	870	307	69	58	50
	平均	1372	310	76	57	49

资料来源：世界卫生组织《2010 年世界卫生统计》

危害。主要表现在：①环境污染和生态破坏。在经济发展过程中，由于对资源缺乏科学规划，不合理开采利用，人类生态环境遭到严重破坏，导致土地的荒漠化、盐碱化、水土流失、植被破坏和资源枯竭；二氧化碳排放过多，导致温室效应，使全球气温上升；工业"三废"污染大气、水系及食物等。目前持续的环境污染和生态系统的破坏，对人类的生存和健康已经产生重大威胁。②不良行为与生活方式。随着经济的发展，营养条件、劳动条件、卫生设施改善，人类的生活方式发生了变化。吸烟、酗酒、吸毒、不良的饮食习惯、缺乏运动等不良行为和生活方式已成为影响健康的首要因素，由此导致人群出现大量的生活方式病，如高血压、糖尿病、冠心病、肥胖症等"富裕病"发病率逐年增加；另外，电子、电气产品的广泛应用，产生了如空调综合征、电脑综合征、网络成瘾等现代"文明病"，对人群健康带来严重影响。③心理健康问题日益严重。随着社会竞争越来越激烈，工作和生活节奏加快，紧张、刺激和工作压力对身心健康产生不良影响，人们容易出现焦虑、恐惧、人格障碍和变态心理等心理疾患和精神性疾病。④社会负性事件增多。经济的发展造成了交通拥挤，交通事故猛增。同时，经济发展不平衡、贫富差距大等原因造成了暴力犯罪事件增多。家庭关系紧张、教育功能失调增加了家庭暴力和青少年犯罪的发生率。⑤人口流动的增加。经济的发展必然伴随人口的流动，大批的农村人口流向大中城市，增加了城市生活设施、卫生保健、治安等的负担，同时带来了许多健康问题，不利于计划免疫、传染病控制和妇女儿童保健等工作的开展。

健康对经济的影响　经济发展从根本上说是生产力发展的结果。生产力诸要素中最重要的要素是具有一定体力、智力和劳动技能的人。人的健康与智慧对生产力的发展起着决定性的作用。一方面，人群健康水平的提高有利于保障社会劳动力，延长劳动力的工作时间，创造更多的社会财富，促进社会经济的发展；另一方面，人群健康水平的提高，有利于降低病伤缺勤损失，减少卫生资源耗费，减轻卫生事业的负担，使国家对卫生事业的投入重点更多地放在预防保健工作上，促进全社会人群整体健康水平，提高工作效率，促进社会经济的稳定快速发展。

（卢祖洵　孟庆跃）

shèhuì jiēcéng yǔ jiànkāng
社会阶层与健康（social class and health）

社会阶层指具有某些相同特征而形成的社会集团，或按经济地位而分成的若干层次。经济地位是划分阶层的主要指标，此外，阶层还由个人文化水平、职业、价值观念、生活条件等因素来决定。对不同社会阶层人群的健康状况进行研究，探讨社会阶层中各种因素对健康和疾病的影响，其重要意义在于发现健康高危人群和社会影响因素，并从社会阶层的角度采取相关措施来改善人群的健康公平性。

社会阶层对健康的影响　社会阶层是影响人群健康和期望寿命的重要因素。研究显示，不同的社会阶层之间的健康公平性和卫生服务利用公平性存在着巨大的差距。英国是研究社会阶层与健康的关系较多的国家，在1911年英国就将人群分为5个社会阶层，阶层Ⅰ是最高的阶层，为重要职业和企业人员，如律师和医生；阶层Ⅱ为较低的职业和企业人员，如销售经理和教师等；阶层Ⅲ为技术工人，该阶层又分为两类，Ⅲ_N为非手工操作者，Ⅲ_M为手工操作者；阶层Ⅳ为半技术工人，阶层Ⅴ为非技术工人。资料显示（表1），慢性病患病率不论男女皆以低阶层者较高，每年人均患病天数亦以低社会阶层的人为多。不同阶层（阶层主要由父母的职业决定），婴儿死亡率按照由高阶层到低阶层的趋势呈直线上升，其中5与6阶层之间有较大幅度上升（表2）。世界卫生组织研究表明，居民的健康状况随着社会阶层从顶部到底部而由最好变为最差，呈现出一种梯度变化趋势，在阶梯顶部的人比下一阶梯的人死亡率低，然后逐级向下死亡率达到最高。一些国内研究也得出相似的结果，社会阶层较低人群的两周患病率和慢性病患病率明显高于社会阶层较高人群。

不同社会阶层人群的健康水平不同，究其原因，主要在于不同的阶层人群，其经济收入不同，享有社会资源机会不同，其生活方式也不同，对卫生服务的利用水平不同，最终导致其健康水平的差异。研究发现，社会阶层较低的人群经济收入低，生活贫困，教育水平低，居住条件和卫生条件都较差，他们在接触卫生保健、获取社会支持和卫生知识等方面的能力严重不足。20世纪80~90年代，新西兰是经合组织诸国中收入不平等发展最快的国家，毛利人和非毛利人的健康存在着显著差异，这些差异绝大部分可以用收入、教育程度、职业来解释，其深层原因，主要是由于19~20

表1 英格兰和威尔士不同社会阶层的健康指标

指标		社会指标					
		I	II	III$_N$	III$_M$	IV	V
45~64岁慢性病患病率（‰）	男	35	31	41	42	47	52
	女	32	36	40	41	49	46
每年人均患病天数	男	4	14	30	31	27	38
	女	22	23	28	27	33	39

资料来源：顾杏元主编.社会医学.天津科学技术出版社，1995

表2 英国1975~1976年不同社会阶层的婴儿死亡率（‰）

社会阶层	每1000个活产婴儿的死亡率	
	新生儿	新生儿后期
重要职业和企业人员	7.4	2.8
较低职业和企业人员	8.1	3.0
技术工人（非手工操作）	8.5	3.3
技术工人（手工操作）	9.5	4.2
半技术工人	10.9	5.4
非技术工人	14.4	8.6

资料来源：黄永昌主编.中国卫生国情.上海医科大学出版，1994

世纪殖民主义剥夺了毛利人的土地所有权以及受教育权。中国过去若干年中，由于社会制度、经济水平的限制，淡化了各阶层之间的差别，健康水平差别不大。随着改革开放的深入，不同阶层的经济收入、社会地位差距逐渐拉大，长期从事脑力劳动的知识分子由于运动量降低，高血压、糖尿病等慢性非传染性疾病成为其主要的健康问题，而经济水平比较低的农村地区，传染病、营养性疾病仍然是威胁广大农民健康的重要因素。

收入与健康 收入与健康呈正相关关系，与此相关的理论假说有3种：①绝对收入假说，研究证实个人健康状况会随着收入水平的上升而改善，但是改善速度却会随着收入水平的上升而下降，即个人健康是收入的凹函数。②匮乏或贫困假说，认为收入和健康之间的相关关系只在某个特定的收入水平以下才成立，当个人收入低于某一特定标准（如贫困线）时，收入越低，个人健康状况越差，而一旦收入达到某一特定标准或者更高，健康状况对于收入水平的变动就不会有反应了。③相对地位假说，认为除了个人收入之外，个人在收入分配和社会等级中的位置也是影响健康的因素，绝对物质生活水平的高低对于健康的影响并不如社会相对性的影响那么大，健康在很大程度上受社会地位影响。

同时，健康通过下列机制影响收入：①健康的人能够工作更长时间，在体力、脑力或认知能力上都更加充沛强壮，直接提高家庭和市场的劳动生产力。②健康的人可以享受更长寿命，更有动力为其教育进行投资，从而在很大程度上提高个人劳动生产力和收入。③更长的期望寿命促进了生产阶段的个人进行储蓄，这为经济投资储备了更多的货币资本，进一步促进收入和经济增长。④更健康的人群意味着更低的死亡率，降低了家庭大量生育的必要性，从而导致人口增长率的降低和人口平均年龄的提高，提高了工作年龄人群的比例，促进收入和经济的增长。

（卢祖洵　孟庆跃）

shèhuì yíngyǎng yǔ jiànkāng

社会营养与健康（social nutrition and health） 从宏观角度分析营养和膳食对健康的影响，探讨社会营养政策和措施，为维护和提高人群健康提供科学依据。

社会营养状况与健康 目前，全球居民营养状况持续改善，但社会营养状况不均衡现象凸显并由此导致的健康问题还非常严重。近年中国居民生活水平得到很大提高。但是，社会营养状况并不理想，主要表现在以下两个方面：①营养缺乏对中国儿童、青少年的体格和智能发育带来较大影响。②营养过剩引起的慢性疾病急剧增加。目前，中国居民中的糖尿病、高血压、冠心病等营养相关疾病的发生率明显增高，成为重要的公共卫生问题。

评价居民营养状况主要是从热量摄入和食物营养结构两方面进行，前者是为了衡量摄入的食物是否能够维持人体日常活动需要的热量，后者主要从食物结构来考虑人体摄入的各种营养物质能否满足机体正常生长发育。人体每天必须摄入一定量的热能来维持自身的需要，碳水化合物、脂肪、蛋白质是主要的热能营养素。热能平衡与否与健康关系极大。热能摄入不足，可导致体力下降、工作效率低下、脂肪贮存不足、身体适应能力和抗病能力下降；而热能摄入过多，会导致肥胖、高血压、心脏病等。关于热能摄入标准，各个国家都有相应的热能供给量的推荐意见。从生理角度来看，对于中等强度体力劳动的成年人，每天需要摄入的热能量为男性3 000kcal，女性2 800kcal，孕妇则需要在原有基础上增加200kcal。另一个方面是食物的营养结构，即摄入的营养素比例是否合理。根据食物提供的热能计算，蛋白质、脂肪、碳水化合物三大营养物质的适当比例为15∶20∶65；蛋白质以动物蛋白和植物蛋白各一半为宜。此外，膳食中维生素、微量元素不能缺少，否则会引发一系列营养素缺乏病或地方性疾病。除了以上营养素的摄入必须合理外，非营养素生物活性成分对健康的影响也越来越受到重视，如茶叶中的茶多酚、茶色素，大蒜中的含硫化合物等。

社会营养政策与健康 流行病学调查显示，世界范围内的非传染性疾病与饮食结构的变化有关，主要表现在，人群对水果和蔬菜的摄入越来越少，而脂肪特别是饱和脂肪酸的摄入呈上升趋势，在许多人群中，高盐饮食很流行，纤维素的摄入量下降，结果导致体重增加和肥胖的增加。在发达国家，超重和肥胖已经演变为严重的社会健康问题。在许多欠发达国家，虽然营养不足仍然是个社会问题，但是同时超重、肥胖也呈上升趋势。而占人口多数的发展中国家营养不足的状况在改善，但营养结构模式的变化和不健康的营养方式经常联系在一起，形成全球化的趋势。因此，在全球范围内强化社会营养政策，开展切实的营养干预，引导人群健康的食品消费，才能保证营养对人群健康带来正收益。

粮农政策与健康 民以食为天，农业是国民经济的命脉，也是国民健康的基础，合理粮农政策，对促进经济社会可持续发展，维护人群健康，具有决定性意义。每个国家都应该努力发展农业，为国民提供足够数量的粮食。由于农业生产利润低，农业的发展需要国家从政策、经济上给予支持。世界各国大都对农业采取低税收或给予补贴的方式，鼓励农民发展粮食生产。目前全世界只有少部分国家的粮食能够完全自给，随着世界耕地面积的不断减少和人口不断增长，"粮食危机"的阴影不但没有消散，而且有逐渐加深的趋势。中国是农业大国，但并不是农业强国，耕地面积日趋减少，粮食生产潜力正在受到考验，这对中国粮食安全极其不利。因此，政府应该采取措施，稳定粮食生产，确保农业的基础地位不受冲击。首先，要大力稳定粮食播种面积，建立起粮田保护区制度；其次，不断强化对粮食生产的优惠政策，大力建设和改善农田水利设施；第三，统筹安排主粮和杂粮生产任务，提高畜禽蛋类的生产效率，进一步丰富居民的"菜篮子"和"粮袋子"。

营养立法与健康 一些发达国家，如美国、日本于1946年、1947年开始颁布营养法，目前已形成了较完整的营养法律法规体系，极大地促进了其国民营养与健康水平。尤其是日本，通过营养法的实施，国民营养状况得到显著改善，目前日本青少年的平均身高已超过中国同龄青少年。一些发展中国家，如菲律宾、泰国、印度等也先后制定了营养相关法律，对其国民营养改善和健康水平提高起到了良好的促进作用。在2004年7月，中国国务院法制办提出先由国务院制定行政法规的方式解决营养立法问题。原卫生部组织中国营养学会成立了"中国营养行政法规"起草小组。2004年9月，国务院法制办、卫生部组织中国营养学会召开营养立法工作会议，决定首先起草营养条例，待时机成熟后再在此基础上修订营养改善法。目前，中国首个营养法草案《国民营养条例》有望出台，这将为"中国人的膳食革命"吹响号角，让专业的营养师走进居民的生活，对人们的日常膳食进行指导和干预，对减缓由于不合理膳食带来的各种慢性疾病的流行及提高国民的整体健康水平，具有重要的现实意义。

营养干预与健康 营养不足和营养过剩均会导致健康问题，重要的是营养均衡。随着人群温饱问题逐渐解决，合理营养和健康膳食正在全球形成共识，得到各国政府的重视。然而对人群进行营养干预活动，以降低非传染性发生和流行，其效果却不是很理想。主要因为饮食习惯和营养深深植根于文化、经济、上层建筑中，饮食营养的变化与它们休戚相关。为了健康的营养，还需要更多的努力，不断地向人们灌输健康信息和技能，使他们知道改变后的收益，在全社会形成有利于营养干预的支持环境。尽管饮食结构的改变对高危人群的预防特别重要，但更应该强调的是非传染性发生率主要取决于整个人群的态度、生活方式的改变，而不仅仅是一小部分人的事。健康营养计划的实施需要多个部门的合作，主要包括：社区卫生服务组织、学校、饭店、食品工厂等。而政府部门的作用更为重要，包括政策与立法、营养检测、食品卫生监督、相关的农业政策等。

中国政府制定了"中国食物营养与发展纲要",营养学会制订并完善了《中国居民膳食指南》,提出了中国居民平衡膳食宝塔,这为更好地开展全民营养健康教育和干预提供了支持。全社会应大力开展营养健康教育工作,宣传推广与人们生活及健康密切相关的营养知识,引导人们形成健康的食品消费观念和平衡膳食的营养观,自觉抵制有害健康的饮食方式,全社会共同努力来完成"膳食革命",确保营养给人们健康带来正收益。

(卢祖洵 刘军安)

shèhuì fāzhǎn yīnsù yǔ jiànkāng

社会发展因素与健康（social development factor and health）

社会发展包括社会资本、社会制度、人口、社会关系、卫生事业、科技、城市化、全球化等因素,对人类的生存与健康产生重要的影响。不同的社会发展观,会导致不同的健康结果。一个社会的发展只有以人为本,把人的全面发展作为社会发展的最终目标,把社会的现代化首先体现在人的现代化上,人类的健康才能得到充分实现。

社会发展观 目前有三种代表性的社会发展观:①以经济增长为核心的发展观,认为发展问题的核心是经济增长问题,经济增长是发展的唯一内容,衡量发展的指标是国民生产总值及人均国民收入的增长,即:发展＝工业化＝经济增长。②以社会发展为中心的综合发展观,发展视角由经济转向社会,认为发展是包括经济增长在内的社会各种结构由传统向现代的转型与变迁。它追求的是经济、政治、文化、人等社会结构要素的和谐平衡发展,发展的核心是社会发展。③以人

的发展为中心的可持续发展观,即:发展＝经济＋社会＋人,这是当前引导世界发展潮流的一种发展观。

中国政府提倡的科学发展观就是一种可持续的发展观,建立于人与自然互动关系的基础之上。这种发展不仅仅是社会经济的发展,而是经济、政治、生态及其他各方面的全面协调发展。传统的"增长发展观"以国民生产总值增长来衡量发展水平,以自然资源和能源的高消耗、环境的高污染来换取迅速增长,无异于竭泽而渔。因而,必须提倡持续健康的发展观,建设资源节约型、环境友好型社会。只有这样,人类的健康才能得到全面改善和保障。

社会发展指标 描述和反映社会发展状况的统计数据系统,是比较和评价社会进步与否及社会进步程度的重要尺度,是监测、预报和揭示社会发展过程中所存在的各种敏感或热点问题的有效手段。

社会和人口统计指标体系 以社会、经济、生态为基点,人的生命周期为主线,将人们从出生到死亡的整个生命过程的主要活动联系起来,通过对生命周期各阶段具体情况的生动刻画和描述来分析评价整个社会发展水平的变化趋势。其指标顺序为以下几点:①人口。②学习和教育服务。③有益的经济活动人口和非经济活动人口。④收入、分配、消费和积累。⑤健康保健服务。⑥住房及其环境。⑦家庭形成、家庭和住户。⑧时间利用、闲暇和文化。⑨社会保险和福利服务。⑩社会流动和阶层,以及公共秩序和安全。

生活质量指数（physical qua-

lity of life index, PQLI） 衡量一个国家或地区居民的营养、卫生保健和教育水平的综合指标,突出强调了卫生与教育质量在社会经济发展中的作用,弥补了仅用国内生产总值指标的不足。

$$PQLI = \frac{婴儿死亡率指数 + 1 岁的期望寿命指数 + 识字率指数}{3}$$

美国社会健康协会指标（American social health association, ASHA） 包括就业率、识字率、平均期望寿命、人均国民生产总值增长率、出生率和婴儿死亡率。它是衡量社会发展的综合指标,同时也反映人口的社会状态、文化状态、人口变化状态及身体素质状况等方面,是评价人口健康状况的重要指标。

$$ASHA = \frac{成人识字率 \times 就业率 \times 人均国民生产总值增长率 \times 平均期望寿命}{出生率 \times 婴儿死亡率}$$

人类发展指数（human development index, HDI） 由联合国开发计划署用以衡量各成员国经济社会发展水平的指标,也用来衡量经济政策对生活质量的影响。它以平均期望寿命、教育水平和人均国内生产总值等作为指标。

$$HDI = \sqrt[3]{平均期望寿命指数 \times 教育指数 \times 收入指数}$$

健康风险指数（health risk index, HRI） 衡量经济、社会、环境、医疗保障因素等对人类健康的危险程度。它由室内及户外空气污染、水污染、营养状况以及卫生保健服务可及性等 4 个指标组成。

社会发展与健康 改革开放以来,中国的经济快速发展,取得了许多举世瞩目的成就,许多卫生指标有了明显的改善,但许

多健康问题有待逐步解决。这个现象反映了中国经济增长与卫生发展之间的不协调性，不仅经济增长与卫生保健之间存在着差距，而且居民健康水平在不同地区、不同人群之间、城乡之间还存在着差距。如果不消除或缩小这种差距，将会制约社会的发展与稳定。《2002 年度全球卫生研究论坛》指出，不良的健康状况可以在两个方面增大致贫的可能性：①间接地通过对生长发育的不良作用而导致贫穷。②直接地通过贫穷的恶性循环，如营养不良、疾病、失业或未能充分就业、低收入、住房条件差、受教育的程度低、低生产率、无法获得清洁的饮用水、无法获得卫生保健服务、多子女、意外怀孕、药物滥用等。社会可持续发展被打破，必将导致健康的损害。从中国各省（市、自治区）的人类发展指数和健康风险指数来看，健康风险指数偏高的地区，人类发展指数偏低(表)。

（卢祖洵　刘军安）

shèhuì zīběn yǔ jiànkāng

社会资本与健康（social capital and health）　由于社会资本的复杂性，到目前为止尚没有统一的定义。不同的学者提出了不同的观点，其中，布迪厄（Bourdieu）、科尔曼（Coleman）和普特南（Putnam）是社会资本理论发展过程中的代表性人物。"社会资本"一词最早由汉尼芬（Hanifan）在 1916 年用来说明社会交往对教育和社群社会的重要性时独立使用。20 世纪 80 年代，法国著名社会学家布迪厄提出社会资本是社会网络成员或群体拥有的实际和潜在的资源的总和，由一个特定群体成员所共同拥有，为群体的每一个成员提供共有资源的支持。布迪厄第一个把社会资本和社会关系网络联系起来，将社会资本的界定置于社会学的框架下。科尔曼认为社会资本即"个人拥有的社会结构资源"，包括社会团体、社会网络和网络社团。科尔曼较为全面地从理论上对社会资本进行了界定与分析。布迪厄和科尔曼对社会资本的注意力主要集中在社会学领域，普特南则让社会资本全面进入了经济学、政治学领域。他认为社会资本是"一种组织特点，如信任、规范和网络等，向其他资本一样，社会资本是生产性的，它使得实现某种无它就不可能实现的目的成为可能"。

社会资本层次理论　包括宏观、中观和微观三个层面。①宏观层面关注的是重大社会因素，将社会资本与集体行动和公共政策联系起来，主要包括政治经济体系、社会文化、政策环境等。②中观是组织层面的社会资本，强调公共产品特性，以现代契约关系和委托代理理论为基础，与其他组织建立互惠协作关系，构建社会协作网络，促进各自拥有的经济资源、人力资源在网络内的流动和共享，从而实现共同目标。③微观是从个体角度出发探讨社会网络的构建和发挥的现实作用，包括个体对他人的信任、个体对组织的信任、与他人形成的关系网络的广度和密度、对社区公共事务的参与、遵守社会规范的能动性等。

社会资本的维度　包括两个维度，认知维度和结构维度。认知维度指公民参与集体行动的潜力，即相互信任和互惠规范；结构维度指社会网络的公民参与程度，这些社会网络（团体、社团）是有目的性、有组织性和无酬性的。

社会资本的特征　①无形性。社会资本最主要的载体是社会关系网络，小至家庭、学校各种团体，大至社区、民族和国家，看

表　中国各省（市、自治区）人类发展指数（HDI）与健康风险指数（HRI）

序号	城市	HDI	HRI	序号	城市	HDI	HRI	序号	城市	HDI	HRI
1	上海	0.85	0.19	11	吉林	0.72	0.29	21	内蒙古	0.68	0.28
2	北京	0.85	0.23	12	海南	0.71	0.28	22	安徽	0.67	0.30
3	天津	0.80	0.27	13	山西	0.71	0.34	23	江西	0.67	0.33
4	广东	0.77	0.27	14	新疆	0.71	0.26	24	四川	0.67	0.31
5	辽宁	0.76	0.27	15	湖北	0.70	0.30	25	宁夏	0.66	0.56
6	浙江	0.76	0.37	16	河南	0.69	0.47	26	云南	0.63	0.42
7	江苏	0.75	0.24	17	重庆	0.68	—	27	甘肃	0.63	0.42
8	福建	0.73	0.27	18	湖南	0.68	0.28	28	青海	0.62	0.33
9	黑龙江	0.73	0.30	19	陕西	0.68	0.33	29	贵州	0.60	0.52
10	山东	0.72	0.29	20	广西	0.68	0.35	30	西藏	0.52	0.75

不见摸不着，却又发挥着重要作用。②增值性。和其他类型的资本一样，可以给拥有和使用者带来收益。③保值性。社会资本一般不会因为使用而减少。④公共物品性。作用的发挥至少在两人以上的关系中。⑤非迁移性。社会资本的使用是与具体目的性活动相连接的，在一种活动中适用，另一种活动中不一定适用。⑥嵌入性。社会资本是嵌入在关系中的，并不属于某个人或团体。

社会资本的测量 由于社会资本的概念不一，结构复杂，使其在操作化上困难重重，目前常用的社会资本的测量方法包括：①依据概念层次的测量方法。在微观上，有局部网方法和整体网方法，局部网方法主要用来判断和测量个体自我在网络中的社会连带问题，而整体网方法则关注网络的整体结构性质。在宏观上，普特南认为可以从个人拥有的社群网络来描述和量度他的社会资本。②依据构成要素的测量方法。从结构性维度和认知性维度两方面测量社会资本，结构性内容包括组织参与、机构联系、参与一般集体活动的频率、特殊的集体活动、公民权的程度、与利益团体的联系、相似团体之间的联系等7个方面；认知性内容包括一般社会支持、感情支持、物质帮助、信息支持、信任、认同感、互惠和协作、社会和谐、归属感、可感知的公平性、社会责任感等11个方面。③综合性测量方法。世界银行认为，无论是从概念层次还是从组成要素来理解社会资本，社会资本理论考察的核心内容都是人们之间合作行为的实现，主张将两种方法结合起来，为社会资本的理论研究和测量方法提供一个完整的框架。

社会资本对健康的影响 宏观社会资本与健康的关系主要体现在：①国家宏观政策对人群健康的保护作用。②法律法规对人群健康的促进作用。③卫生行业规范与健康的关系。中观社会资本与健康的关系主要表现在互助合作网络的建立以及在此基础上形成的互惠互利关系。微观社会资本与健康的关系主要表现在行为、生活方式和心理因素。

社会资本在健康管理中的作用体现在：①从政府层面，为健康管理的发展创造支持性的政策环境，发挥国家宏观政策对人群健康的保护作用和法律法规对人群健康的促进作用。②社会职能部门协同卫生部门共同为健康管理的发展提供便利条件，体现社会资本理论中互助合作网络的建立以及互惠互利关系。③健康管理服务提供者要与服务对象建立起友好、长期的医患关系，通过积极开展健康教育、预防保健等免费项目，获得理解、信任和支持，从而获得社会支持，为健康管理工作的广泛开展增加动力；健康管理对象在接受健康管理服务中，一方面通过友好互助网络得到实实在在、令其满意的医疗及护理，另一方面也为健康管理工作的继续开展增加了新的社会资本，是社会资本理论中信任、自愿参与和友好互助网络的具体体现，也是服务提供者及其服务对象在健康管理中利用社会资本的主要途径。总之，社会组织在健康管理中发挥着安定、宣传和导向及健康教育的功能；社会规范学习是提高人们社会适应性，进而提高心理健康水平的必经途径和重要保证；社会凝聚力在健康管理中的功能不仅是个体的健康问题，还关系到国家的公共卫生。

（孟庆跃）

shèhuì zhìdù yǔ jiànkāng

社会制度与健康（social system and health） 社会制度是在一定的历史条件下形成的社会关系和与此相联系的社会活动的规范体系，是社会经济、政治、法律、文化制度的总和。社会制度的内涵有三个层次：①社会经济形态，如封建主义制度、资本主义制度和社会主义制度，这是社会制度的宏观观察，是以整个社会为实体的，常用于区别人类社会的不同发展阶段和不同性质。②在社会生活的某一领域起作用的行为规范体系，指各种具体的社会制度，如政治制度、经济制度等。③指导人们具体行动的行为规则，如奖惩制度、考勤制度等。

社会制度对健康的影响 社会制度对健康的影响是非常明显的，不同的政治制度、经济制度、分配制度及与其相关的政策对人群健康均有不同程度影响。落后的社会制度，收入分配不公平，人群贫富差别大，卫生资源分配不合理，不利于保护人群的整体健康；而先进的社会制度，重视公平性，把人群健康作为社会发展的方向，有利于居民整体健康水平提高。而且社会制度一经建立，就要持续一定的时间，对人群健康将产生缓慢、持久而稳定的影响，同时，这种影响往往具有一定的强制性和约束性，如国家实行的计划免疫、计划生育和强制性戒毒等。

社会制度影响健康的途径 不同层次的社会制度对人群健康均有不同程度的影响。一般来说，社会分配制度、卫生政策以及社会规范对人群健康的影响最为密切，这些制度往往通过影响人们享受健康保障程度和权利、获取卫生资源的机会以及利用卫生服务的能力等方面对健康的施加影响力。

社会分配制度与健康 经济发展创造的财富，能不能合理分配依赖于社会分配制度。社会财富如果掌握在少数人手中，贫富分化的恶劣效应必然影响到人群健康公平性。例如：英国首相撒切尔（Thatcher）进行经济改革后，与经济增长伴随的是最劣势人群死亡率的上升。前苏联解体前几年，医疗卫生费用占国内生产总值的 3%，而其中的 55% 被用于不到人口 1% 的政治上层人物，结果在随后的几年里国民人均寿命下降了 3 岁。据威尔金森（Wilkinson）的研究显示，人均国民生产总值最高的国家人口期望寿命并不是最高的，而是分配制度平等程度高、贫富差距小的国家期望寿命最高。近年来，中国居民收入的差距呈扩大的趋势，分配不公平既影响社会的稳定，又会对部分人群的健康产生负面影响，必须重视分配制度对健康的影响。

社会卫生政策与健康 合理的社会卫生政策，能促进卫生服务均等化和健康公平性，确保社会各阶层获取尽可能高的健康水平。中国经济水平不高，但居民健康水平较高，这体现了社会主义制度的优越性。1983 年，中美两国专家共同合作，以中国上海县为点比较中美两国的健康状况，发现 1953 年上海县传染病死因是第一位，到 1973 年退到第六位，中间经历了 20 年，而美国传染病从第一位退到第六位花了 74 年的时间，上海县 1950 年的居民期望寿命是 44.7 岁，到 1980 年是 72.4 岁，花了 30 年时间，而美国

从 1900 年的 49.2 岁到 1980 年 73.2 岁花了 80 年的时间。

社会规范与健康 社会规范是人类为了社会共同生活的需要，在社会互动过程中衍生出来的约定俗成，或由人们共同制定施行的行为标准。它对人们的行为具有广泛的影响，具有调节和赏罚作用。社会规范可以分为成文的和不成文的两类。风俗习惯、部分道德规范是不成文的；法令、条例、规章制度等则是成文的。社会规范既具有外在强制的特征，也有内在自我约束的特征。在日常生活中，尽管社会上每个人都有自己的利益、价值观、个性及其他特征，但经过社会化过程而内化的社会规范能使社会成员的行为协调一致，人群健康行为的形成也是社会规范作用的结果。美国疾病控制中心认为，养成"不吸烟、少饮酒、合理饮食、经常锻炼"这四项有益健康的习惯，可普遍增加寿命 10 年。

（卢祖洵　刘军安）

rénkǒu yǔ jiànkāng

人口与健康（population and health）

人口包括人口数量、质量、人口构成、人口分布、迁移和发展等方面，是一切社会存在和发展的必要前提。人口的规模、结构、分布、流动对人群健康及卫生工作有着重大影响。

人口规模与健康
人口数量的增加是社会发展的必然结果，但人口增长必须与经济和社会发展相适应，否则过快的人口增长最终会耗尽经济赖以增长的资源，导致贫困，影响人群健康，并以死亡率的上升来抵消人口增长的影响。对于一个国家来讲，人口数量过大，使劳动力不能与生产资料完全结合，即造成了"人口过剩"，从而加重社会负担，影响

人群的生活质量；加重教育负担，影响人口质量；加重环境破坏，影响人类社会的可持续发展。人口增长过快成为当前世界各国特别是发展中国家面临的一个紧迫问题。但近些年来，部分西方发达国家出现了人口负增长，导致的人口短缺，老年人人口比例上升迅猛，社会抚养负担加重，直接影响社会经济的发展和人群的健康水平。

人口结构与健康
年龄结构和性别结构是人口结构最为核心的两个指标，分析人群的年龄和性别构成，可以评价人群健康水平，为卫生资源配置优化提供人口学依据。

年龄结构 群体中各年龄人口所占比例，它是反映人口健康的重要指标。衡量人口年龄结构的指标主要有老年人口系数、儿童少年人口系数。世界卫生组织规定，60 或 65 岁以上人口称为老年人口。一个国家或地区 60 岁以上人口数达到总人口数 10% 或 65 岁以上老年人达到人口总数的 7% 称为老年型社会。目前，人口老化问题是人类面临的一个重大问题。老年人口患病率高，卫生资源的消耗量大，社会经济负担重。据有关资料报道，近年来美国老年人就诊率占内科就诊人数的 20% 以上，占住院患者人数的 26% ~ 31%，老年患者交费总额占住院总收入的 50% 以上。另有资料显示，英国目前老年人住院就医占全社会医院总床位的 80%，占总医疗费用的 50% 以上。做好老年保健，既可以提高整体健康水平，又可以节约卫生资源。全球人口年龄结构变化的另一趋势是少年儿童（15 岁以下）占总人口比重越来越低，将来可能出现劳动力的短缺，影响社会经济的

发展。

性别结构　男性和女性人口分别占人口总数的比例，常用的性别结构评价指标是性别比，即男性与女性人口数之比。通常以女性人口为 1 或 100。性别比大于 100 说明男性比女性人口多，性别比小于 100 说明女性比男性人口多，男女性别比平衡与否直接影响结婚率和妇女生育率，进而影响人口出生率和人口的再生产速度。正常情况下，性别比为 103～107。

人口流动与健康　人口流动是任何社会都经常发生和普遍存在的现象，指人口在地理空间位置上的变动和阶层职业上的变动。由于研究角度的不同，人口流动的分类有多种，包括垂直流动、水平流动、代际流动、结构流动；也可分为自由流动、计划流动、个体流动、集体流动、国内流动、国际流动等。人口流动促进了经济繁荣和社会发展，但也带来了大量卫生问题。改革开放以来，流动人口的数量不断增加。大量农民工由农村涌入城市，为经济社会发展做出了不可磨灭的贡献。但他们在城市的居住环境差，职业健康和医疗保健得不到保障，他们不仅自己的健康问题多，而且经常与传染病的流行有密切关系。在流动人口中，妇女孕产期保健情况差，婴儿死亡率、孕产妇死亡率明显高于常住人口。据调查，女性流动人口中从未做过产前检查或只做过一次检查的比例为 49.5%，到医院做过两次以上产前检查并在医院分娩的只占 29.6%。另外，对流动人口实施计划生育工作管理和计划免疫工作难度大，不利于人口控制和儿童保健工作的开展。

（卢祖洵）

shèhuì guānxi yǔ jiànkāng

社会关系与健康（social relationship and health）　社会关系指社会中人与人之间关系的总称。人生活在由一定社会关系构成的社会群体之中，包括家庭、邻里、朋友群和工作团体等，这些基本社会群体编织成社会网络。人在社会网络中的相互关系是否协调，是否相互支持，不仅是健康的影响因素，而且是健康的基础。

人际关系与健康　人们在相互交往和联系中形成的关系，是人类社会发展和人的生存不可缺少的社会环境。随着社会的发展，人际交往越来越频繁，人际关系越来越复杂，人际关系的好坏对健康有着明显的影响。良好的人际关系使人心情舒畅，精神振奋，身体健康；相反，人际关系紧张，会引起心理状态的改变，引起情绪紧张，从而影响中枢神经系统、内分泌系统、免疫系统的正常生理反应，这种状态长期存在，必然会导致健康受损和疾病的产生。

社会支持与健康　人们在相互交往中形成各自的社会网，社会成员从社会网中获得感情、物质上的帮助，这种帮助是相互的，是一个人的基本社会需要。社会支持可缓解紧张的生活事件带来的压力，减少精神疾病的发生，提高生活质量。例如，妊娠期间的社会支持可以减少产妇的并发症，缩短分娩的时间，分娩后情绪会更好。

家庭与健康　家庭是社会的细胞，是以婚姻和血缘关系为基础的。人一出生首先接触的社会关系是家庭，以后在学校、单位、社会上遇到的事件的解决也往往离不开家庭。家庭的状况对人的健康影响至关重要，家庭结构的完整与否、家庭关系的和谐与否、家庭成员的健康状况、家庭的社会经济地位等都对家庭中每个成员的身心健康起着重要的作用。家庭结构、功能和关系处于完好状态的家庭有利于增进家庭成员的健康；反之，则可能危害家庭成员的健康。

就业与健康　劳动就业是劳动者赖以生存的权利，也是公民的一项重要的基本权利。赋予劳动者平等就业权和自主择业权，是劳动者人格平等独立和意志自由的法律表现，有利于促进劳动者之间的平等竞争和社会公正的实现。一个社会只有实现充分就业，国民的基本健康权利才能得到保障。良好的就业，是居民健康的基础。但在就业过程当中，人们会遭遇不同程度的就业歧视，会因健康因素而被排斥在就业大门之外，而且甚至因为所从事的职业，导致健康受损，出现工伤、职业病或职业多发病。在经济全球化的背景下，为了吸引投资者，许多国家竞相降低劳工标准，放松生产安全与健康管制，这就是所谓全球性的"探底竞赛"。近年来，已经成为"世界工厂"的中国，在职业安全与健康方面面临更加严峻的挑战。在 20 世纪 70 年代以前，同中国一样，美国也经历了一个生产事故快速上升时期。1970 年美国国会通过了《职业安全与健康法案》，随后根据该法案成立了联邦职业安全与健康管理署，专门负责制定和实施职业安全与健康标准。通过采取制定强制性标准、现场督察、提供教育与培训、建立伙伴关系、鼓励自愿改善职业安全与健康等一系列措施，使美国因工死亡率下降了 62%，因工致伤和致病率下降了 42%。在就业过程中，存在健康就业歧视，即在法律规定的条件之外，基于个人的健康状况，且与执行工作所需要的身体状况和条件无关，而做出的任何区别、排斥或优惠，而导致的剥夺或损害在就业和职业上的机会或待遇上的平等。目前，健康就业歧视不仅仅是针对残疾人，更为严重的是针对病毒感染者的健康歧视现象。如对于艾滋病病毒感染者、乙肝病毒感染者的健康歧视问题，在世界范围内越来越受到重视。随着基因技术的发展，携带某种可能致病的非正常基因的人，在就业中可能受到歧视的问题已经引起关注。美国、英国、澳大利亚等已经把艾滋病、肝炎和肺结核等疾病列入残疾范围，将这些疾病的患者纳入公平就业或反歧视法案之内。

(卢祖洵)

chéngshìhuà yǔ jiànkāng

城市化与健康 (urbanization and health)

城市化指城市数量增加或城市规模扩大的过程，是现代大工业化的必然产物，其结果表现为城市人口在社会总人口中的比例逐渐上升。据世界卫生组织报告，目前，一半以上的世界人口居住在城市。到2030年，每10个人中将有6个人居住在城市。对人类健康而言，一方面，城市化使得城市人群的预期寿命延长，婴儿死亡率、孕产妇死亡率等降低；但另一方面，伴随城市化而来的水危机、环境污染、暴力与伤害、生活方式改变等，都在无时无刻地对城市人群的身心健康产生危害。

城市化对健康的积极影响

城市化可以给人们带来更高的收入，而收入提高有助于改善人们的健康状况，2007年中国城乡收入差距之比为3.33：1，如果把农民用于生产的费用和城镇居民享受的福利也考虑进来并将其货币化，城乡居民的实际收入差距为6：1。中国的卫生保健资源约70%集中在城市，一些高精尖医疗设备的数量已经达到或超过发达国家的水平，城市居民可以更快捷地获得医疗救助和医疗服务。城市化给生活在城市的人群带来诸多的健康收益，还体现在城市居民的生活质量、期望寿命、孕产妇死亡率和婴儿死亡率等指标上，城市明显好于农村。

城市化对健康的危害

目前，城市人口不断膨胀，交通拥挤；自然景观破坏严重，钢筋水泥构成的高楼林立，绿地紧缺；环境污染日趋严重，现代化的生活方式，方便食品，以车代步，家庭居室不良的装潢等，都给城市人群健康带来了负效应。

环境负效应 随着工业化和城市化的发展，人类在生产和生活过程中一方面促进社会经济的发展，另一方面又对环境产生负面影响，造成严重的污染。在"热岛效应"的影响下，城市上空的云雾增加，会使有害气体、烟尘在市区上空累积，形成严重的大气污染。全球环境监测系统的数据表明，全世界有16亿人可能生活在高二氧化硫和（或）悬浮颗粒物造成的污染空气中，数以亿计的人生活在空气污染严重的城市中，每年有几十万人过早死亡，更多的人患有急慢性疾病，甚至癌症。除了空气污染外，还有生活、工业、交通造成的噪音污染，会引起失眠、耳鸣、多梦、记忆力衰退等，引起心律改变和血压增高，诱发心脏病，对胎儿也会产生有害影响。未经处理的生活和工业污水造成的水质污染以及土壤污染，会对人体的血液循环系统、神经系统、生殖系统、内分泌系统等产生毒害作用。

生活方式现代化问题 城市化的发展，经济水平的提高，使人们的饮食结构发生了较大变化，食物中脂肪含量明显增加，同时城市生活的快节奏，使很多居民依赖快餐食品、方便食品和速冻食品，这些食品营养成分比较单一，特别是维生素含量极低，给城市人群健康带来了很大影响。研究显示，肉、蛋、脂肪消费量较高的城市，癌症、心脑血管病和糖尿病等死亡率明显偏高。另外，城市居民出门往往以车代步，缺少锻炼，居室过多装饰，装饰材料中的放射性物质和有害气体等，都影响了城市人群的健康。

心理精神负荷超重 经济的发展，社会竞争的加剧，人口及家庭结构的变化，还有城市高楼林立，居民不容易亲近自然，心理压力难以释放，这些都会使人整日处于高度精神紧张状态，长此以往就会产生乏力、胸闷、头晕、失眠、多梦、记忆力减退、易激动等"紧张病"。由于人们受到的各种心理应激急剧增加，带来新的心理和行为问题，使精神疾病的患病率有逐年上升的趋势。精神障碍已成为全球性重大公共卫生问题和较为突出的社会问题。按照衡量健康状况的伤残调整生命年指标评价各类疾病总体负担，精神障碍占中国各种疾病总负担的18%，超过了心脑血管疾病、呼吸系统疾病及恶性肿瘤，排名第一。

提高城市化健康收益的途径

城市化是社会生产力发展的客观要求和必然结果。城市化不仅需要注重经济的发展，更需要追求人与自然、人与人、人与社会的和谐。只有通过政府、社会和市民的共同努力，才能够有效地解决城市发展过程中面临的健康问题，提高公众的健康素质。主要途径包括：①提升城市规划工作的生态理念，建立健康安全的宜居城市。②改善城市居住条件，加强卫生基础设施建设。③加强城市人口的健康教育，促进健康的生活方式。④建立有效的环境监督管理机制，抑制环境有害因素。⑤建设具有包容性的城市，增强城市抵御突发事件和灾难的能力。

（卢祖洵　刘军安）

jiànkāng chéngshì

健康城市（healthy city）　从城市规划、建设到管理各个方面都以人的健康为中心，保障广大市民健康生活和工作，成为人类社会发展所必需的健康人群、健康环境和健康社会有机结合的发展整体。这一概念形成于 20 世纪 80 年代，是在"新公共卫生运动"、《渥太华宪章》和"人人享有卫生保健"战略思想的基础上产生的，也是世界卫生组织为面对 21 世纪城市化给人类带来的挑战而倡导的新的行动战略。世界卫生组织认为"健康城市是一个能够促使创造和改善其自然和社会环境、扩大社会资源，使人们能够相互支持，履行生命中所有功能，实现可能达到的最理想的健康状态的城市。"世界卫生组织鼓励每个城市按照各自城市的特点来进行健康城市的创建工作，但是，健康城市必须有自己的核心内容，即"以健康为中心，通过政治承诺和健康的公共政策，促进跨部门行动和社区参与，并不断地创新，达到健康社会、健康的环境和健康人群的目的"。

1996 年，世界卫生组织提出了健康城市的具体目标和内容，该标准共有十条，对世界各地制定各自的健康城市建设目标具有指导和借鉴意义。健康城市标准具体如下：①为市民提供清洁安全的环境。②为市民提供可靠和持久的食物、饮水和能源供应，并且具有有效的清除垃圾系统。③通过富有活力和创造性的各种经济手段，保证市民在营养、饮水、住房、收入、安全和工作方面达到基本要求。④拥有强有力的相互帮助的市民群体，其中各种不同的组织能够为改善城市的健康而协调工作。⑤使市民能一起参与制定涉及他们日常生活，特别是健康和福利的各种政策。⑥提供各种娱乐和休闲活动场所，以方便市民的沟通和联系。⑦保护文化遗产并尊重所有市民的各种文化和生活特征。⑧把保护健康视为公共政策，赋予市民选择利于健康行为的权利。⑨努力不懈地争取改善健康服务质量，并且能够使更多的市民享受健康服务。⑩能使人们更健康长久地生活和少患疾病。

自从世界卫生组织在 1986 年发起"健康城市项目"以来，健康城市运动如火如荼地在世界各地蓬勃开展，并掀起了建设热潮。全球大约有 4 000 个城市通过各种途径加入了国际健康城市协作网络，为改善当地人群健康水平发挥着积极作用。

（卢祖洵　刘军安）

quánqiúhuà yǔ jiànkāng

全球化与健康（globalization and health）　全球化指人类活动超越民族国家界限，在世界范围内展现出的物质、能量、信息等全方位的联系、沟通、交流、互动的客观历史趋势。尤其是 20 世纪 90 年代以来，在经济全球化的引领下，人类社会政治、军事、外交、环保、安全等领域正在向全球化发展，世界变成了真正意义上的"地球村"。经济全球化推动了人员、资本、货物、劳务、技术等经济要素的全球放松管制和全球自由流动，成为全球经济增长和财富增加的基本动力和重要途径。与此同时，经济全球化对人类健康的影响日益显著，伴随经济全球化而来的，还有疾病的全球化以及公共健康的全球化，如传染病、疯牛肉、禽流感、艾滋病、传染性非典型肺炎、食品安全、专利药品、烟草贸易等健康相关领域全球化议题。为了应对全球化带来的公共健康问题，世界贸易组织、世界卫生组织、联合国粮食及农业组织等国际组织对传染病控制、烟草控制、食品安全、粮食安全、药品与疫苗的获得、跨国医疗服务、转基因产品等问题给予高度重视，为公共健康全球化问题的解决提出制度框架和政策依据。

传染病控制　在经济全球化时代，人员和货物的国际流动大为增强，疾病更容易跨国传播，这给疾病传播的国际控制提出了新的挑战。艾滋病、传染性非典型肺炎（非典）、肺结核、疟疾等新旧传染病在 21 世纪仍然危害和威胁着人类的健康和生命，对这些传染病的早期预警、旅游警告以及相关贸易控制迫切需要加强，甚至可能需要限制或禁止货物和人员的国际流动和运输。世界贸易组织规则允许各国采取必要的、合理的、透明的、非歧视的贸易限制措施来控制传染病。

烟草控制　烟草贸易已经成为对人类健康的重要威胁。烟草跨国公司借助世界贸易组织的关税减让等贸易自由化措施，在亚洲、东欧、拉美等地大肆扩展市场，使问题更加严重。世界贸易组织允许各国通过必要的、合理的、透明的和非歧视的关税、国内税等措施来提高烟草价格以控制烟草消费。2003 年世界卫生大会通过《烟草控制框架公约》，鼓励缔约国采取各种减少烟草需求和供应的措施来保护人类健康。

食品安全　食品微生物污染、抗生素污染、食品添加剂以及农药的残留、转基因产品的安全性问题等，都是国际社会特别关注的食品安全问题。这些问题，对处于全球化时代的人群公共健康更加密切相关。特别是发展中国家，由于食品缺乏，安全意识淡薄，而且安全监管能力不足，食品安全问题更为严重。

粮食安全　在世界上，饥饿和营养不良问题仍然严重存在。粮食安全主要发生在发展中国家，特别是基本食品依赖进口的国家。世界贸易组织的农产品协议要求给农业以必要的补贴来支持农业和粮食生产，又要求取消被禁止的农业补贴以促进农产品的自由贸易和扩大粮食的低价进口，这可能会降低发展中国家粮食生产的自给能力，导致粮食危机而出现饥饿和饥荒。

药品与疫苗的获得　与贸易有关的知识产权协议给予药品专利的国际保护，为发达国家的制药公司提供了合法的垄断利益，但专利保护引起了药品的过高价格而严重损害了发展中国家获取急需的廉价药品的权利。这一问题使世界贸易组织面临挑战，也导致了与贸易有关的知识产权协议的合法性危机。

跨国医疗服务　根据服务贸易总协定的规定，各国要逐步开放医疗服务贸易市场，促进医疗服务贸易的自由化，扩大医疗服务领域的跨境交付、境外消费、商业存在和自然人流动等跨国贸易，提高医疗服务的质量和水平。但医疗保健服务的国际贸易仍存在问题和风险，如刺激专业人才向经济发达地区流动，会进一步忽视偏远地区和弱势群体的健康需要等。

转基因产品　世界各国已经开始了对生物资源、转基因产品专利和转基因产品贸易的争夺。2000 年联合国《卡塔赫纳生物安全议定书》对转基因活体贸易做出规定，主要内容包括：谨慎原则；风险评估和管理；清晰、醒目的产品标识；进口国的提前知情和同意。但转基因产品安全问题仍是全球化时代公共健康领域最具争议的问题。

贸易与健康　随着全球化和贸易自由化时代的来临，许多国家都在积极地参与到多边和双边的自由贸易中，以促进社会经济的发展。然而，贸易发展在给世界各国带来经济繁荣的同时，也带来了环境污染、收入差距、贫困等问题，特别是对人类健康和公共卫生安全更是关系密切。

贸易的发展对人类的健康水平的提升具有非常积极的意义。①通过国际贸易，国家可以利用专业化分工发挥本国的比较优势，获得国际贸易的各种利益，促进本国经济增长，增进国民福利。②国际贸易能够扩大与健康相关的产品（如药品、疫苗、医疗器械）、技术和服务的交换。通过国际贸易，人们可以选择更有效的药品来预防和治疗疾病，这对于缺乏药品生产能力的国家来说特别重要。③国际贸易加快了用于改善健康的技术开发和利用。在国际贸易带来的巨额利润的刺激下，药品公司会加大投入开发新型药品，医院也会致力于研究新型技术和方法。④国际贸易还带来了医疗服务人员、医疗信息的流动。通过开展医疗服务贸易，人们可以享受更充足、更高效快捷的医疗服务。

国际贸易对人类健康也有消极影响。①国际贸易加快了传染病传播。国际贸易带来了人流、物流的激增，使传染病全球流行和暴发的风险大大增加。在已暴发的传染病中，不仅有传染性非典型肺炎、禽流感等新的传染病，而且一些诸如疟疾、肺结核等旧式传染病也出现反弹。②增加食品安全隐患。随着各国贸易量的急速增长，食品贸易表现得异常活跃，由于各国检验检疫标准的不同，食品安全的隐患也不断增多。如食品中化学物质和添加剂的使用、疯牛病和口蹄疫等导致食品污染问题、转基因产品的安全问题等。③促进了有害健康产品的流通。烟草、酒类产品的过多消费危害人类健康，但世贸组织并没有对这些产品的贸易作出特殊规定，各国关税和非关税壁垒的降低促进了该类产品的贸易。目前大量烟草产品出口到发展中国家，给这些国家人民的健康带来了严重危害。

（卢祖洵　刘军安）

wèishēngshìyè yǔ jiànkāng

卫生事业与健康（health care industry and health）　卫生事业是国家和社会在防治疾病，保护和增进人民健康方面建立组织和采取措施的综合，是社会事业的重要组成部分，是国民健康的基础和保障。卫生事业发展包括卫生服务实现、可持续的投资机制和科学的医疗保健制度等。发展卫生事业是政府、社会和个人的共同责任，直接关系到国民健康权利的实现程度和社会经济的发展程度。

卫生服务与健康 卫生服务是卫生事业的核心,是人类促进健康和治疗疾病的关键手段,主要包括医疗服务、预防保健服务和康复服务等内容。卫生服务的功能,既体现医学目的实现,这是卫生服务的本质要求,同时,卫生服务的功能还包括社会功能,因此,卫生服务的终极价值就是帮助人类社会全面发展。卫生服务对社会发展起着极其重要的作用。①卫生服务能防治疾病,维护和提高人群健康,提升劳动力水平,促进社会经济发展。②消除疾病对社会带来的焦虑和恐慌,有利于社会的稳定。③卫生服务的发展是精神文明建设的体现,通过卫生服务,人们体验到社会支持的存在,有利于社会凝聚力的增强。④卫生服务对人口生产的调节和劳动力再生产有着积极的影响。通过卫生服务,人类的健康权利能得到更加有力的保障。

卫生资源与健康 卫生资源的投入及其分布对人群健康影响极大。从世界范围看,国家间卫生资源分配极不平衡。发达国家的优质卫生资源拥有量远远高于发展中国家和欠发达国家,甚至一些卫生资源,如卫生人才培养上,处于过剩的状态;从卫生资源城乡分布来看,城市拥有的卫生资源远远多于农村。据世界卫生组织资料显示,发展中国家城市人口只占总人口的1/4,却有3/4的医生在城市工作;从卫生资源的结构来看,卫生资源主要配置在医疗服务,而在具有良好成本效益的预防保健领域,卫生资源供给却严重不足,导致医疗服务挤压公共卫生服务发展空间,诱发医疗危机的出现;从服务资源的配置层级来看,卫生资源主

要向大医院和高等级医疗机构集中,而基层卫生服务机构的优质卫生资源占有情况却令人堪忧,这在一定程度上降低了卫生服务的整体质量和卫生服务的可及性。卫生资源合理配置直接关系到卫生资源的功能和效率实现。优化卫生资源配置单靠市场机制远远不够,还需要政府采取强有力的行政和规划手段进行干预,使卫生资源配置更加均等化和合理化。卫生资源更应该向农村、社区和预防保健领域倾斜。世界卫生组织提出的"21世纪人人享有卫生保健"和普及初级卫生保健的理念和行动计划,其目的就是合理使用卫生资源,科学组织卫生服务,提高其社会经济效益。

健康投资与健康 健康投资指为了防治疾病,恢复和发展人们最基本最普遍的社会适应能力、劳动能力而消耗的卫生资源,即为了恢复和发展人群健康而消耗的经济投资。以往人们都认为健康投资是一种消费行为,实际上这是一个片面的观点,恩格斯(Engels)指出:"生产本身有两种,①生活资料如食物、衣服、住房及为此所必需的工具的生产。②人类自身的生产,即种族的繁衍。"两种生产相互成为社会存在和发展的条件。健康投资通过保护和促进人们的健康,也就是保护和增进社会劳动力,提高人口质量,为物质资料的生产服务。因此,健康投资也是一种重要的生产性投资。其经济效益具体可表现在两个方面:①劳动力再生产费用的节省。②劳动力增加劳动时间而带来社会财富的增长。由于健康投资的增加,中国人均期望寿命延长,平均每位劳动者一生的工作时间从新中国成立前的20年增加到现在的40年,即

劳动力资源等于增加了一倍,也相当于节省了一倍的培养费用,这就是健康投资巨大的经济效益。另外,从卫生角度来评价健康投资的效益,一般可以分为两个层次:①为了使人民健康达到一定水平,消耗的社会劳动,即投入的费用是多少。②人民由于具有了一定的健康水平,给社会增加的财富是多少,即带来多少收益。因此,综合社会效益和经济效益,主要从卫生费用、卫生服务利用程度、健康状况、经济收益四个方面来评价健康投资的效益。

医疗保健制度与健康 医疗保健制度指一个国家或地区为解决居民的防病、治病问题而筹集、分配和使用医疗保险基金所采取的综合性政策和措施。它是卫生工作方针或宗旨的体现,关系到人群是否能够得到足够的医疗保健服务,因此,医疗保健制度是决定"人人享有卫生保健"的关键。国际上一般把医疗保健制度分为三种类型:自费医疗、公费医疗、集资医疗。实行何种医疗保健制度是由社会制度、经济水平、医疗保健组织和医疗卫生服务状况等多种因素决定的,一个国家往往是多种医疗保健制度并存,且多以某一种为主体。

(卢祖洵 刘军安)

kējì yǔ jiànkāng

科技与健康 (science & technology and health) 科技是人类掌握、认识和应用客观自然规律的知识体系和实际能力。科学技术推动了社会发展,包括经济、文化、教育、卫生等各个方面。在医学领域里,科学技术的发展特别是高新科学技术的应用,使得医学得到迅猛发展,为人类处理疾病和促进健康提供新的手段,但也要看到科学技术是一把双刃

剑,它在促进人类健康发展的同时,也存在着许多负面影响。

科技对健康的正面影响 在诊疗方面,高科技医疗仪器设备的出现为诊疗疾病提供了有效手段,如各种放射、造影、磁共振为诊断提供了清晰可靠的影像资料,提高了对疑难疾病的诊疗水平。正在兴起和发展的生命科学技术(如基因工程、生殖工程)和纳米技术等在医学中的应用,必将对疾病的早发现、早诊断、早治疗、缩短疗程、提高生命质量起到不可估量的作用。把现代信息技术引入到医疗卫生领域,建立医疗卫生信息高速公路,使医疗卫生服务变得更为快捷和有效,极大地提升了卫生服务的效率。美国等发达国家把医疗保健的现代化作为信息高速公路领域的重要组成部分。通过互联网,医生可以了解最新的医药发展动态;患者可以了解有关的疾病信息,购买非处方药;基层医院可以通过互联网邀请上级医院的专家对患者进行会诊;医疗机构之间实时的数据图像交互和信息共享;借助可穿戴医疗设备,患者在家就能得到实时健康检测和预警。

科技对健康的负面影响 高科技在诊疗中的应用,一定程度上阻隔了医患间的直接交流,物化了医患之间的关系。现在患者去医院看病首先面临的是一系列的检查,医生也是根据检查的结果诊断患者的病情,医患之间的交流时间减少,导致出现高技术、低感情的现象。高技术的应用提高了收费标准,也提升了患者对疾病治愈的期望值。然而,在整个医学发展中,对于许多复杂性疾病(如肿瘤),治疗的方法尽管有了很大进步,但仍滞后于诊断

技术的发展。因此,对于大多数慢性复杂疾病,诊断中新技术的应用带来了高收费,但最终并不能有效解决疾病治愈的问题。医务人员为了追求经济效益,不顾病情的需要,过多地使用CT、磁共振等检查手段、滥用贵重药品,增加了患者的负担。如果医疗机构一味地追求"高、新、尖",不从客观实际出发盲目引进高科技仪器,那么会造成卫生资源的极大浪费。此外,人们在利用科学技术的过程中,对自然方面的干预使得生活环境失调,造成新的有害因素,例如:农药的利用,提高了农作物的产量,同时又由于分解缓慢,对人类有慢性毒害作用;核能源的利用在解决能源危机的同时,核污染又成为威胁人类健康的祸根。

(卢祖洵 刘军安)

shèhuìwénhuàyīnsù yǔ jiànkāng
社会文化因素与健康(socio cultural factors and health)

文化是一种人类社会现象,涉及物质、制度、观念等诸方面。广义的文化,指人类在其生产和生活活动中所创造的一切社会物质财富和精神财富的总和。人类生产活动的一切产物,例如:新的发明、产品等都属于物质文化;而语言、文字、观念、理论及艺术等是人类智慧的产品,称为精神文化。按照这一定义,文化是一个大范畴,它与文明相通。狭义的文化,特指精神文化,指人类一切精神财富的总和,包括思想意识、宗教信仰、文学艺术、道德规范、法律、习俗、教育、科学技术和知识等。每个人都生活在一定的文化环境中,其思想和行为必定会受到社会文化的影响和制约。世界卫生组织指出:"一旦人们的生活水平达到或超过基本的需求,

有条件决定生活资料的使用方式,文化因素对健康的作用就越来越重要了。"文化影响人们对健康的认识,文化营造人们健康生活与工作的环境,文化决定人们健康行为的选择。

文化的类型 分为智能(物质)文化、规范(制度)文化和思想(精神)文化。智能文化主要包括科学技术、生产生活知识等;规范文化包括社会制度、教育、法律、风俗习惯、伦理道德等;思想文化包括文学艺术、宗教信仰、思想意识等。此外,文化还存在一些特殊形态,如亚文化、反文化和跨文化等,为分析社会现象和健康问题提供新的视角。

文化的特征 包括:①历史性。人类文化的产生和发展是世代努力的结果,人类发展及智慧的结晶。②规范性。文化是人类生活楷模和特征的体现。人群总是生活在一定文化模式之中,受一定文化的制约。尽管文化在地区间、民族间、国家间存在着差别,但生活其间的个体或群体都必须面对现存文化环境。③渗透性。主要表现为不同文化之间的影响及传递,文化渗透主要是通过人与人之间的学习、交往实现的,其中传播媒介影响着文化传播、渗透的速度及广度。④变迁性。文化不是静止不变的,它是继承和发展并存。人类总是在生活过程中,以旧文化为基础,不断创造新文化,从而推动社会的进步和发展。⑤共通性。一个国家或民族长期在同一地区共同生活,处在相同的自然环境和生产力发展水平之下,人们的体质、性格、习惯、思想等趋于一致,从而形成共同的民族素质,产生共同的民族文化。⑥多元性。不

同国家和地区存在着较大的文化差异,即使在同一地区、社会人群中也会存在不同的亚文化现象,并表现出在社会价值标准、社会规范等方面的差异。认识文化的这些特征有利于从不同视角和层面来了解文化对健康的影响。

文化影响健康的途径 研究发现,不同类型的文化是通过不同的途径来影响人群健康的(图)。智能文化主要通过影响人类的生活环境和劳动条件作用于人群健康,规范文化主要通过支配人类的行为生活方式来影响人群健康,而思想文化主要通过影响人们的心理过程和精神生活作用于人群健康。

文化影响健康的特点 文化因素作为社会因素的一部分,其对健康作用与其他社会因素有共性,即具有广泛性、持久性、交互作用等特点。但文化因素对健康的影响和作用又有其自身的特性:①无形性。文化所包含的价值观念、理想信念、行为准则、思维习惯、生活习惯等是以群体心理定势及氛围存在的,对人们的行为产生潜移默化的影响。这种影响和作用往往无法度量或计算,具有无形性,却每时每刻都在发挥作用。文化对健康的促进体现在引导人们形成健康的行为生活方式,改善健康状况,提高生命质量。②本源性。任何健康问题都有其文化根源,文化因素中的价值取向和健康取向在影响人们的健康观、行为生活方式的过程中,对健康产生巨大的本源性影响。③软约束性。文化利用人们约定俗成的价值观念、行为规范统一人们的行为,用一种强大的、无形的群体意识教化人们。文化对健康的软约束表现在文化不是通过硬性的、强制性的条文

或规定实现对健康的影响,而是促使人们形成思维定势,自发地通过行动加以实现的过程。④稳定性。又称文化保守性,每种文化在发展过程中的惯性作用。文化积淀越深,稳定性越强。文化对人们健康观念的影响在一代又一代人的认同基础上逐渐沉淀,并通过这种深层次的感知认同一代又一代地向下传递,一旦产生影响,就相对稳定下来,不容易改变。⑤民族性。在评估文化因素对健康的影响过程中,必须要充分考虑到文化的地区、民族差异。当个体从一个环境到了另一个环境时,由于沟通障碍、日常活动改变、风俗习惯以及态度、信仰的差异引起的文化休克,会引起生理心理方面的变化,对健康产生不良影响。

(卢祖洵 刘军安)

jiàoyù yǔ jiànkāng
教育与健康(education and health) 教育指能增进人们的知识和技能、影响人们的思想品德的活动,它不仅包括学校教育,而且包括社会、家庭、自我教育。教育具有两种职能:①按社会需要传授知识,即对人的智能规范。②传播社会准则,即对人的行为

规范。成功的教育是使人能承诺一定的社会角色并有能力执行角色功能。失败的教育将导致人的角色承诺障碍及角色功能障碍,即人的社会功能不全。

教育对健康的影响 许多研究证明,教育水平与健康水平呈现一定的正相关趋势。将不同受教育水平的国家和地区进行比较,发现其平均期望寿命有显著差异(表),随着有文化人口所占比例的提高,平均期望寿命延长。中国同类研究也证实,不同文化程度的人群其死亡率和平均期望寿命也不同,随着文化程度的增高,其死亡率下降,平均期望寿命提高。此外,受教育水平不但与自身健康有密切关系,而且对下一代健康也有明显影响。美国的一项研究显示,母亲受教育程度与低出生体重儿呈明显的负相关,受过 16 年教育以上的母亲,其生育的低出生体重儿的比例为 4% ~ 9%,而受教育不到 9 年的则为 9.9%。

教育影响健康的途径 从一定程度上讲,受教育程度不同,人的生活方式、健康观、价值观也存在着差异。教育因素对健康作用的机制十分复杂,一般认为,

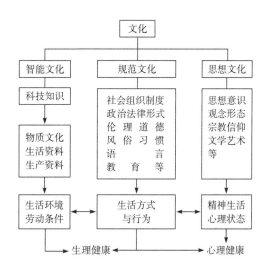

图　不同文化类型对人群健康的作用途径

表　部分国家和地区有文化的中年人比例与平均期望寿命的关系

国家或地区	有文化的中年人比例（％）	平均期望寿命（岁）	
		男	女
埃塞俄比亚	7	36.5	39.6
也门	10	43.7	45.9
伊拉克	26	51.2	54.3
突尼斯	55	52.5	55.7
巴西	64	58.5	64.4
委内瑞拉	82	63.5	69.7
香港	90	67.0	73.2
日本	99	70.6	76.2
瑞典	99	72.1	77.0

资料来源：耿庆茹主编. 社会医学 陕西科学技术出版社，1995

教育是通过促进人的社会化、影响生活方式选择以及合理利用卫生服务来影响人们的健康。

促进人的社会化　社会化指人从一个自然人转化为一个能够适应一定的社会环境，参与一定的社会生活，履行一定的角色职能的社会人的过程。社会化的内容非常广泛，凡是社会生活所必需的知识、技能、行为方式、生活习惯，乃至社会的各种思想、观念等都包括在内。人的出生，只表明一个生物个体的出现，只有经历从"生物人"到"社会人"的过程，才能从身体上、心理上、社会上达到健康生活的基础。实际上，人不经过社会化是无法生活的，而教育就是人类社会化的主要手段。社会发展越快，社会化程度越深，教育对人的生存的影响就愈加明显。由于社会在不断地进步，生产技术、行为规范、生活方式乃至社会生活的各个方面都在不断发生变化，新的形势、新的要求、新的问题总是不断出现，这就要求已经完成了初始社会化的成年人必须通过不断的教育来培养和造就新的生产、工作、生活技能，以适应社会生活的需要。

促进形成健康生活方式　在经济收入一定的条件下，文化程度或受教育水平不同的人，生活资料的支配方式也不同，从而产生不同的健康效果。人们对生活资料的支配，取决于对生活的认识，包括怎样生活的价值取向和如何实现好的生活的知识范畴。教育正是通过传播这两方面的知识，对人的物质消费进行文化导向。由于教育或社会化的程度不同，消费类型和闲暇时间安排也不相同。理智型的人偏重于生活、工作条件的改善及精神生活的丰富，把闲暇时间作为增长知识的机会和工作的延续，健康合理地支配使用生产资料；享乐型的人追求物质享受，把金钱过多地花费在无益于健康方面，把闲暇时间作为寻欢作乐的机会；堕落型的人则把金钱花费在有损健康方面，如酗酒、赌博、吸毒等，把闲暇时间作为醉死梦生的天地。总的来说，受教育程度高的人更倾向于选择健康的生活方式。

促进健康意识提高和对卫生服务的合理利用　教育影响人们对卫生服务的利用，受教育程度高的人更能了解预防保健的重要性，并具有较高的自我保健能力

和正确的求医行为，对健康服务能够更合理的利用。受教育的妇女容易放弃传统的观念，接受科学的孕产妇及儿童保健知识，重视计划免疫，其婴儿和儿童的死亡率低。文化程度过低者，防病治病的知识、意识和能力均较差，易出现健康问题，而且不能有效解决，另外，还缺乏对生活和工作中的健康危险因素的辨别能力，在劳动中缺乏保护意识和措施，容易出现意外伤害和中毒事故。

（卢祖洵　刘军安）

fēngsú xíguàn yǔ jiànkāng

风俗习惯与健康（customs & habit and health）

风俗习惯是人们在长期的共同生活中的约定俗成并代代延续后而形成的风尚和习俗。风俗习惯属于规范文化范畴，约束着人们的行为，影响着人们的衣、食、住、行、娱乐、卫生等各个方面，与人群健康联系最为密切。良好的风俗习惯有益于人群健康，有利于形成促进健康的环境。例如，中国的茶文化和茶道，饮茶可以起到养生保健作用，而且饮茶讲究茶趣，以茶助乐，寓茶于乐，促进身心健康，促进社会和谐；为了迎接春节，家家户户都要清扫卫生，这对改善居住环境卫生和家庭卫生有很大帮助。不良的风俗习惯会导致不良的行为和卫生习惯，直接危害人群的健康。例如，新几内亚东部高原曾盛行一种食人尸的习俗，家庭主妇会取出死者大脑，与家人共食，从而导致一种以小脑病变为特征的中枢神经系统疾病——库鲁病（kuru disease）的流行。缅甸巴洞地区女子以长颈为美，为了延长颈部，她们在颈部戴上铜环，有时颈环总高度达 1 英尺，重 30 磅，结果造成颈部肌肉萎缩，声带变形，颈骨和

胸骨下压，影响呼吸功能。在非洲许多地区，流行女童割礼（割除阴蒂、阴蒂包皮以及阴唇）习俗，女童不仅要承受巨大的疼痛和出血，割礼后继发破伤风、闭尿症、阴道溃烂的比例也很高，成婚后还会增加分娩并发症和新生儿的死亡风险。因此，革除不健康的风俗习惯将有利于人群的健康。

（卢祖洵 刘军安）

宗教与健康 （religion and health）

zōngjiào yǔ jiànkāng

宗教是支配人们日常生活的自然力量和社会力量在人们头脑中虚幻的反映，是以神的崇拜和神的旨意为核心的信仰和行为准则的总和。佛教、伊斯兰教、基督教是现代社会的三大世界性宗教，许多还有自己的民族宗教，如日本的神道教、印度的印度教等。宗教的传播与发展某种程度上促进了医学的发展。早期医学思想有许多是来源于宗教思想或本身就是宗教思想的一部分。自东汉以来，中国佛学界翻译和编著的佛教著作中专论医理或涉及医理的经书有 400 多部。在中世纪，欧洲医学和宗教合为一体，由教会举办医院。宗教对健康影响比较复杂。宗教作为心灵抚慰剂，对健康影响有积极的一面，当人们在生活中遇到难题或不幸时，宗教能给人以精神寄托，使人们的精神压力得以缓解。不少西方学者把这种心理的调节功能称为信仰治疗，对健康有利。美国学者研究发现，信教的癌症患者能够比较从容的接受现实，从而减轻癌症带来的精神压力。但其消极影响是，有些患者由于信任神的旨意胜过相信医生的医嘱，而影响治疗。宗教通过教规、禁令对教徒的行为进行规范和引导，

具有一定的强制性，教徒对教规的执行也具有高度的自觉性。许多教规对人们的健康是有益的，如佛教的戒杀、戒淫、戒酒的戒条，利于修身养性；再如犹太教在对男婴洗礼时，要举行割礼仪式，使犹太人阴茎癌的发生率极低。但有的宗教仪式会对健康带来损害，甚至会带来灾难性的影响。如恒河是印度教徒心目中的"圣河"，生前饮其水、死后用其水洗身能去除一切罪孽。因此，教徒常常千里迢迢聚集于恒河饮水，把死人送到恒河洗浴。世界上六次古典霍乱大流行均起源于印度，至今印度仍然是威胁世界的霍乱疫源地。此外，某些邪教经常批着宗教的外衣，利用教徒信众的虔诚，做伤害信徒身心健康和破坏社会安定的祸事。

（卢祖洵 刘军安）

心理因素 （psychological factors）

xīnlǐ yīnsù

人的运动、变化着的心理过程，包括感觉、知觉和情绪等。人是生物、社会和心理的统一体，健康和疾病现象与心理因素息息相关。人的心身始终在相互关联和互动。精神上出现问题的时候，身体就会生病；而身体有病时，精神上也会痛苦。遭受精神创伤可以使机体内免疫物质下降，导致感染性疾病乃至癌症的发生。良好的心理状态既是健康的构成要素，也是躯体健康的必要条件。

人格 稳定地表现于个体的心理特质，由遗传和环境共同决定，社会化过程的作用举足轻重。人格特征与健康密切相关。性情内向拘谨的人处世谨小慎微，保持有较好的卫生习惯，传染病的发病机会较少；而性情外向爽朗的人，处世大方，善于与人交往，抑郁症的发病机会少。有研究认

为，肥胖也有其人格特点，这种人依赖性强，对饥饿的忍受力差，对食品信息特别是外部食品信息敏感。

具有消极性人格的人往往呈现出较低的健康水平。"抑郁、愤怒、敌意与焦虑"的心理不适可能构成了这种"疾病倾向"的人格，易于患哮喘、关节炎、溃疡、头疼和心血管疾病等。那些具有刚性人格特征的人具有较好健康水平，刚性人格表现有三个特征：①是责任感，对面临的问题能够正视和投入。②是控制感，对局势能够进行控制。③是挑战性，拥有解决问题的勇气。刚性人格的人能够成功地面对和处理压力事件，负性情感较少，表现为较好的生理和心理状况。A 型性格具有 3 个特点：敌意、匆忙和竞争。A 型性格的人急躁，缺乏耐性，常常在和时间赛跑，总是力图在很少的时间内做更多的事。他们雄心勃勃，具有强烈的竞争和挑战意识，处处要出人头地，往往是在超越自己的能力去获得更多，而且是多多益善，永无止境，对于挫折和失败难以接受。敌意性强，往往喜欢将他人假设为敌人，易于猜疑、愤恨和发怒。研究显示，具有 A 型性格的人容易患冠心病，特别是其中的敌意成分。敌意反映了与他人的对立情绪与行为方式，通常在孩提时代就已形成，起源于不安全感和对他人的负性情绪。孩子在不良环境中生长易于形成敌意，如，家庭成员之间的敌意现象，父母的干涉、惩罚和虐待，自我得不到承认等。研究表明，敌意的人对环境中的不良刺激会表现出更强烈更持久的心血管反应。在发现 A 型性格与冠心病的关系后，研究人员试图通过干预来改变它，

从而减少冠心病的发病。有研究通过认知、行为、生理的调节方式来改变患者的紧迫感和敌意性，经过9个月的努力使心肌梗死发生率下降了44%。C型性格是一种与肿瘤发生有关的性格。表现为过分的顺从、忍让和自我克制，情绪压抑，爱生闷气。具有这种性格或行为模式的人易患宫颈癌、胃癌、食管癌、结肠癌、肝癌和恶性黑色素瘤等。

认知 人们的认识活动或认识过程，包括信念、思维和想象等。人的一切生命活动受主体意识的支配，无论是健康还是疾病现象都离不开人们的认知。认知因素与健康的关系一直为国际学术界所重视。

价值观 个人的价值观不但直接决定人的生存状态，也会通过各种途径来影响健康。乐观积极向上的人生观和态度会呈现出良好的生活和健康状态。享乐的价值观导致享乐型的生活方式，往往会产生各种健康问题，很多现代"文明病"与此有关。

健康意识 对健康及有关问题的感悟和知觉。个人对健康的观念往往决定其健康状态。由于人们的经历、所具有的资源包括知识资源及所处环境的差异，人们对健康往往有不同的理解和认知。具有较好健康意识的人就会自觉地保护自己的健康、积极地采取预防疾病的措施。意识不是简单的理解和知道，而是知觉、感觉和感知等综合能力。意识在文化中是理解行为问题的主要概念。意识到问题的存在，意识到改变现状的必要，就为行为改变打下了良好的基础。

健康信念 对健康的基本看法和观点。众多的研究表明，健康信念能较好地预测健康状况。

个人控制信念 个体对自己所面对的问题或情境所持的控制信念。它可解释为什么有些人面对困境能够积极主动地应对，而另一些人则表现出消极的态度。个人控制信念包括控制感和控制源信念。控制感指对生活中的事件进行控制的信念，研究的重点是对于应对困难能力的感知。有较好个人控制感的人能积极有效地应对困难和挑战，会付出更多的努力来追求健康目标。如果患有严重的疾病，那些具有强烈控制感的人能够理性地对待，并且付诸于行动配合医生治疗；相反，那些个人控制感较弱的人表现得比较差，会感到无助，即使情况出现转机，也不会再做出努力。研究显示，个人控制感影响着妇女体重的控制。人们对自己的生活控制存在一个归因信念问题。有些人相信自己驾驭生活的能力，另一些人则将自己看得微乎其微，认为生活主要受外部力量所控制。内控者与外控者对事件处理的方式不同，前者比后者更主动。研究表明，在患有一些严重疾病的人中，内在健康控制源的人比外在健康控制源的人会做出更多的自我努力。控制信念的一个主要方面是自我效能感，它指人们对完成某个行为目标或应对某种困难情境能力的信念。自我效能可以通过很多途径与健康发生关系。自我效能与人们的行为目标选择有关。自我效能越高的个体所选择的健康目标就越高，从而可以达到较高的水平。自我效能高的人对环境中威胁的控制力有信心，能坦然地面对出现的健康问题、做出更多的努力并持之以恒；而自我效能低的人一遇到困难就会自我怀疑、降低要求、甚至半途而废。自我效能低的人不能成功

地处理生活中的各种压力，他们往往会借助于吸烟和酗酒等方式来缓解压力。有学者针对心血管疾病的危险因素，对社区10 000名居民进行了生活方式的干预研究，发现自我效能的高低与危险因素的处理方式相关。针对孕妇分娩进行了自我效能增强的干预，结果使产程缩短，并发症减少。

(杨廷忠)

xīnlǐ yālì
心理压力 (psychological stress)

人们生活中的各种刺激事件和内在要求在心理上所构成的困惑或威胁，表现为心身紧张或不适。

基本理论 随着认识的不断深化，压力概念得到不断更新和演变，压力理论囊括了认识心理问题最基本的方面。人群心理问题的干预和处理离不开压力理论的指导。

生物应激理论 早在17世纪末，罗伯特 (Robert) 发现了外力作用于弹性物体导致其变形的基本规律，提出了弹性物体的变化程度与外力大小呈比例的理论。18世纪，托马斯 (Thomas) 用公式精确地表达了力大小和变化程度的关系。在物理学上，压力和紧张都有明确的定义。但这些概念在生物学的应用中出现了一些问题，在相当长的时间内，被一些生物和心理学家们比喻性地使用。19世纪，随着生理学、心理学和医学的发展和完善，很多与压力有关的实验和临床问题显现出来。压力常被用来表述生物体对于某些情境自动的或激素反应，称为应激反应。生理学家克劳德 (Claude) 将压力定义为机体对外界刺激所做出的适应性反应，显然这与物理学的概念相一致。从这一理论出发，压力是机体力争回到平衡系统的企图，紧张是对

平衡系统的背离。

社会事件刺激理论　从物理学的视角来理解压力，提示压力存在于外部事件中。1963 年著名的生理学家坎农（Cannon）将压力定义为外部压力事件的刺激作用。按照这一理论，人际关系、工作和经济状况等生活变化都会形成压力，因为这些变化需要机体做出心理适应。这些事件主要是一些社会刺激事件，多为消极的，也有积极的。1967 年霍姆斯（Holmes）和拉赫（Rahe）提出应用生活事件（life event）来评估压力的思路和方法。

心理认知理论　20 世纪 80 年代中期，拉撒路（Lazarus）和福克曼（Folkman）认为压力不单指外部刺激事件，也不单指机体对其的反应，而是指二者之间的转化过程，在这一过程中人们对刺激事件的认知和解释颇为重要。如同样是面对失业，有些人将问题看得无比严重，而有的人则认为没有什么了不起的。显然，不同的认知心理，感受不同，所采取的应对行为就不一样。

现代压力理论　由压力源、压力反应和压力管理三方面要素构成。压力源（stressor）指内外刺激事件与情境，可以看作一些特殊的难题、问题和挑战，包括生理的、心理的和社会的诸方面。压力反应（stress reaction）指机体对刺激的反应，表现为生理、行为、情绪、认知等方面的症状。压力管理（stress management）指对压力源和压力反应的控制和改变。

不良后果　持久过大的压力会造成不良后果。首先是健康问题。适当的压力对于健康是必要的，人只有在适当的压力下保持一定张力才会使生命具有活力，

才能体会到生命存在的意义和人生的乐趣。而且，通过锻炼会使个体应对压力的能力和心理素质得到不断地提高。但是，如果长期地承受过大的压力则会导致不良的健康后果。在发达国家，65%～81% 的人承受着较大的压力，而 60%～80% 的医学问题与压力有关。研究表明，过度的压力可引起各种各样的疾病，如高血压、心血管疾病、偏头痛和紧张性头痛、癌症、关节炎、呼吸道疾病、溃疡、大肠炎和肌肉紧张性疾病等。过度的压力还可引起心理情绪疾患和行为问题，如心理障碍、吸烟、酗酒、自杀和反社会行为等。其次是工作问题。一定的压力对于提高工作绩效是必要的，压力过大则适得其反。而且，过度的压力导致旷工、消极怠工、缺乏责任心、差错和事故的可能性增加。压力问题每年给美国公司造成的损失达 3 050 亿美元，超过 500 家大公司税后利润的 5 倍。再次是管理和决策问题。过大的压力下的决策往往会出现失误。在压力的情境下，建设性的思维减少，扭曲性的思维增加；危险性抉择和非理性行为可能性增加；短期目标常受到青睐，长远目标被忽略；做出不成熟甚至错误决策的可能性增大。

压力评估　临床评估应当了解患者近来所经历的压力事件，其前因后果、性质、强度、持续时间，以及所采取的措施等。生理、情绪、认知和行为等方面的压力症状是评估压力的基本方面。评估还可借助于一些设备和实验室检查，如测定肌肉紧张度、检测体内肾上腺素和去甲肾上腺素浓度等。在压力研究中，往往使用一些压力测量问卷或量表。依据于不同的压力理论，研制出不

同的压力测量方法。源于社会事件刺激理论的压力测量是依据事件的性质和强度来进行，如生活事件压力问卷；源于应激理论的压力测量则依据机体对刺激事件所做出的心身应激的强度来进行，如压力知觉量表；压力认知中介理论则侧重于认知方面的测量；现代压力理论主张从压力源、压力反应和压力管理三方面来测量压力；也有针对应对方式以及对压力的态度等进行测量的问卷。各种测量问卷或量表都有各自的优势和缺陷。压力对人体健康具有两面性，压力评估需特别强调识别正常压力和过高压力。如果对于压力测量的结果不进行判别和分类，而是直接以测量的计量数据进行分析，会对结果的解释带来很大困难。

压力管理　对压力源和压力反应的控制和改变，涉及处理压力的各个方面。压力管理的目的在于"改变"，强调预防和干预。三级预防是国际上公认的处理压力的策略，指压力源的消除或减少、压力管理和压力不良后果的处理。具体包括对压力源的控制、认知重建、应对方式的改变、寻求社会支持、压力症状的缓解和相关疾病的治疗等。能对压力源进行减少或消除当然最好，但社会生活中的很多压力事件往往是难以避免的。就压力本身而言，关键不在于去除，而是如何控制，使其处于恰当的水平。目前国际上对压力管理的研究已十分活跃和深入，也涉及社会和卫生服务等领域。在发达国家，压力管理策略和技术是卫生服务的重要内容之一，是社会成员必须要掌握的基本技能。

压力管理策略　一是社会支持，二是精神信念。精神信念属

于认知策略，而社会支持则主要为行动策略。中国文化中的压力应对策略极其丰富，特别是思想策略可以说是博大精深。其中不乏积极的策略，但大多数为顺势、超脱、忍耐和避让等中庸或消极的处世态度。人们对各种策略的使用一般以积极的和中性的为主。有研究显示，消极策略和中性策略未显示出其对实际压力有缓解作用；行动策略中释放与转移、放松与分散对实际压力有缓解作用。因此，面对压力时首先应有积极的态度，良好的信念，立足于问题的解决。在这方面，儒家传统能发挥积极的作用，但如果所面对的问题无法解决或已成定局，采取"随缘"的认知策略来缓解压力是可行的，此时道家乃至佛教文化可以发挥一定的作用。社会支持对于压力的缓解作用已被众多研究所证实。中国文化有重视家庭，强调集体主义的倾向，社会支持的作用不可忽视。随着社会改革的深入，社会成员特别是社会的弱势群体面临的压力将越来越大，他们往往更易于受到伤害。社会支持应强调社会的温暖和组织的关怀，用家庭、亲友和非正式的社会支持作为补充。

压力管理方法 面对压力最根本的是使构成压力的问题得到解决。由于主客观条件使得所面临的问题解决不了，就要对压力进行管理，将压力构成的危害减少到最小。压力管理方法包括认知和行为技术两个方面：一是认知层面，积极的信念和心态对缓解压力有效，个体借助于某些理念，将问题"合理化"或"顺其自然"等；二是行为技术层面，个体采取一些行为方式来处理问题，以减少情绪的困扰，时间管理、放松训练、体育锻炼等都是有效的方法。

（杨廷忠）

shēnghuó shìjiàn
生活事件（life event）

人们在日常生活中遇到的导致心理失衡的事件。健康状态是人与环境相互作用的结果。人能够能动地适应一定程度和范畴的环境变化，机体需要动员心理资源去适应这种环境变化，这种过程对人会产生压力。1963 年著名的生理学家坎农（Cannon）将压力定义为外部压力事件的刺激作用。按照这一理论，人际关系、工作和经济状况等生活变化都会形成压力。这些事件可以是大事，如离婚、失业等；也可能是日常生活中的烦恼小事。大量研究证实，在一定时间内人们所经历的生活事件与健康密切相关。很多的癌症患者在患病前曾遭遇过严重不良生活事件，如亲人死亡、离婚、失业等。每个人所具有的应对资源和条件不同，因此，同一生活事件对不同个体造成的影响也不一样。显然，个体的应对方式不同，包括认知和行为，其生活事件造成的后果也就不同。正性的态度、积极和科学的应对方式有助于减少生活事件对健康的损害。当一个人遭遇重大生活事件时，如果获得强有力的社会支持，就容易度过危机期，重新建立生活平衡。反之，会诱发心身疾病、精神障碍甚至发生心理崩溃、自杀等情况。

1967 年霍姆斯（Holmes）和拉赫（Rahe）提出应用生活事件来评估压力的思路和方法。1973 年霍姆斯对 5 000 多人进行了调查，将人们在社会生活中所经历的主要事件依据对人的作用进行分级、赋值和合计，形成了生活事件评分表。目前，生活事件量表有多个版本。国内常用的是由杨德森、张亚林于 1986 年编制的生活事件量表，包括三方面的问题：①家庭生活（28 条）。②工作学习（13 条）。③社交及其他方面（7 条），最近下岗、工种变动等 2 项，共计 50 个常见的生活事件。

（杨廷忠）

xíngwéi yīnsù
行为因素（behavioral factors）

个体在内外因素的共同作用下产生的外部活动。作为生活在一定社会文化背景和自然环境中的个体，要适应复杂多变的环境，就必须对环境中的刺激做出适当的反应。而且，人类不是一种类似机器的反应机体，人类活动绝不是被无法控制的内部和外部力量所驱使，人有自我意识和行为自我调控能力，所以人的行为具有能动性。而生活方式是在日常生活中由各种行为构成的图景。

行为分类 人类行为受生物和社会因素共同决定，可分为本能行为和社会行为。将由遗传因素决定的行为看作本能行为，是与生俱来的，如摄食、睡眠、性、追求刺激等。需要强调的是，本能行为也要受个人主体意识的支配，它存在一个正常表达的问题。一旦失控超越正常范围就会带来危害，如药物滥用、冒险行为、性乱等。将人在社会化过程中形成的，主要由社会情境决定的行为视为社会行为，如合理营养、锻炼、吸烟和酗酒等。事实上，很多行为既有本能的成分又有社会因素的作用。满足解除饥饿的摄食行为是本能行为，社交情境下的过食则为社会行为。有时候二者常常同时存在，如过食行为模式往往与社会塑造和满足口欲均有关。

行为因素与健康 20 世纪中叶以来，无论发达国家还是发展中国家，以心脑血管疾病、恶性肿瘤为代表的慢性非传染性疾病逐年上升，同时又有艾滋病、传染性非典型肺炎等新的传染病给人们敲响了警钟。在这些疾病的形成中，行为因素具有很重要的致病作用（表）。2008 年世界卫生组织调查显示，60% 的死亡是由于行为生活方式因素、17% 为环境因素、15% 为生物遗传因素、8% 为医疗卫生服务因素。在美国，处于死因谱前 10 位的疾病中，有 7 种死亡原因与生活方式和行为危险因素有关。世界银行报告认为，50% 以上的慢性病负担可通过改变生活方式和控制行为风险来预防。发达国家的经验证实，通过干预行为生活方式可使高血压、脑卒中（脑出血和脑梗死等）、糖尿病、肿瘤等发病率有效下降。

（杨廷忠）

jiànkāng xiāngguān xíngwéi
健康相关行为（health-related behaviors）
与健康和疾病有关的行为。按照行为对健康的影响，健康相关行为分为促进健康的行为和危害健康的行为。促进健康的行为指对健康有利的行为，如合理营养、平衡膳食、适量睡眠、积极锻炼等，还有合理应用医疗保健服务，如定期体检、预防接种等。危害健康的行为指对健康有害的行为，例如，吸烟、酗酒、缺乏体育锻炼；高脂、高糖、低纤维素饮食；偏食、挑食和吃过多的零食；嗜好含致癌物的食品以及不良进食习惯等。可以通过对危害健康的行为的干预来达到预防疾病的目的，如通过戒烟、减少高脂食品的摄入等措施预防冠心病。强化促进健康的行为，不但可以促进健康，同样可以达到预防疾病的目的，如合理营养、平衡膳食、适量睡眠、积极锻炼等对于冠心病的预防也至关重要。

生物学观点 许多健康相关行为存在生物学基础。以吸烟为例，吸烟行为的遗传学研究表明，调节多巴胺的基因很可能是对吸烟产生影响的决定因素。与吸烟的成瘾有关物质是尼古丁。尼古丁在血浆中的半衰期为 30 分钟，如每天吸 1 包纸烟者，每 30 ~ 40 分钟就要吸 1 支烟，以维持大脑尼古丁水平。当尼古丁不能达到一定水平时，吸烟者就会感到烦躁、不适、恶心、头痛。当然存在个体差异，一些人对尼古丁的刺激很敏感，而另一些人却表现得很平静。人的大脑有一个区域，被称为犒赏中枢区域，它特别敏感，一经激活就很难控制。人在一定时间内摄入一定量的成瘾物后，如酒精，尼古丁或咖啡因等，可激活大脑内的犒赏中枢，从而对其产生高度依赖。这从生物学角度解释了人对成瘾物的依赖机制。

心理学观点 主要包括自我表达理论、心理压力缓解理论、情感激发理论和恐惧诱导理论。

自我表达理论 很多危害健康行为与自我表达有着密切的关联。青春期是多种危险行为的易感窗口，原因在于不恰当的自我表达方式。青少年为了使自己得到社会的承认，力图使自己像成人那样世故和老练，常借助于吸烟和饮酒等方式来表达这种愿望。很多人在这个时期从同伴那里接触到一些不健康行为，并逐渐养成习惯。针对关闭易感窗口的干预可以帮助青少年减少不健康行为。

心理压力缓解理论 研究表明，当人们承受较大压力时，就会采取吸烟、饮酒和性释放等方式来缓解压力。如吸烟，一方面过高压力水平与吸烟行为发生密切相关；另一方面缺乏对压力的应对技巧也与吸烟行为有关。

情感激发理论 处于青春发育期的青少年有着较高的情感激发的需求，他们往往通过某种方式来使自己达到某种愉快的状态。很多不良行为的诱惑在于表面上可以获得暂时的"愉快"。很多人的吸烟和饮酒行为是在同伴聚会时发生的，为了助兴而饮酒，达到一定状态就点烟。如果通过某种方式帮助他们将这种情感表达出来，就可以减少吸烟饮酒的机会，如娱乐、锻炼等。

恐惧诱导理论 一般来说，人们接触到某种恐惧诱导的讯息，就会减少危害健康的行为，在一定范围内这种关系是呈反比的。但过度的恐怖讯息将对行为的改变起到破坏作用，而有时恐怖诱导只对行为意向产生作用。由此可见，恐惧诱导必须与教育和动机结合起来方可产生积极作用。

行为学观点 主要包括强化模式、时间价值期望模式、健康意识模式和个人控制力模式。

表　4 种疾病的主要行为危险因素

疾　　病	行为危险因素
心血管病	吸烟、不良饮食、久坐、应对不良
癌症	吸烟、不良饮食、过度饮酒、应对不良
艾滋病	交叉使用注射器、非保护性行为
意外伤害	饮酒、疏忽、不采取安全措施

强化模式 行为学将行为看作是一种强化的结果，如吸烟往往开始于某些特殊的情境，反复重复形成一种条件反射。一种行为后紧跟一种结果，从而产生了为了得到这种结果而重复这种行为的需要。这种结果可以是令人愉快的，也可以是对于痛苦和不舒服的摆脱。第一次吸烟的感受往往是痛苦的，如恶心、呕吐和头痛等，但某些促使行动的力量足以超越痛苦的感受。在一次次重复过程中适应，痛苦减轻而"愉悦"上升。当形成习惯后，成瘾物产生心理效应的快感，可以构成一种正性强化作用；而一旦终止就会产生身心的痛苦折磨，起到负性强化作用。此外，行为实施的难易程度决定群体行为水准，改变行为发生的易得性可以降低行为发生率。如禁止在校园出售卷烟、禁止出售卷烟给青少年等举措可以减少青少年吸烟的发生。

时间价值期望模式 行为发生不但与其价值和实现的可能性有关，而且与实现的时间有关。为什么人们明明知道吸烟可以致癌，却不愿意戒烟？因为得病被认为是很久以后的事情。人们普遍对立竿见影的事情倍加重视，而对远期将要发生的事情则漫不经心。

健康意识模式 健康意识的提高对行为干预很重要。知识贡献于意识提高，劝说和咨询、主观规范和情境也贡献于意识提高。只有将各种要素结合起来，才能有效地提高健康意识。

个人控制力模式 行为习惯是长期形成的，在短期内很难改变。健康相关行为是一种慢性行为，行为的养成或戒除需要相当的毅力。显然，行为的启动要有足够的个人控制感，行为的实施和维持要有足够的自我效能。在行为改变中要应用增强个人控制感和自我效能的方法和技术。

社会学观点 个体的行为问题并非总是由自身造成的，每个人都在特定的社会环境中，被特定文化传承的价值标准所左右，也被社会情境所支配。在一定社会环境中，个别人出现行为问题，是个体的问题。但如果牵涉到很多人，那就要追究社会环境的问题。

社会功能主义观点 功能主义理论主要研究有利于行为形成的社会规范和条件。急剧的社会震荡和变化、社会失范，使人们感到困惑、迷茫，容易借助于某些行为来逃避，如二战期间全世界吸烟者陡然增多。研究表明，由于社会变革所形成的压力会导致众多的社会和行为问题，如俄罗斯在社会转型期，事故、自杀、滥用有害物质等行为增加。近三十年来，中国社会经济快速发展，与压力密切相关的行为问题也在增加。

社会规范与社会影响观点 社会规范影响人们的行为选择。在崇尚个体主义的社会，主要以个人的态度决定行为；而在强调集体主义的社会，主要以社会规范来决定行为。吸毒、吸烟和饮酒等行为存在一个易于其发生的亚文化中，是通过"同类"群体的相互影响而发生的。有些人好不容易戒除了毒瘾，但一旦回到原来的"圈子"，往往又复吸了。

经济学观点 理性行动理论可以对吸烟等成瘾行为进行分析，该理论以"理性"概念为基础来解释个人、组织乃至系统的行为。其假设是：对于行动者而言，不同的行动有不同的效益，行动者的行动原则是最大限度的获取效益。根据这一理论，香烟的价格会影响消费者的需求。研究发现，一般高收入国家的烟草需求价格弹性指数在 $-0.25 \sim -0.5$ 之间，而中低收入国家处在 $-0.5 \sim -1.0$ 之间。理性行动理论对吸烟等成瘾行为的研究，在保留个人行为追求利益最大化的前提下，也考虑到个人的习惯和迷恋，这就形成了理性成瘾模型。它可以解释为什么有些人在香烟涨价后会减少吸烟行为，而另一些人仍然坚持自己的嗜好。

(杨廷忠)

xīyān

吸烟（smoking） 人类吸烟已有悠久的历史。烟草原产于美洲，15世纪末，哥伦布（Columbus）发现这块新大陆的同时也发现了印第安人的吸烟习惯，此后烟草陆续流传到了全世界。吸烟最初在上流社会流行，19世纪下半叶，卷烟机的出现导致香烟的价格大幅度下降，同时受第二次世界大战的影响，吸烟很快就扩散到社会各个阶层，成为人类的常见行为。明朝万历年间烟草流入中国，中国是目前世界上最大的烟草生产国和消费国。

行为学的观点将吸烟看作是一种强化的结果，行为强化是吸烟背后真正的驱动力。吸烟往往开始于某些特殊的情境，经重复形成一种条件反射。第一次吸烟的感受往往是痛苦的，恶心、呕吐和头痛等都会出现，但通过一次次重复，痛苦减轻而"愉悦"上升，当形成习惯后，成瘾物产生心理效应中的快感，可以构成一种正性强化作用；而一旦终止使用时就会产生心身上的痛苦折磨，随即需再度使用成瘾物来终止，这样又起到负性强化作用。

吸烟是当今世界人类健康的最大威胁。据世界卫生组织估计，全世界目前约有 11 亿吸烟者，占全球 15 岁以上人口的 1/3，其中 8 亿在发展中国家。全球每年死于与吸烟有关疾病的人数达 500 万，超过结核病、艾滋病和疟疾致死人数的总和。中国每年死于与吸烟有关疾病的人数达 100 万，如果不加控制，2025 年将达到 200 万，2050 年将达到 300 万。

大量的流行病学研究表明，吸烟可以导致各种疾病。据估计，在所有的癌症中，33% 是由吸烟引起的。吸烟是肺癌的最主要病因，90% 的肺癌源自于各种形式的烟草产品的使用。吸烟也会引起身体其他部位，如口腔、喉、食管、胃、胰腺和宫颈等的癌症。吸烟也是冠心病发病的主要危险因素，据估计，大约有 30% 的心脏病的直接死因是吸烟，吸烟者冠心病的发病率比不吸烟者高 2～4 倍。吸烟还与其他心血管疾病如中风、外周血管病、动脉硬化有关。据报道，80%～90% 的慢性阻塞性肺疾病是由吸烟引起的，其死亡率与每日的吸烟量呈明显剂量反应关系，并与开始吸烟的年龄、吸入深度有关。吸烟最早最常见的症状是咳嗽，伴有多痰，导致肺功能的下降，造成慢性呼吸道阻塞症状。吸烟还可以导致消化系统的口腔癌症、口腔溃疡、胃溃疡等；神经系统的记忆力下降、神经衰弱等；血液系统的白血病等；男性生殖系统的阳痿、不育，女性的宫颈癌、子宫癌、月经紊乱等。

（杨廷忠）

èrshǒuyān
二手烟 （secondhand smoke）
不吸烟者被动地吸入由他人吸烟所吐出的及卷烟燃烧产生的烟雾，又称被动吸烟。二手烟中含有几百种有毒的致癌物，包括甲醛、苯氯乙烯、砷、氨和氢氰酸等。研究表明，二手烟与吸烟者吸入的烟雾相比，有毒化学物浓度更高。因此，二手烟已被美国环保署和国际癌症研究署确定为 A 类致癌物。世界卫生组织、美国卫生总署和英国烟草与健康研究委员会的研究显示，吸入二手烟可以导致多种癌症和心血管疾病，特别是对妇女和儿童健康的危害很大，导致胎儿缺氧、早产及胎儿、新生儿的死亡，婴幼儿呼吸道疾病（支气管炎和肺炎），也影响婴儿生长发育。

二手烟的暴露是可预防的，且简单易行。无烟室内环境经实践证明是行之有效的保护公众健康的手段。目前，越来越多的国家对交通设施、工作场所等公共场所吸烟进行了限制。美国的许多州采取了严厉的公共场所限制吸烟的举措，现已有 48 个州颁布了公共场所禁止吸烟的规定。目前大约有一半的美国人生活在无烟公共场所和工作场所中。目前，中国杭州、银川等城市通过立法禁止公共场所二手烟污染，但禁烟场所的禁烟遵从率较低，真正要做到无烟还有很长的路要走。需要强调的是，二手烟不管暴露多少都有害健康，室内应该完全禁止。因此，室内无烟政策应该一步到位，无论是设立吸烟室，还是安装排风机都不能从根本上解决问题。

（杨廷忠）

yāncǎo kòngzhì kuàngjià gōngyuē
烟草控制框架公约 （Framework Convention on Tobacco Control, FCTC）
为了限制烟草在全世界范围的使用，保护人类健康，1995 年世界卫生大会提出了制定《烟草控制框架公约》的动议，2003 年 5 月 21 日世界卫生大会批准《烟草控制框架公约》，提出优先考虑保护公众健康的权利，认识烟草的广泛流行是一个对公众健康具有严重后果的全球性问题，呼吁所有国家就有效、适宜和综合的国际应对措施开展尽可能广泛的国际合作。

《烟草控制框架公约》在烟草价格、税收、广告、被动吸烟等方面提出了一系列的要求，确定了控烟工作的重点和方向。当前全球的控烟是在该公约的指导下进行的，2008 年世界卫生组织出版了全球烟草流行报告，推出了国家水平上烟草控制的 6 项政策：①监测烟草的使用与预防政策。②保护人们免受烟雾危害。③提供戒烟帮助。④警示烟草危害。⑤禁止烟草广告、促销和赞助。⑥增加烟税和提高烟价。

截至 2011 年 5 月，已有 173 个国家批准了该公约，覆盖全球人口的 87%。2003 年 11 月，中国成为该公约的第 77 个签约国。

（杨廷忠）

xíngwéi xīnlǐ yīnsù gānyù
行为心理因素干预 （interventions on behavioral and psychological factors）
对行为心理进行系统的、有计划的、针对性的实施干预，达到防治疾病和促进健康的目的。仅仅阐明因素和结局的关系是远远不够的，更重要的是解决问题。传统的公共卫生观点主张干预研究针对危险因素进行，但鉴于行为心理因素与健康关系的复杂性，由相关分析所获得的"危险因素"往往是不可靠的。所以，应重视以理论为依据的干预。

政策干预 在所有的干预策略措施中，政策干预普遍被认为是效益较高的。很多国家的经验都证明，增加烟税和提高烟价可以减少和约束人们的吸烟行为。有些国家和地区采取了控制高脂肪产品的广告、对高脂肪低营养产品增加附加税等政策举措，使心血管疾病得到了有效的控制。可以通过政策倡导促动的途径来推动政府采纳和实施有利于人民健康的政策。

社会工程设施干预 通过改善某种社会工程设施的方法可以取得事半功倍的干预效果。例如，对于安全饮水，可以采取态度和行为的干预方法，劝告人们把水烧开后再饮用，但如果将水源彻底净化，安全饮水问题就迎刃而解；为了防止孩子意外伤亡，可以对他们的父母进行教育和行为干预，但也可以从社会工程设施的方面去做，如将桌椅做成钝角、使用安全的容器来装药、用防火的材料给孩子做衣服等；在超市中安装电脑营养信息系统，让顾客了解有关营养信息，研究表明，这样可以使人们显著地减少高脂肪食品的购买量，同时增加了纤维素食品的购买量。行为相关物的可得性或可及性是行为得以实施的前提条件。研究表明，社区有无活动场地及场地与居民的距离与居民的锻炼行为、肥胖症和冠心病有密切关系。

大众媒体干预 在现代社会，媒体深刻影响着大众和决策者的知识、观点、态度和行为。大众媒体可以影响到千千万万的人，符合公共卫生干预的原则。20世纪50~60年代，美国有将近一半的人口使用烟草制品。经过60年长期卓绝的教育运动，伴随着相关法律的制定以及大众文化对烟草使用的态度转变，目前美国成人的烟草使用率成功地降至20%以下。研究表明，大众媒体与其他方式结合，会取得事半功倍的作用。大众媒体的介入对政策倡导促动来说是一个有力的"推动器"。电视是当今世界最有力的传播方式，借助于电视的健康干预十分有效。研究表明，持续的电视媒体干预至关重要，即使做不到这一点，短期干预也能影响到人们的行为意向。除了传统媒体，手机、网络等新媒体具有独特的传播优势，特别适用于年轻人的健康教育干预。

社区干预 往往是一项入户行动，或在社区人群聚集活动的场所进行。人们已普遍认识到，对于很多疾病采取社区预防、控制、教育、咨询是经济而有效的，但需要充分的社区动员。社区动员是将满足社区居民需求的社会目标转化成社区成员广泛参与社区行动的过程。健康工作者应该意识到，社区存在的健康问题最终要靠他们与社区居民一起努力解决。社区居民通过参与健康计划的制定、实施和评价等一系列的活动，不但改善个体或群体的健康状况，还可以提高认识和解决自身健康问题的能力。对于行为心理问题的社区干预尝试已取得了初步成功。例如，美国斯坦福三社区进行了以社区为基础的心血管疾病预防研究，通过健康教育改变居民的行为习惯，最终使心血管疾病的发病和死亡减少；在中国慢性病控制实践中，也非常重视社区预防与疾病管理。

组织干预 通过对不合理的组织结构和行为进行改变，达到干预的目标。在现代社会，人们所面临的工作压力，在一定程度上与组织管理结构和行为有密切的关系。组织压力管理主要是调整与优化工作压力结构系统，包括压力生成系统的控制管理、压力承受系统的改进管理、人力资源的各种管理机制的建立和完善等。提高组织构建和运作的合理性和程序性，是进行压力管理的制度保障。组织分阶段改变理论是关于组织变化要经过一系列的阶段，在不同的变化阶段匹配不同改变策略的理论。最简单的实施过程分为4个阶段：问题界定、行动启动（采纳）、实施和定型化。以工作场所禁烟为例，首先在公司建立一个由吸烟者和不吸烟者组成的代表委员会，对工作场所吸烟情况、人们的需求和可以实施控烟方法进行分析（问题界定）；在此基础上由高级管理者提出禁烟方案，包括公司限制吸烟的举措（行动启动）；随后是禁烟方案和举措的贯彻落实（实施）；实施一段时间后进行总结，公司管理者提出长效的禁烟政策（定型化）。

(杨廷忠)

chàngdǎo cùdòng

倡导促动（advocacy） 向目标组织或个人提出主张并促使其采纳的行动。倡导促动从倡议到鼓动再到行动，由许多具体的、短期的行动构成一个连续的综合行动，最终实现一个长期目标。综合国际的做法，倡导促动包括四个前后关联的要素，即倡议→联盟→宣传→行动，可以称之为倡导促动的四阶段模式。倡议指提出议题；联盟包括联盟的建立和运作；宣传指公开意图，涉及讯息研制和传递等；行动包括为达到倡导目标而进行的游说和鼓动等活动。按照目前国际上倡导促动概念，它包含两层意思：一是倡议，二是导向行动，提出倡议只是倡导促动的第一步，更重要的是要进行鼓动和采取行动。倡导促动的四阶段模式为倡导促动问题的研究提供了理论框架。

政策倡导促动 政府是政策制定的主体，通过政策倡导促动的途径来推动政府采纳和实施有利于人民健康的政策。例如，财政方面，补贴健康食品生产，提高烟草、酒类等产品价格；基础设施和交通运输方面，优化道路、交通和住房规划，减少损害环境的排放以及降低交通伤害；社会保障方面，扩大医保的覆盖面和提高保障水平。

大众倡导促动 在改变人们的态度和行为方面，大众倡导促动比健康教育更具优势。健康教育的重点在于改变人们的认识，而事实上认识与行为不一致的情况并不少见。大众倡导促动则针对行为目标采取一系列的活动，能够获得更好的效果。一般来说，对一个新的健康问题采取健康教育的策略是有效的，但对于已长期存在的健康问题，在人们已具备了基本知识的情况下，应采取倡导促动的策略。在这方面，国际上已发展出了很多行之有效的方法，并取得阶段性成效。

(杨廷忠)

shèhuì yīxué yánjiū fāngfǎ

社会医学研究方法（research methods in social medicine）

社会医学是一门医学与社会科学的交叉学科，其在研究中将社会学、心理学、管理学等社会学科的研究手段与流行病学、卫生统计学及其他生物医学的研究方法相结合，从多维的角度研究人群健康状况及其影响因素，体现出多学科的特点。

方法分类 社会医学研究具有研究内容广泛、研究因素复杂等特点，因此，社会医学研究的方法多种多样，按照不同的划分标准可以分为不同的类型。根据收集资料的方法不同，可以分为文献研究和现场人群研究。按照研究过程中是否进行人为干预，可以将现场人群研究分为现场试验研究和现场调查研究。调查研究是社会医学研究的最主要方法，从调查研究所获资料信息的广泛性、深入性、数据表达性等，可以将调查研究分为定性研究和定量研究；从调查的目的，可以将调查研究分为现况调查、病因学研究；从调查事件的时间序列，可以将调查研究分为回顾性调查和前瞻性调查；从具体收集资料的方法，可以将调查研究分为观察法、访谈法、信访法等；从调查对象的范围，可以将调查研究分为全面调查和非全面调查。此外，社会医学也发展了一些特有的综合评价方法，如健康危险因素评价、生命质量评价和卫生服务评价等。

研究步骤 社会医学研究作为一种科学研究，其研究过程遵循科学研究的一般范式，整个研究的过程包括五个步骤：①选择课题，陈述假设。研究题目的确定是进行研究的开端，课题选择是否得当，常常决定一项研究的成败。通过大量查阅资料、学术交流来发现问题、提出问题，也可以针对工作中存在的尚未得到解决的实际问题，提出研究课题，但并不是所有发现的问题都值得研究，也不是所有的问题都能够进行研究。这涉及对课题的评价和可行性论证。课题的评价主要从所要研究问题的重要性、科学性、创新性等三个原则来衡量，并且从开展该项研究需要具备的主客观条件来判断一个课题是否有条件开展。②制订研究方案。研究方案是对一项研究的整体规划，包含了很多内容，可将其归纳为技术路线、实施计划、资料整理分析方案等三个方面。技术路线是对研究的统筹安排，使研究按计划有条不紊地进行，以保证课题科学、经济、可行；实施计划包括确定研究对象与范围、具体抽样方法及样本大小、研究工具的制定、资料收集的方法、质量控制措施等；资料整理分析方案包括分析指标的界定、设计整理表等。③数据收集。根据研究方案所确定的资料收集方法，利用制订的研究工具，收集研究方案已确定并抽取的研究对象的资料。④整理和分析资料。⑤解释研究所获结果，撰写报告或论文，并将研究结果应用于实践。

(李宁秀)

dìngxìng diàochá

定性调查（qualitative research）

一种在自然的情境下，从整体的角度深入探讨和阐述被研究事物的特点及其发生和发展规律，以揭示事物的内在本质的一类研究方法，又称为质性研究。近年来，定性调查方法应用越来越广泛，不仅在社会学科中采用，而且在以定量调查为主的医疗卫生研究中也越来越受到重视。

特点 ①定性调查注重事物的过程，而不是事物的结果。在定量调查中，人们按事先拟定的程序去收集资料，通过对不同人群的比较，用统计分析的手段探讨许多因素与事物的联系。因此，其重点是了解事物的结果，即什么因素导致什么结果。而定性调查则不同，它注重由原因导致结果的中间过程，了解事件发生过程中的许多细节。所以，定量和定性调查的一个主要区别是研究的广度和深度的区别。②定性调查是对少数特殊人群的研究，其结果不能外推。定量调查通常采用概率抽样的方法选择样本人群，用统计分析得出对总体的推断结论，而定性调查是在少数人群中进行的，其样本量很小，一般用非概率抽样的方法选择研究对象，分析的是研究人群的特殊情况，如社区人群的信仰和风俗习惯、人们对事物的态度、信念和行为习惯等，其结果只适用于研究人群，不能外推。③定性调查需要与研究对象保持较长时间的密切接触。定量调查按照固定的程序，在较短的时间内即可获得所需的资料，研究者与研究对象之间只有短暂的接触。而大多数定性调查则要求研究者与研究对象有深入的接触，建立相互信任的关系，强调在一种轻松自然的环境中收集资料。了解人们在普通状况下的态度、信念、行为，因而收集资料的手段往往较灵活，缺乏固定的模式。这种研究对调查员的要求更高。④定性调查的结果很少用概率统计分析。定性调查一般是对某一事件进行具体描述，或用分类的方法对收集的资料进行总结。如将人们对某件事物的态度分为几类，将人们的行为方式分为几种等，也可用流程图来表示某件事物的发生过程。这类研究很少应用概率统计的方法。

用途 ①辅助问卷设计，估计问卷调查的非抽样误差。在定量调查问卷的设计中，如果研究人员对需要研究的对象的具体情况并不是很了解，或对需要调查的内容不能确定，可以采用定性调查的方法了解情况；所设计问卷中，可能有些内容不一定适合研究对象，有些提法可能是回答者不感兴趣的或反感的，定性调查可以及时发现这些问题；一些概念也可以通过定性调查寻找适当的通俗语言予以描述。问卷调查收集的多是"言语"资料，即回答者所说的情况，由于多方面的原因，例如，人群文化程度过低，不能正确理解问题；面对较高层次的调查人员或权威过于拘谨；受文化习俗和习惯的限制，不愿吐露真情；缺乏积极的动机等，都可能造成言语信息与事实间的出入。对于一些敏感性问题，这一现象尤为突出。定性调查方法可以估计这些调查的非抽样误差。②验证因果关系，探讨发生机制。定量调查确定的因果关系，有时可能掩盖真正的原因，定性调查可以揭露这种虚假联系。例如，许多定量调查均发现"母乳不足"是导致母亲在婴儿三个月内停止哺乳的最主要的原因，但定性调查却发现，母亲报告的所谓"母乳不足"其实是对乳房正常生理变化或婴儿行为变化的误解，或因多种社会心理原因而找的借口。定性调查还可以用来探讨因果关系发生的机制。在印度，传统免疫方法严重地影响现代免疫技术的应用，很少有人同时接受这两种方式，为什么会出现传统方法与现代技术的对立呢？定性调查发现，这是因为接受传统免疫方法的人往往听信传统巫医和女性长辈。③分析定量调查出现矛盾结果的原因。定量调查有时会发现人的知识和态度与其行为不一致，这到底是由于报告行为与实际行为不一致所致，还是人们未按照所具备的知识和态度发生行为，这可以用定性调查的方法加以识别。④了解危险因素的变化情况。一些危险因素可能随时间发生变化，这对于那些非纵向追踪性的定量调查，有较大的影响。如病例对照研究，当发现病例组和对照组间某行为有差异时，这种行为是否是疾病的危险因素，危险强度有多大，应对发病前后一段时间的行为进行动态的了解后，才能下结论。因为很多人在发病前后的行为会发生一定的变化，这种变化可能夸大，也可能掩盖可疑危险因素的影响。所以，进行定性调查，了解危险因素的动态变化情况，对正确理解和解释定量调查的结果是有益的。⑤作为快速评价技术，为其他研究提供信息。当时间和财力不足时，小范围内的定性调查可以在短期内为进一步的研究提供大量深入的信息，此时一般采用多种定性调查手段收集资料。如在秘鲁和尼日利亚进行的一项控制儿童腹泻的干预试验，分别仅用两人，在 6 周时间内，用定性方法收集有关儿童喂养知识、行为、地区文化等大量的资料，为采取可行的干预措施提供依据，均取得了成功。

方法 目前在卫生领域较为常用的定性调查方法包括深入访谈法、专题小组讨论法、选题小组讨论法、观察法等。

(李宁秀)

guānchá

观察（observation） 研究者通过对事件或研究对象的行为进行直接的、系统的观察来收集数据的方法，是一种收集非言语行为资料的主要技术。

观察法根据观察者的角色不同，可以分为非参与性观察和参与性观察。非参与性观察是指观察者不参与观察对象的群组活动，仅仅是一个旁观者。而在参与性观察中，观察者要深入到观察对象所在社区的日常生活中，将自己视为社区的成员之一，在与研究对象互动的同时，通过仔细的体验和观察，获取第一手资料。

观察法常常可以获得其他方

法不易获得的资料，尤其是参与观察，更可以了解到一些被研究者自己都不一定认识到，更不可能用语音表达出来的事物，尤其是一些行为、态度、风俗习惯等。但该法对观察者的要求很高，尤其是参与性观察，研究者需掌握所研究地方的方言及较高的调查技巧。此种方法调查的结果一般是定性的，量化和分析往往比较困难，且难以重复调查结果。参与性观察常常要花费几个月甚至更长的时间，对许多研究人员来说可能难以进行的。

（李宁秀）

shēnrù fǎngtán
深入访谈 （in-depth interview）

根据访问提纲，通过与研究对象的面对面交谈，了解其对某些问题的想法、感觉与行为的定性调查方法。它是一种非结构式访谈，在交谈的过程中，调查者不必依据调查提纲的问题顺序按部就班地询问，而是根据被调查者的回答，随时提出新的问题逐步深入主题。深入访谈具有较大的灵活性与开放性，访谈人员可以获得较为真实和深入的资料。

深入访谈包括以下几个步骤：①准备工作。包括研究设计、确定访谈对象、准备现场、收集和分析资料。②调查对象的选择，即确定要对哪些人进行深入访谈。由于深入访谈是对知情人进行深入细致的交谈，因此一般只能在小样本人群中进行。样本的选择主要用非概率抽样的方法，常用的是立意抽样。③设计访谈提纲。提纲包括一系列调查者和知情者交谈的话题或问题。这些问题都是开放性的，语言上要求使用一般性或非直接性的词语来代替直接性的问题，因为后者仅得到"是"或"否"的回答。问题要求简单、语言清晰、容易理解，不超出研究范围。④访谈员选择与培训。深入访谈的成功在很大程度上取决于访谈者本身的素质，因为它比一般的问卷调查需要更多的技巧，因此，应选择合适的访谈员并进行必要的培训。培训时间一般 2～3 天，以集中培训为好。培训的内容包括：研究的目的、深入访谈的基本知识、怎样引导访谈深入进行、访谈时如何记录、访谈可能遇到的问题等，必要时还应进行角色扮演和预试验。⑤现场访谈。首先开场介绍，营造轻松和不拘束气氛，介绍访谈目的，强调被调查者意见的重要性和保证访谈的保密性，目的是和被调查者建立友善的关系，使被调查者能够而且也愿意畅所欲言。然后进入实质性访谈，在提纲的指导下进行正式访谈。先谈不敏感的话题，当被调查者足够放松时再过渡到深层次问题。同时注意身体语言信息，注意时间的掌握，并采用一些访谈技巧。最后检查记录，纠正错误、补充完善，表示感谢。⑥访谈结果分析和撰写报告。深入访谈资料一般都靠手工分析，主要是按照访谈提纲归类整理，并据此写出报告。

（李宁秀）

zhuāntí xiǎozǔ tǎolùn
专题小组讨论 （focus group discussion）

通过召集一小组同类人员，对某一研究议题进行讨论，依此得出结论的定性研究方法，又称为焦点组讨论或焦点组访谈。

专题小组讨论一般采取非概率抽样方法来选择调查对象。每个小组的人数应便于参与者之间相互交流，以 8～10 人为宜。每个专题小组还需要 1 名协调人、1～2 名记录者和 1～2 名辅助者。协调人是组织者，其作用是引导讨论，鼓励参与者自由发言，相互交流，营造气氛，调动每个参与者的积极性；并且要把握讨论方向，使讨论围绕主题，因此要具备一定的组织才能和交流技巧。记录员主要是做讨论的记录，除了要完整、忠实地记录每个人的发言外，还应记录现场环境、讨论气氛、参与者的身体语言等。辅助人员主要负责会议环境和会议用品的准备、供给等。

专题小组讨论包括以下步骤：①制定专题小组讨论计划。②确订小组的数量及类型。根据研究目的确定专题小组的数量，一般需要 2～3 组，甚至更多的组。每个专题小组的参与者应有共同特征或共同兴趣，包括年龄、性别、资历等相似，目的是使每个讨论者都能自由、开放地参与讨论。③制订调查提纲。专题小组讨论的提纲依研究目的和访谈组的类型而定，通常包括三类问题：一是普通问题，指开始调查和让参与者表达一般观点和态度的问题；二是特殊问题，指那些发现关键信息和表达参加者的感情和态度的问题；三是深度问题，指那些揭示较深层信息的问题。专题小组的议题不宜太多。④培训调查人员，进行预试验。正式访谈前需对协调员和记录员进行培训，说明专题小组的作用，如何组织协调专题小组，并通过角色扮演进行预试验。⑤专题小组讨论准备工作，包括人员准备和场地准备。⑥进行专题小组讨论。⑦对专题小组讨论结果分析与解释。

（李宁秀）

xuǎntí xiǎozǔ tǎolùn
选题小组讨论 （nominal group technique）

一种程序化的小组讨论过程，通常由具有各种不同既得利益、不同思想意识和不同专业水平的人组成一个小组发掘问题，并排出先后次序。目的是为了寻找问题，并把所发现的问题按其重要程度排列出来。它的优点：每个人都有平等表达意见的机会；每个人都要积极参与，提出自己的看法；受他人的影响较小；每一个讨论都有一个肯定的结果。但要求参与者具备一定的文化水平。在卫生领域的研究中，选题小组讨论被用来发现运作过程中的问题、确定优先领域、筛选评价指标等。该方法属于一致性研究方法，既属于定性研究方法，但又具有定量研究的一些特征。

选题小组讨论包括以下步骤：①列出与陈述问题。主持人给出要研究或解决的问题；小组成员不出声地酝酿各自的想法，结合自己的工作经验和工作体会，把认为必要的问题写在卡片（或纸片）上，10~15分钟。此阶段不能讨论，每个人独立完成。然后把每一个人的问题依次列到大图纸上或黑板上，并向大家解释自己写的每一项。②讨论所列问题。此阶段开始讨论，每个人都可以就列出的问题提问、解释、合并相同的问题、剔除某些问题等。这是一个对所列问题的澄清过程和大家相互理解的过程。③重要性评判。此阶段不再讨论，由小组的每一个成员独立对所列出的问题进行重要性排序打分。例如，从所列问题中选出认为重要的10个指标，最重要的为10分，最不重要的为1分，未选中的为0分。④汇总分析结果。收集每个人的评分结果，汇总计算所列每一个问题的得分情况。按每一个问题的得分情况进行排序，排序结果基本上代表了小组成员的共同意见。

（李宁秀）

定量调查（quantitative sarvey）

dìngliàng diàochá

通过调查收集人群发生某种事件的数量指标，或探讨各种因素与疾病和健康的数量依存关系的研究。

特点 ①研究的重点在于"验证假设"，一般有较为严密的逻辑架构。②标准化和精确化程度较高。③结果可以用具体指标表达，用概率统计的方法进行检验。④具有较好的客观性和科学性，有较强的说服力。

分类 定量调查有多种不同的类型。根据调查目的的不同，可分为描述性调查研究和分析性调查研究。描述性调查研究一般是通过一次性的横断面调查，了解研究对象、研究事物的现况，以评价社会卫生状况及人群健康状况，分析与健康及疾病相关的影响因素，为制订社会卫生措施及制订相关卫生政策提供参考依据。分析性调查研究属于病因探索性研究方法，一般用于对描述性研究发现的健康危险因素做进一步的评价或测量，以判断确定影响因素与健康及疾病之间的因果关系。根据调查范围不同，可分为全面调查研究和抽样调查研究。全面调查是对研究所设计的所有对象进行调查，如人口普查。全面调查可以获得总体的情况，不存在抽样误差，但调查成本较高，调查质量难以控制。社会医学的定量调查主要采用抽样调查研究的方法，即从研究的总体中抽取一部分人群作为样本加以调查，用样本人群调查的结果推论总体情况，需要用统计学方法估计抽样误差，其调查成本相对较小，可行性较好。

步骤 定量调查的步骤可以分为三个阶段：①调查设计阶段。主要包括明确调查目的，根据调查目的提出假设，并将假设具体化为相关指标，确定调查对象，设计调查工具，确定收集资料的方法，选择和培训调查人员等。②调查实施阶段。主要包括现场调查的实施组织工作，调查工作开展，调查质量的控制等。③数据整理分析及报告撰写阶段。主要包括对数据进行清理，检查资料的正确性、完整性，剔除不完整（纳入可能影响问卷质量）的废表，对数据进行编码；数据录入计算机，录入数据的质量控制，资料分析，解释结果及撰写报告等。

局限性 ①调查研究过程中需要调查大样本人群，需要花费较多的人力、财力、时间。②调查采用标准化的工具，一般不允许在实际调查中添加或更改调查内容，使调查很难获得对事物深层次的了解，也较少能收集到意料之外的新信息。③由于社会因素的多样性，以及对健康及疾病影响的复杂性，使一些社会因素与健康及疾病的关系很难用定量结果加以解释。④一些健康相关的社会因素及医学问题难以用数据指标表达。

方法 根据收集资料时具体方法的不同，可分为访谈法和自填法。

（李宁秀）

访谈（interview）

fǎngtán

由调查者根据事先设计的调查表或问卷对调查对象逐一进行询问来收集资料的过程，又称问卷访谈或结构式访谈。根据访谈时的具体场所或介质不同，又可以分为面对面的访谈和电话访谈。

面对面访谈 由调查者到调查现场找到被调查者，按照问卷条目逐项询问被调查对象，根据其回答填写调查问卷，完成调查。其基本特征是有详细的调查表和进行面对面的访问。

优点 比较灵活，调查员可以进行必要的说明，解释问卷中引起误解或不理解的内容，并可在访谈中随时纠正和完善被访谈者对问题的回答。访谈法对调查对象文化要求不高，文盲和不愿用文字回答问题者，均可以用这种方法来收集资料。访谈法的问卷回收率较高，因为调查员可以督促被调查者的回答，并且不需要被调查者自己填写问卷，问卷填答之后可以立即收回，对于不合作者还可以进行说服。在访谈过程中，调查员可以根据被调查者的姿势、语气、表情、反应等非文字信息来判断其回答的真实性。面对面的访谈形式比较容易控制访谈的环境，有效地防止第三者对访谈的影响。由于有调查员对调查的问题进行必要的说明和解释，因此可以在问卷中列入较为复杂的问题。

缺点 需要大量甚至是复杂的组织工作，如果访谈的样本较大，问卷中包含的问题较多时，访谈就非常耗费时间和人力、物力。在访谈中比较容易受访谈员先入为主的影响，如果访谈员的素质不高或没有进行足够的培训，就可能出现访谈偏误。面对面的访谈一般没有匿名保证，有时被调查者可能因此拒答或不真实地回答。由于涉及交通，且需要相当的人力物力，其调查范围在地理上就不能分布太分散。

电话访谈 由调查者通过电话找到被调查者，按照问卷条目逐项询问被调查对象，根据其回答填写调查问卷，完成调查。随着电话普及，电话访谈被应用得越来越多，尤其是在一些商业调查中普遍使用。电话访谈适用于调查目的的单一、问题简单、短时间内即可完成的调查。例如，为评估社区卫生服务工作，需要了解服务对象的满意度、健康知识知晓率等，只需问几个简单问题，就可以采用电话访谈。

优点 大多与面对面访谈一样，并且比面对面访谈节约人力和经费。

缺点 问卷完成率可能会较低，因为被调查者如果不愿接受调查，可以挂断电话而不给解释的机会。调查时间过长，被调查者也可能自主挂断电话结束调查，使问卷成为废卷。

（李宁秀）

zitián

自填（self-administered survey）

由调查人员将设计好的问卷通过某种途径交给被调查者，由被调查者独立填答问卷的方法。一般包括现场自填、信访和网络调查。

现场自填 一般是将调查对象集中到调查现场，由研究者把问卷直接发给调查对象由其自己填写，调查者一直待在填表现场，直到调查对象填写完毕把问卷收回为止。此种方法由于被调查者相对集中，可以短时间内完成较大量的调查，又由于有调查员在场，及时回收问卷，所以其既具有信访法节省时间、人力、经费的优点，又具有访谈法的灵活性和高问卷回收率的优点。但此法一般只能用于调查对象较易集中、具有一定文化程度、能自己填答问卷的调查。

信访 由调查者将问卷邮寄给调查对象，调查对象按照要求填写问卷，再寄回给调查者。此种方法由于不需要直接接触调查对象，不涉及交通，不需要现场组织工作，不需要培训调查员，从而比较节省时间和费用。调查对象可以根据自己在时间和地点上的方便来回答问题，可以避免现场自填时间紧张、时间冲突和周围环境的影响。信访有较高的匿名保证，信访调查的范围可以很广，适用于调查对象居住较为分散的调查。但由于没有调查员，被调查者遇到问题时无法得到准确的解答，而只能依靠有限的填表说明。不能收集到非文字资料，有时对填表者的回答很难分辨真假。无法控制填写问卷的环境，如代笔、代答、共同回答、讨论回答等。由于缺乏有效的督促，问卷的回收率通常较低，是否合作取决于研究者的身份、调查对象对调查的兴趣和文化素质。一旦回收率过低，难以保证样本的代表性。缺乏有效的督促的另一后果是遗漏的问题可能较多，问卷有效率可能降低。

网络调查 一般通过人机对话，调查对象在互联网上填写问卷，调查者通过互联网回收问卷，是一种随着电脑及互联网的普及而发展起来的自填式调查方法。由于调查时间的灵活性，此种调查方法具有现场自填法的优点，又解决了现场自填法需要集中调查对象的难题；由于不需要选择和培训调查人员，不需要到现场，节省时间、人力、财力，调查范围可较广，具有信访调查的优点；由于是在线调查，只要设置合理，可以及时回收问卷，避免了信访调查回收率过低的缺点。但其调查对象的难确定性，使研究者很难估计样本的总体，更难以进行概率抽样；调查对象的隐蔽性，使调查者无法了解调查对象的特征，更无法确定调查结果的真实性。近年来，随着智能手机及无线网络的普及，手机 APP 调查作为网络调查的一种手段得到应用，其在保持网络调查的优势的同时，由于手机卡的实名制，在得到法律特许的条件下，部分解决了网络调查对象难确定性、隐蔽性等问题。

(李宁秀)

wènjuàn

问卷（questionnaire） 由一组问题和相应答案所构成的表格，在定量调查中用于收集资料的一种测量工具，又称为调查表。

问卷类型 根据收集资料方法的不同，问卷可分为自填问卷和访谈问卷。由于两种问卷直接面向的对象不同，二者在设计要求、形式等方面有所不同。自填式问卷直接面向被调查者，一般采取邮寄、网格或发送的方式，将问卷交到被调查者手中自行填写。因此，一般要求有详细的填表说明，问题不宜太复杂。访谈式问卷由调查者将问题读给被调查者听，再由调查者根据被调查者的回答进行填写。因此，填表说明可不列入调查表，由调查者掌握，调查的问题也可以较复杂。

问卷结构 作为调查的一种测量工具，问卷需具备统一性、稳定性和实用性的特点。在长期的调查实践中，逐渐总结出一套较为固定的问卷结构。

封面信 一封致被调查者的短信，通常放在问卷的最前面。封面信的内容包括：调查者的身份、调查目的、意义和主要内容。封面信是取得被调查者信任和合作的一个重要环节。自填式问卷的封面信通常要比访谈式问卷复杂些，还需要把填表的要求、方法、寄回的时间、地点等内容写入信中。

指导语 对填写问卷的说明，即对如何回答问题或选择答案做出明确的说明，对问题中的一些概念和名词给予通俗易懂的解释，有时甚至可以举例说明答卷方法。总之，对问卷中可能引起疑问或多种理解的地方都要说清楚。指导语依问卷形式而异，自填式问卷是对回答者的指导语，而访谈式问卷是对访谈员的指导语，所以在语气、方式等方面均有所差异。由于访谈员在调查前一般要经过培训，一些访谈式问卷并不把指导语放在问卷中。

问题及答案 问卷的主体，问卷中的封面信、指导语等，都是为问题及答案服务的。从问题测量的内容上，可以将问题分为特征问题、行为问题和态度问题三类。特征问题用以测量被调查者的基本情况，如年龄、性别、职业、文化程度、婚姻状况等，通常是各种问卷必不可少的一部分。行为问题测量的是被调查者过去发生的或正在进行的某些行为和事件，如吸烟、饮酒、患病、就医等。行为问题是了解各种社会现象、社会事件、社会过程的重要工具。通过这类问题，可以掌握某些事物或人们的某类行为的历史、现状、程度、范围和特点等多方面的情况。特征问题与行为问题统称为事实问题，是有关被调查者的客观事实。态度问题用以测量被调查者对某一事物的看法、认识、意愿等主观因素，是许多问卷中极为重要的测量内容。了解社会现象的目的，不仅是描述它，更重要的是解释和说明这一社会现象产生的原因，态度问题是揭示某现象产生的直接原因和社会历史原因的关键一环。

由于态度问题往往涉及个人内心深处的东西，而任何人都具有一种本能的自我防卫心理，难吐真言，甚至不愿发表意见，所以在调查中了解态度问题比了解事实问题困难得多。一个问卷中不一定必须同时具备上述三种类型的问题。研究者在设计问题时，有时为被调查者提供答案，供其选择；有时不提供任何答案，由被调查者自行填写。前者称为封闭式问题，后者称为开放式问题。

编码 用计算机能够识别的数码，对问题和答案进行转换，这样才能用计算机进行统计处理和分析。编码工作既可以在调查前设计问卷时进行，称为预编码，也可以在调查后收回问卷时进行，称为后编码。如果设计问题的答案种类不能确定，只能采用后编码。

问卷设计 问卷设计的好坏直接影响所收集到的资料的有效性及可信度，从而影响问卷调查的结果。

设计原则 ①目的性。问卷必须按研究者提出的目的来设计。问卷中的每一个问题都应与研究目的相关，通常不应该包括那些无关的问题。但在有些情况下，某些研究只有在被测者不注意或不知道研究的真正目的的情况下，才能得到真实的答案。这时可以有意在问卷中安排一些掩盖真正目的的问题，但这些问题并非研究者的兴趣所在。在实际工作中，问题是依据研究目标提出的。研究目标是指根据研究目的拟出的可以衡量的一系列指标。从研究目的到研究目标，至最后列出各个具体问题，是抽象概念操作化的过程。②反向性。问卷的设计与研究步骤恰好相反，问卷中的问题，是在考虑了最终想要得到的结果的基础上反推出来的。这种反向原则，能够保证问卷中的每一个问题都不偏离研究者的目的，而且，在问题提出时，已经充分考虑了问题的统计分析方法，避免出现无法分析和处理或使处理过程复杂化的问题和答案。③实用性。问卷的提问用词必须得当，容易被理解。要求所用词句简单清楚，具体而不抽象，尽量避免使用专业术语。要考虑应答人的背景和兴趣、知识和能力等，鼓励应答者尽其最大的能力来回答问卷。

设计步骤　①明确研究目的。在设计问卷之前，必须首先明确研究的目的是什么，并且将研究目的分解为一系列可测量的指标，以便用相应的问题条目来表达。例如，调查某种疾病患者的生命质量，可以将生命质量分解为生理状态、心理状态、社会功能状态等一系列可测量的指标，并对每一类指标用相应的问题条目来具体表达。②建立问题库。问题的来源主要有两个途径：一是头脑风暴法，主要适用于首次涉及的测量领域，或对已有的问卷进行修改，以适用于测量人群或测量目的的改变。由与调查有关的人员，如调查对象及其家属、医生、护士、社会学家等组成研究小组，让他们围绕着研究目的和基本内容，自由发表意见，提出各种可能相关的问题。然后将提出的问题进行归类、合并、删除等处理，以消除无关的或重复的问题。二是借用其他问卷的条目，即从已有的问卷中筛选出符合研究目的的条目。由于大多数问卷已经过反复应用和检验，借用来的条目往往具有较好的信度和效度。尽管如此，新设计组合的问卷仍然要检验信度和效度，即使

是把一个外文问卷完整翻译成本国文字亦需作此检验。在中国，引用外文问卷非常普遍，其最大的优点是便于与国外同类研究相比较，然而，译文的规范化及其信度和效度问题必须引起研究人员的重视。③设计问卷初稿。包括从问题库中筛选合适的条目；将问题的描述标准化、规范化；进行初步的量化处理；按一定的逻辑结构合理安排问题顺序；合理编排组合成结构完整的初始问卷。④试用和修改。试用的方法有两种，一种为客观检查法，将问卷初稿进行一次预调查，以发现问卷中的问题；另一种为主观评价法，将问卷初稿分送该领域的专家，请他们评论。有条件时，最好这两种方法都采用，先用主观评价法，进行一次修改；再用客观检查法，再进行一次修改。⑤信度与效度的检验。问卷的最终质量要通过信度和效度检验来评价，经过信度和效度检验后才能确定问卷的正式应用版本。

问题设计　根据问题是否预设答案，可将问题分为开放式和封闭式。由于开放式问题在适用范围和统计分析等方面的缺陷，目前的问卷调查多以采用封闭式问题为主。但在问卷设计者不能肯定问题的所有答案或者要了解一些新情况时，也可用开放式问题。许多采用封闭式问题的问卷，常常在预调查时先用部分开放式问题，以确定封闭式问题的答案种类。为了保证封闭式问题包括全部答案，可以在主要答案后加上"其他"之类的答案，以作补充，避免强迫被调查者选择不真实的答案。

在问题设计中，应避免下列常见错误：①双重装填。一个问题中包括了两个或两个以上的问

题，导致被调查者难以做出回答。②含糊不清。使用了一些词意含糊不清的词，或使用了一些专业术语、俗语，从而使问题不易被人理解。有时也可能因为对问题的表述不准确或修饰语过多，从而使问题的意思含糊不清。③抽象的提问。涉及幸福、爱、正义等一类抽象概念的提问一般较难回答。许多被调查者遇到这类提问时，可能发现自己从未思考过这类问题。问卷如果一定要涉及这方面的提问，最好给出一些具体的看法，让被调查者仅回答赞成与否。④诱导性提问。人为地增加某些回答的概率，从而产生偏误。因为带有诱导性的提问，容易使无主见的被调查者顺着调查者的意思回答，所以应该采用中性的提问。⑤敏感性问题。有些问题对于被调查者是非常敏感的，如未婚先孕、流产、同性恋、吸毒等。这类问题的设计宜慎重，否则将因被调查者说谎造成偏误。有时，在肯定存在这类行为的人群中调查时，可以进行适当诱导提问，不给否定答案。

当调查的问题合并为一张问卷时，设计者必须考虑各个问题在问卷中的排列顺序。以下几点在排列问题时可作参考：①先排列容易回答的、无威胁性的问题。如年龄、性别、职业等事实方面的问题宜放在前面。一般情况下，敏感性问题如性行为、经济收入、宗教等宜放在问卷的后面部分，以免引起被调查者的反感，影响对后面问题的回答。②先排列封闭式问题。开放式问题需要时间考虑，回答不易，如将这类问题放在前面，容易导致拒答，影响问卷的回收率。③问题要按一定的逻辑顺序排列。应考虑人们的思维方式，按事物的内容和相互

关系以及事情发生或发展的先后顺序排列问题。相同或相似内容和性质的问题应集中在一起，问完一类问题之后再转向另一类问题，避免跳跃性的提问。对有时间关系的系列问题，应按顺时或逆时顺序提问，不要随意更换问题的次序，否则可能扰乱被调查者的思维。④检验信度的问题必须分隔开来。在很多问卷中，研究者有意设置一些高度相关或内容完全相同而形式不同的问题，这些成对出现的问题，目的是检验问卷的信度，它们不能排在一起，否则被调查者很容易察觉并使回答无矛盾，达不到检验的目的。

答案设计　问题答案的格式在一定程度上由问题的特性决定的。一般来说，常用的答案格式有五种：①填空式。常用于一些事实性的、能定量的问题。②二项选择式。在问题后给出"是"和"否"两个答案，或者两个相互排斥的答案。二项选择式测量的是统计学中的"0/1"型变量，由于这种答案格式对于研究者和被调查者双方而言均简便易行，故而应用非常广泛。③多项选择式。问题后的答案超过两个，该格式在问卷设计中应用最广。无论测量的尺度如何，在设计问卷时均可采用多项选择式的答案格式。目前，对于具有连续性特征的变量的测量也多采用多项选择式的答案设计。④图表式。有的问题答案可以用图表的方式列出，被调查者在图表上表示自己的意见。常见的有脸谱、线性尺度、梯形等。其中，线性尺度用得最多，通常绘出一条10cm长的刻度线，线的两个端点分别表示某项特征的两个极端情况，被调查者根据自己的实际情况、看法或意

见，可在线上的适当地方做标记来回答。此种方式实际上将答案视为一种连续的频谱，研究者不必想出许多词来描述答案，而且所得结果是定量资料。⑤排序式。有的提问是为了了解被调查者对某些事情重要性的看法，其答案是列出要考虑的有关事情，让被调查者排序。

问卷评价　问卷的质量直接影响调查结果的质量，关系到调查目的是否能够实现，因此，问卷设计完成后需要对其质量进行评价。主要的评价指标包括可行性、信度、效度、敏感度等，其中，问卷的信度、效度评价最为关键。

信度　所得结果的可靠程度，通过测量结果的稳定性及一致性来判断结果的信度，通常用信度系数来评价。一般将两种或两次测量结果的相关系数作为信度系数。常用的有：①复测信度。用同一问卷在不同时间对同一研究对象进行重复测量，两次测量结果之间的一致性程度。由于研究对象的特征可能随时间发生变化，而且重复测量易受前一次测量的影响，因此，重复测量的间隔时间不宜太长，也不宜太短，以2～4周为宜。一般而言，复测信度系数应该达到0.70以上。②复本信度。设计另外一种与研究问卷在测量内容、应答形式及统计方法等方面高度类似的问卷，同时测量同一研究对象，评价两个问卷测量结果的相关性。但要设计并保证真正的复本问卷是非常困难的。③折半信度。鉴于设计复本问卷非常困难，可以将一个问卷分拆为两半，分别作为各自的复本。但由于分拆的方法很多，不同分拆方法可能得出不同的信度系数，如一个10条目的问卷就

有126种组合方法。实际操作中，最常用的折半法是将问卷分为奇数条目的问卷和偶数条目的问卷。

效度　测量结果与试图要达到的目标之间的接近程度。效度的评价种类很多，但主要可以从四个方面进行评价：①表面效度。从表面上看，问卷的条目是否都是与研究者想要了解的问题有关。这是一个由专家评价的主观指标。②内容效度。评价问卷所涉及的内容，能在多大程度上覆盖研究目的要求达到的各个方面和领域。内容效度也属主观指标。在实际工作中，只能由专家根据自身的经验，判断问卷表达内容的完整性。③结构效度。用两个相关的可以相互取代的测量尺度对同一概念交互测量，如能取得同样结果，可认为有结构效度，一般可用相关分析、因子分析等方法评价结构效度。④准则效度。评价问卷测量结果与标准测量（即准则）之间的接近程度，常用的统计方法为相关分析。

（李宁秀）

suíjī yìngdá jìshù

随机应答技术（randomized response technique）　一种专门用于调查敏感性问题的调查方法。敏感性问题是一些涉及个人隐私、禁忌、秘密或有违社会道德规范的问题。一般情况下，在询问这一类问题时容易引起被调查者的紧张，较难获得真实的回答，用常规性的问卷对这类问题进行调查，真实性较难保证，结果的偏差会较大。虽然可以在问卷设计中用一些技巧，如对敏感性问题采用完全封闭的等级答案，并且不设置否定答案，让被调查者只能在肯定答案中选择；适当地用诱导性提问；将敏感性问题尽量去敏感，用系列事实性的问题去

探寻、推导等，但结果的真实性也不能完全得到保证。因此，发展出了一些专门用于敏感性问题的调查方法，随机应答技术是其中的一种。

随机应答技术的原理是随机化原则和匿名保证。在调查中被调查者不用向调查者泄露回答问题的结果，以解除被调查者怕隐私泄露的顾虑，从而能收集到较为真实的数据，资料通过随机化处理，可以估计出所有被调查者中属于某种情况的比例。但此种方法一般只能获得某事件在某人群中的率，无法知道具体研究对象存在的敏感问题，在使用前要向调查对象充分说明此种方法的保密性，否则达不到预期的效果。

随机应答技术的步骤包括：①设计调查问题。调查问题应该成对，并且构成这对问题的两个提问的答案种数和编码应完全一致，被调查者随机选取一个问题后，仅需要将所选择答案的编码标记在答卷上即可。由于答卷上仅有一套答案编码，没有问题的编号，其他人无从知晓被调查者回答的是哪一个问题，因而有较好的保密作用。在成对问题的设计上有两种方法：一种是成对问题是两个相互对立的陈述；另一种成对问题的设计是第一陈述为敏感性问题，第二陈述是与第一陈述无关的非敏感性问题。②设置一个随机装置。这个装置可以是一个匣子，内装许多黑、白小球，黑白球的比例接近1∶1，一般是60%和40%。③现场调查。首先告知被调查者，匣内有黑、白两种球，若摸取的是黑球，回答第一个问题，若摸取到白球回答第二个问题。然后将匣子内的黑白球混合均匀，请被调查者从匣中随机摸取一球，摸到的是黑

球还是白球都不需要告知调查者，只需要在答卷上选择是与否。④数据处理。代入相应的概率公式中进行计算。

（李宁秀）

社区干预试验 shèqū gānyù shìyàn （community interventional trial）

借鉴实验医学的基本原理，在社区人群中开展的带有实验性质的人群研究，又称现场实验研究。社会医学的社区干预试验主要是在干预的人群中，施行某种社会卫生措施，与对照人群进行比较，观察所采取的措施对干预人群知识、行为和健康状况的影响，以确定某些危险因素与健康的因果关系及社会卫生措施的有效性。

社区干预试验的特点是研究者能人为设置处理因素，控制干扰因素，使实验结果相对纯粹；实验是在人为控制下进行的，因此，可以对研究对象反复地观察，并且实验结果可以被重复。其局限在于社区干预试验的对象是人，人是有自主意识的，在实验中完全对其控制有很大的难度，甚至不太可能；实验是在社会环境中进行，复杂的社会环境中因素多种多样，并且互相联系、互相干扰，不可能像在实验室进行的实验那样完全控制所有干扰因素，有可能影响实验的精确度；社区干预试验很难做到"双盲"，研究对象可能由于实验本身及实验人员的过度关注出现非自然的表现而影响到结果的真实性。

社区干预试验可以分为标准实验、自然实验和模拟实验三种类型。标准实验是通过人为控制或改变某些因素，探索这些因素与疾病及健康之间的因果关系或采取的干预措施的效果。例如，在干预社区的人群中采取控盐措

施，与对照社区人群比较，分析高血压控制情况，以探讨控盐措施在预防和控制高血压中的作用，并可以进一步论证高盐与高血压发生的因果关系。由于标准实验要对研究对象"加以"某些因素或措施，必须注意伦理学问题，"加以"的因素及措施不应该伤害被研究者，并且强调自愿参与、知情同意。自然实验有些类似队列研究，这种研究并不是由研究者对实验对象"加以"某些因素，而是实验对象在日常生活中由于某些原因自己选择了接受这些因素，研究者只需要将这部分人作为实验组，与对照组进行比较研究，如口服避孕药与乳腺癌关系的研究主要采取自然实验。模拟实验主要在实验医学中采用，通过建立动物模型研究疾病发生及发展的机制，观察机体的生理、病理变化及药物的药理作用，后来发展到用志愿者做人体实验。社会医学的现场实验主要用标准实验。

社区干预试验的基本步骤：①准备阶段。包括确定研究对象、建立研究假设；选择研究对象、明确实验现场与对照现场；确定观察内容、观察方法、结局变量，准备实验设备及测量工具；制订干预计划及干预日程表；明确质量控制措施。②实施阶段。标准实验的设计模式包括完全的实验模式和不完全的实验模式两类。完全的实验模式不仅需要设计实验组与对照组，还需要进行干预之前的基线调查。不完全的实验模式又分为两种，一种不设对照组，仅做基线调查，以自身为对照，进行干预前后的结果比较；另一种设立对照组，但没有做干预前的基线调查，仅是干预后将干预组与对照组的结果进行比较。

不完全的实验模式所获得的结果说服力有限，前者的效果很难判定是由于研究"加以"的措施产生，还是其他原因所致；后者因为没有基线，很难判定产生的效果是由于干预措施的作用，还是实验组与对照组本身的不匹配导致。因此，社会医学的现场实验最好采用完全的实验模式。此种模式在实施阶段需要首先进行基线调查；然后对实验组使用干预措施或"加以"干预因素；对实验组与对照组进行观察、测量、记录；到达干预时点后进行干预评估调查。③资料整理、分析及报告撰写。现场实验研究资料的分析需要结合基线调查的情况，比较干预实验后实验组和对照组结果与基线结果的差异、实验组与对照组之间的差异等，在分析的基础上撰写报告。

（李宁秀）

déěrfēi fǎ

德尔菲法（Delphi method）

采用多轮专家函询，形成对某种事物相对一致结果的一种评价技术。它是基于专家会议预测法发展而来，其核心内容是专家进行独立评价，但又可以相互了解、通过多轮协调逐渐形成一致结论。近年来，德尔菲法在社会医学研究中应用得越来越多，主要被用于评价指标的选择和各指标权重的确定；进行卫生计划、卫生管理工作的优选决策，对一些问题开展一致性评价等。

德尔菲法的基本步骤：①设计专家咨询表。这是收集资料的工具，专家咨询表的设计要围绕研究目的构成需要咨询专家的内容，列出每一个内容请专家评价的特征或方面，最好对列出的内容、特征等给予清楚、明确的解释，供专家评价时参考。②选择专家。这是一个关键环节，因为德尔菲法是一种主观评议法，需要评议者对被评价事物有很好的了解及深入的看法，如果参与评价的专家对需要评价的事物一无所知或一知半解，就可能影响到评价的准确性，甚至无法完成评价。在选择专家时应注意，在此方法中所认为的专家并不是严格意义的专家，而是指对所要研究事物有充分了解的"知情人"，为了使研究结果能够代表被评价的事物所涉及的各个方面，使评价结果具有代表性，在选择专家时要考虑各个利益相关集团的"知情人"，尽量将他们都纳入专家组。通常情况下，评价的精确度与专家的人数呈函数关系，随着专家人数的增加，评价的精确度提高，然而随着专家人数的增加，意见的收敛难度也会增加。因此，根据文献报道，专家人数以15～50人为宜。③专家咨询。通过多轮函询的方式征求专家的意见，在每一轮的意见回收后进行汇总，剔除专家共同否定的一些问题，增加专家提出的新建议，如果是将德尔菲法用于指标筛选，还可以计算每个指标的算术均数、满分比、变异系数等，采用界值法剔除一些不被大多数专家认同的指标。在下一轮函询时一般要随函询表将前一轮的分析结果反馈给专家，供他们在评价时参考。一般通过2～4轮的重复咨询，专家的意见趋于一致，即可结束咨询。

（李宁秀）

shēngmìng zhìliàng

生命质量（quality of life，QoL）

不同的文化和价值体系中的个体对与他们的生活目标、期望、标准，以及所关心事情有关的生活状态的体验，又称为生活质量、生存质量。

生命质量最初是社会学概念，20世纪50年代末美国经济学家加尔布雷恩（Calbraith）提出的这一概念。生命质量多应用在社会学领域，主要用一些社会和环境的客观条件指标来评价，如收入与消费水平、受教育程度、就业率、人均住房面积等。20世纪70年代末医学领域广泛开展了生命质量的研究工作，探索疾病及其治疗对生命质量的影响，形成了健康相关生命质量的范畴。

生命质量的提出，与疾病谱的转变和对健康观念的重新认识有关。随着疾病谱的改变，心脑血管疾病、肿瘤等慢性病成为威胁人类生存的主要疾病。这些疾病很难治愈，治疗手段对延长生命的效果并不十分肯定，而治疗本身对患者却常常存在副作用。如何评价治疗的利弊，作为临床试验中的传统终点，生理指标常常与患者的感觉脱节。因此，如果想了解干预对于患者感兴趣的结果产生了何种影响，有必要通过主观评价和报告的方法评价患者的疾病体验。生命质量全面评价疾病及其治疗对患者造成的生理、心理和社会生活等方面的影响。它不仅关心患者的存活时间，而且关心患者的存活质量；它不仅考虑客观的生理指标，而且强调患者的主观感受；它不仅用于临床结局评价，而且还用于保健康复和卫生决策。

医学正在进入一个新的时代，患者的功能状态、良好适应和其他重要的卫生保健信息被常规收集，用以克服现有信息不足所带来的问题。希望最佳使用卫生投入的管理者、希望给予患者最佳健康结局的医生以及评价新的治疗方案和技术的临床研究者都试图利用这些信息比较不同卫生服务的成本和效益。生命质量评价的发展，是多因素作用的结果，包括卫生保健消费者和照料者的诉求，以及公共政策部门、卫生服务提供者和研究者对于卫生费用上涨、医疗技术发展超越延长生存时间的需要以及健康结局多角度测量等的兴趣。

多年来，不少学者对生命质量的概念进行了探讨，但往往从各自的专业出发加以理解，从而导致了生命质量的多义性和复杂化。但研究者普遍认为，疾病给患者的日常生活带来生理、心理和社会生活诸方面的损害，这种损害会影响个体对生活的满意度。生命质量体现了个体对疾病损害的反应，包括生理状态，也包括各种良好适应的感觉，基本的满意度和总的自我价值感。生命质量的概念抽象、复杂，包含的领域多样化，但最终指向个体满意度和自尊。生命质量是主观的评价指标，由被测者自己评价。生命质量建立在一定的文化价值体系下，具有文化依赖性。

对于生命质量的不同理解导致了生命质量构成的差异。例如，阿隆森（Aaronson）认为生命质量是一个多维的概念，主要包括机能状态、心理和社会的良好状况、健康意识和疾病及治疗的相关症状。其中机能状态包括生理、心理、个人角色的功能，良好的心理健康状况涉及精神健康、情绪积极有活力。莫拉雷斯（Morales）认为生命质量主要由下述四个方面组成：生理和职业功能、心理状态、社会互动状况、经济状况或因素。费雷尔（Ferrell）提出一个生命质量四维模式结构，即身体健康状况、心理健康状况、社会健康状况和精神健康状况。

世界卫生组织的生命质量测定包括生理状况、心理状况、独立性、社会关系、环境、宗教信仰与精神寄托六个领域。尽管目前对生命质量的构成尚未形成共识，但绝大多数研究者认同生命质量的测定包括：生理问题（症状，疼痛）、功能（活动）、家庭良好适应、精神、治疗满意度、对未来的取向、性及亲密行为、社会功能和职业功能。

（李 鲁 王红妹）

shēnglǐ zhuàngtài

生理状态（physical status）

反映个人体能和活动能力的状态，通常包括活动受限、角色受限和体力适度等内容。

活动受限 日常生活的活动能力因为健康问题而受到的限制，包括三个层次：①躯体活动受限，例如屈体、弯腰和行走困难等。②迁移受限，如卧床、不能驱车和不能利用交通工具等。③自我照顾能力下降，如不能自行梳洗、穿衣和进食等。通常所说的基本日常生活活动能力是指穿衣、进食、洗澡、上厕所、室内走动等5项指标，这是康复评价最常用的指标。

角色功能受限 包括主要角色活动的种类和数量受限、角色紧张和角色冲突等，健康问题常引起角色功能受限。人的社会角色表现为担当一定的社会身份、承担相应的社会义务、执行相应的社会功能。角色功能反映了躯体健康状况和对通常角色活动的需求，因此，不仅反映患者的生理状态，而且还受心理状态和社会生活状态的影响，是反映患者生命质量的一个综合性指标。

体力适度 个体在日常活动中所表现出的疲劳感、无力和虚弱感。许多疾病并不导致躯体活动受限，但通过降低患者的体力而使其角色功能下降。体力适度是一个相对概念，不同的社会角色在日常活动中所消耗的体力是不同的，因此，病中或病后所表现出的体力适度也是不同的。

（李鲁 王红妹）

xīnlǐ zhuàngtài

心理状态（psychological status）

主要是个体的情绪和意识，所有的疾病都会给患者带来不同程度的心理变化。

情绪 个体感知外界事物后所产生的一种体验，包括正向体验如愉快、兴奋、满足和自豪等，以及负向体验如恐惧、抑郁、焦虑和紧张等。情绪反应是生命质量测量中最敏感的部分，不仅直接受疾病和治疗措施的影响，患者的生理状态和社会功能状态的变化，也会间接地从情绪反应中表现出来。

认知功能 包括时间与地点的定向、理解力、抽象思维、注意力、记忆力以及解决问题的能力等，它们是个体完成各种活动所需要的基本能力。认知功能障碍常常发生于特定疾病或疾病的特定阶段，以及高龄老年人。任何疾病的晚期，都伴有认知功能的障碍，包括机智、思维、注意力和记忆力的损失。但由于认知功能的改变是渐进的，认知功能在生命质量测量中不是一个敏感的指标，是否纳入生命质量测量内容依据研究目的和对象而定。

（李 鲁 王红妹）

shèhuì gōngnéng zhuàngtài

社会功能状态（social functioning status）

包含两个不同的概念：社会交往和社会资源。社会交往根据其深度，可分为3个层次：①社会融合，指个体属于一个或几个高度紧密的社会组织，并以成员身份参与活动；②社会接触，指人际交往和社区参与，如亲友交往和参加集体活动等；③亲密关系，指个人关系网中最具亲密感和信任感的关系，如夫妻关系。许多疾病和治疗都会给患者造成主观上或客观上的社交困难。这些社会交往功能的下降，最终导致社会支持力下降，心理上的孤独感和无助感及个人机会的丧失。社会资源不能被直接观察。社会资源的质量只能由个体来判断并通过向个体直接询问来进行测量。社会资源的测量代表了个体对其人际关系充足度的评判，包括与能够倾听私人问题并提供实质性帮助和陪伴的亲友的联系。对社会资源感到满意的个体往往感觉与别人"连线"或"接合"，感受到被关照、关爱和需要。

（李　鲁　王红妹）

zhǔguān pànduàn yǔ mǎnyidù

主观判断与满意度（subjective assessment and satisfaction）

主观判断指个体对其健康状态、生活状况的自我评判，是生命质量的综合性指标。这类指标在生命质量评价中非常重要，它反映在疾病和治疗的影响下，患者生命质量的总变化，同时也反映患者对未来生活的期望与选择。由于指标是建立在自我意识的基础上，影响因素很多，在实际情况下常常不很敏感。满意度与幸福感指当个体需求得到满足时的良好情绪反应。满意度是对待事件的满意程度，是人的有意识的判断。幸福感是对全部生活的综合感觉状态，产生自发的精神愉快和活力感。在生命质量评价中，满意度用来测定患者的需求满足程度，幸福感用来测定患者整个生命质量水平。

（李　鲁　王红妹）

shēngmìng zhìliàng píngjià

生命质量评价（quality of life assessment）

测量个体或人群在一定时点上的生命质量表现。

评价目的　根据生命质量资料的特点，其评价可概括为三大类：同一时点的横向分析、不同时点的纵向分析，以及生命质量与客观指标的结合分析。横向分析用于比较某个时点不同特征组人群的生命质量。纵向分析可以比较同一组人群不同时点的生命质量，揭示生命质量在时间上的变化规律；也可以比较两组或多组人群的生命质量在时间上的变化规律是否相同。在生命质量作为结果变量之一的临床研究中，除了生命质量，还同时得到多项指标。因此，将生命质量与一些客观指标结合分析，可以起到取长补短，综合衡量患者的健康状况的作用，尤其是与生存时间的结合分析具有重要意义。

评价内容　通常包括生理状态、心理状态、社会功能状态、主观判断与满意度，此外，针对具体疾病的量表还包括疾病症状等内容。生理、心理和社会功能状态是生命质量的重要内容。任何一种疾病或损伤，都会导致这三方面功能的改变。主观判断和满意度评价，反映了个体对健康状态的自我评判以及需求，或期望得到满足时所产生的主观认可程度，是生命质量的综合指标。

评价方法　按照目的和内容不同，生命质量评价可有不同的方法，常见的有访谈法、观察法、主观报告法、症状定式检查法、标准化的量表评价法。这些测定方法是在生命质量研究的发展过程中使用过的，测定的层次和侧重点不同，适用条件也不相同。

目前，标准化量表测定是主流。量表来源于两种途径：①利用现成的量表。②重新制订新的量表。一般说来，针对某一研究需要如果存在适宜的外文量表，应将外文量表的规范引进作为首选，研究成果也能和国际同类工作进行比较。选择量表应检验候选量表的测量主题、测量目的、量表内容以及特性与应用的要求是否符合。制订新量表是一个复杂的系统工程，包括从概念及操作化定义的确立、条目的形成及筛选、量表的考评及修订等一系列过程。

评价实施　①样本量估计。应选择合适的计算公式，并考虑测量目的和分析因素。如果测评目的是反映普通人群的健康状况，样本量应大一些，这样结果比较稳定。如果测评目的是分析临床治疗前后差异，样本量可小一些。分层分析需使每层都有足够的样本量。分层较多时，所需的总样本量增加较快。如果样本获取比较困难，宜以维度、领域甚至总量表作为分析变量并减少分层。②生命质量测量的时间和次数根据研究目的确定。测量次数应尽量减少，以避免出现过多的缺失数据。③被测者的依从性。被测者按要求完成量表的程度是生命质量评价中一个很重要的问题。依从性太低，结果就会有偏倚。量表简短、从患者角度出发设计整个评价过程，以及相关人员的配合有助于提高依从性。④由评价对象自己独立完成评价。很多研究表明，无论是卫生保健人员还是患者亲属都不同于患者的自我评价。代理者是指代替患者进行生命质量测定的其他人，包括家庭成员、亲属、照料者、护士和医生等。一些患者和特殊人群由于健康和文化原因不能自行评价其生命质量，代理者评价可为了解其生命质量提供一定的参考。需要注意的是，代理者评价倾向于以生理标记物作为依据，而患者自评以感觉和日常功能为依据，两者只有中等程度的相关。⑤生命质量资料的统计分析。生命质量包括多个领域，每个领域又分为多个维度和条目，生命质量资料是一种多指标多终点的资料。生命质量的分析不同于一般客观指标的分析，开始时需进行很多的过渡性预处理，如量化记分、逆向指标的正向化等。生命质量分值是没有单位的相对数字，它代表的意义要根据正常人群分值的分布状态来解释。不同量表的测量结果以及同一量表不同维度的得分值不能直接进行比较。在对分析结果作解释时，除了统计学检验结果，还要综合考虑生命质量变化的临床意义、量表的信度和反应度。

评价应用　生命质量评价已广泛应用于临床医学、预防医学、药学和卫生管理学等领域，研究对象包括各年龄和各疾病人群。

人群健康状况评定　一般人群的生命质量评定目的在于了解一般人群的综合健康状况，或者作为一种综合的社会经济和医疗卫生指标，比较不同国家、不同地区、不同民族人群的生命质量和发展水平，以及对其影响因素进行研究。特殊人群或患者的生命质量评定目的在于了解该人群的健康状况或疾病负担，比较分组人群的生命质量及其影响因素。

卫生服务效果评价　传统的健康状况指标如死亡率和平均期望寿命等曾是评价卫生服务效果的主要指标。随着医学模式和健康观的转变，人口老龄化和慢性病等问题的出现，卫生服务的目标已不仅仅是治疗疾病，延长生存时间，人们越来越重视生命质量的提高。除了传统意义上的医学终点，不同疗法或干预措施对于患者生命质量的影响，正在越来越多地得到评价。

卫生服务方案选择　长期以来，有关药物或治疗方法的选择都以医生的专业知识和经验判断为基础。生命质量评价可帮助医生判断具体治疗方案或预防康复措施的实施与否，会对患者今后的生活产生多大的影响。通过测定与评价患者在不同疗法或措施中的生命质量，为治疗和预防康复措施的比较与选择提供新的参考依据。

卫生资源配置决策　卫生决策的重要任务是选择重点投资目标。要做到合理优化地分配卫生资源，就需要确定什么地方需要卫生资源，哪一项投资产生的效果最好。成本–效果分析是配置卫生资源的基本依据。传统的成本–效果分析效果指标往往比较单一、局限，如生存年数、死亡率、患病率等，不能综合反映卫生服务对人群健康的影响。生命质量评价为完善成本–效果分析提供了有效的途径。近年来，许多研究采用生命质量效用值和质量调整生存年等作为效果指标，将成本–效果分析又推进了一步，通常称之为成本–效用分析。对卫生部门来说，最大的效益就是给人群带来更多的生存年数和更好的生命质量。

（李　鲁　王红妹）

huànzhě bàogào jiéguǒ
患者报告结果（patient-reported outcomes，PROs）　直接来自于患者或患者群体的任何有关健康的报告，不仅仅包括健康状况和生命质量，也包括治疗和保健的满意度、依从性和任何其他从患者或患者群体获得的治疗和结果评价。作为临床试验中的传统终点，生理指标常常与患者的主观感觉脱节。因此，如果想知道干预对于患者真正感兴趣的结果产生了何种影响，通过主观评价和报告的方法评价患者的疾病体验是必要的。患者报告结果一般通过访谈、自填问卷、日记等方法获得。

（李　鲁　王红妹）

zhìliàng tiáozhěng shēngcúnnián
质量调整生存年（quality-adjusted life years，QALY）　用生命质量来调整期望寿命或生存年数而得到的一个评价指标，能综合反映人群生命质量和生命数量。在传统寿命计算方法中，有一个不合理的地方，就是把健康人的生存时间和患者的生存时间等同看待。长期失能或卧床的患者，其生命质量是不完善的，应该从他的生存时间中扣除不完善部分，由此获得健康生存时间。计算质量调整生存年，通常用生命质量得分充当一种权重值，计算公式如下：

$$E = \sum W_k \times Y_k$$

其中，E 为质量调整生存年；W_k 为处于 k 状态的生命质量权重值；Y_k 为处于 k 状态的年数。

（李　鲁　王红妹）

fǎnyìng zhuǎnyí
反应转移（response shift）　生命质量自我评价的变化。生命质量是个体主观的评价，在不同的时间点对个体的含义可能发生变化。这种改变是由于个体内在标准、价值取向改变或者对生命质量的重新定义引起的。

举例来说明上述 3 种改变：①使用一个10分的疼痛量表对疼

痛进行评估，其中 0 分表示无疼痛，10 分表示所想到的最严重的疼痛。一个人对其严重的膝盖疼痛评分为 8 分，不久之后他患了更为疼痛的肾结石，此时的疼痛评分为 10 分，他可能认识到先前的膝疼痛只能评 4 分，此时发生了内在测评标准的改变。②一个人最开始认为生理功能比家庭参与更重要，当他的健康状况发生变化后，他可能会发现虽然生理功能很重要，但家庭参与对他更为重要，此时发生了价值取向的改变。③对一个健康人而言，生命质量主要决定于他的活力、生理功能及精神健康，但当他被确诊为癌症并进行治疗之后，他可能会认为生命质量主要决定于他的家庭、躯体疼痛及疲倦程度等，此时发生了对生命质量的重新定义。

反应转移在治疗中能掩饰生命质量的变化，是对生命质量测评效度的一个挑战。反应转移在自我管理项目、姑息护理中可能是一种期望结果，而在另外一些情况下可能是对干预或治疗效果的混淆因素。在生命质量测评中识别和测量反应转移，可以帮助医生理解生命质量的变化，更准确地反映疾病的影响和治疗的效果。

(李 鲁)

shēngmìng zhìliàngcèpíng gōngjù

生命质量测评工具（quality of life instruments）

具有良好信度、效度和反应度的正式标准化测定量表。根据量表内容可以分为通用性量表和特异性量表。通用性量表测量全面的健康和生命质量各个方面，特异性量表关注受疾病或状况影响的特定内容。按是否产生效用值可以分为层面量表和效用量表。层面量表针对生命

质量的各个构成内容，如生理状态、心理状态和社会功能状态等，分别予以评价，以便了解测定对象生命质量各个层面的变化情况。效用量表能获得生命质量的效用值，可用于卫生经济学评价。还有一些生命质量量表仅仅测量生命质量的某个方面，如日常生活自理能力、疼痛等。

生命质量测定量表的构成一般包括条目、维度、领域和总量表 4 个层次。条目是量表最基本的构成元素，所有备选的有关条目的集合称为条目池。维度由若干个可以反映同一特征的条目构成。领域指生命质量中一个较大的功能部分，由若干密切相关的维度构成，如生理领域、心理领域等。若干领域才构成一个完整的量表。

代表性的量表有卡氏功能状况量表（Karnofsky Performance Status，KPS）、诺丁汉健康量表（Nottingham Health Profile，NHP）、疾病影响量表（Sickness Impact Profile，SIP）、线性模拟自我评估量表（Linear Analogue Self-Assessment，LASA）、良好适应状态指数（Quality of Well Being index，QWB）、癌症病人生活功能指数量表（Functional Living Index Cancer Scale，FLIC）、36 条目简明健康量表（MOS 36-item Short form Health Survey，SF-36）、世界卫生组织生存质量测定量表（WHO Quality of Life Assessment Instrument，WHOQoL）、欧洲生存质量测定量表（EuroQoL Five-Dimension Questionnaire，EQ-5D）、癌症治疗功能评价系统（Functional Assessment of Cancer Therapy，FACT）、癌症患者生命质量测定量表 EORTC QLQ 系列等。

(李 鲁 王红妹)

tōngyòngxìng liàngbiǎo

通用性量表（generic instruments）

对健康和生命质量各个方面进行全面测量的量表。测定对象是一般人群或不同疾病或状况的人群，可用于描述一般人群的生命质量状况和不同人群的生命质量的差异。36 条目简明健康量表（SF-36）和欧洲生存质量测定量表（EQ-5D）是代表性通用性量表。

SF-36 量表由美国波士顿健康研究所开发，共 36 个条目，评价健康相关生命质量的 8 个维度，属于"生理健康"和"精神健康"。每个维度的最终评分值均以 0 分为最低值，100 分为最高值，分数越高，生命质量越好。

EQ-5D 量表由欧洲生命质量组织研制，由两部分构成：①应答者回答在移动性、自我照顾、日常活动、疼痛或不适、焦虑或压抑 5 个方面存在问题的程度；②应答者在视觉模拟尺度上标记他们总的健康感觉。

(李 鲁 王红妹)

tèyìxìng liàngbiǎo

特异性量表（disease specific instruments）

测量与特定疾病或状况有关的生命质量的量表。测定对象是特殊人群或特定疾病患者。癌症病人生命质量测定量表（Quality of Life Questionnaire，QLQ）系列和癌症治疗功能评价系统是代表性的特异性量表。

癌症病人生命质量测定量表 QLQ 系列由欧洲癌症研究与治疗组织研制，它是由针对所有癌症患者的核心量表（共性模块）QLQ-C30 和针对不同肿瘤类型、治疗或状况的特异性条目（特异模块）构成的量表群。

癌症治疗功能评价系统由美国结局研究与教育中心研制，是

由一个测量癌症患者生命质量共性部分的一般量表（共性模块）（Functional Assessment of Cancer Therapy-General，FACT-G）和针对一些特定癌症、某些慢性病、治疗和症状的特异模块所构成的量表群。

（李　鲁　王红妹）

liàngbiǎo zhìdìng

量表制订（instrument development）生命质量量表的制订方法是一个复杂的系统工程。①确定所测人群、制订量表类型，以及使用目的。选取一定数量的与生命质量主题有关的人员，如医学专家、医生、护士、患者和社区人群等组成议题小组，专业人员组成核心小组。核心小组解释所测概念的操作化定义及构成，议题小组成员分别独立地根据知识和经验等写出与所测概念相关的条目。将各人提出的条目收回并进行整理，包括归类、筛除和合并等，构成条目池。②确定条目形式及回答选项。条目形式多半采用线性和等级记分法。反应尺度分析通过对可作回答选项的各种程度副词进行定位，选出合适的措辞使选项间等距，从而方便条目量分及统计分析。③对条目池中的各条目进行考察及必要的预试验，并根据结果的统计分析来进行条目选择和改良，制订出初始量表。④初始量表在小样本调查对象中试用，考察量表内容是否与调查对象密切相关、描述是否清晰、理解有无困难、问题和答案的排列是否合适等问题，根据预试结果，修改初始量表。量表的量分通常先进行适当的降维处理，把多个变量综合为少数几个主要的指标，即维度（小方面）、领域和总量表。常用直接累加或加权累加的方法计算初评分。

初评分常需要计算转化分，以消除条目多少的影响，并且使得分在相同的范围内取值以便于比较。

量表是否适用于待测人群需要进行性能测试，信度、效度、反应度和解释度是评价量表质量的基本指标。信度指测量结果反映随机误差引起的变异程度，常用评价方法有复测信度、内部一致性信度、复本信度、折半信度。效度指量表测定了它所要测定的特质或功能，以及测定的程度，常用的评价方法有内容效度、结构效度和准则效度。反应度指量表测出生命质量在时间上变化的能力和程度。解释度指量表得分的含义，如最小重要变化是指从患者或医生角度认为最小有意义变化的量表分数或分数范围。此外，量表特性的全面考评还包括对量表的测量负担、调查方式等进行分析。

（李　鲁　王红妹）

wénhuà tiáoshì

文化调适（cultural adaptations）在不同文化和语言的情景下使用量表，对源量表所作的改编。目前大部分的生命质量测定工具都产生并应用于英语或法语国家。将西方的量表应用于中国不失为一条捷径，但由于文化差异，不能将量表直接翻译过来就使用，而要进行适当的改造，使之成为适合中国文化背景的新的量表，并经过预试和性能测试后才能使用，即汉化。

量表的文化调适包括两个基本步骤：概念和语义等价性，以及测量性能评价。概念等价性指相同概念在不同文化和（或）语言情景下使用的相关性和含义是否相同。语义等价性指条目和选择项等量表内容和测定方式所用字词或语言的内涵和外延的等价

性。改编量表的性能必须重新评价，达到一般标准后方可使用。

（李　鲁　王红妹）

jiànkāng zhìlǐ

健康治理（health governance）通过构建一系列正式和非正式的制度和规则体系，来保障政府、卫生服务提供者、非政府组织、医疗服务使用者、社会公众等众多健康利益相关者的利益表达，责、权、利分配和角色安排，并通过相互间的有效互动来确保一致的政策、策略和行动，以应对和解决各种健康问题、实现公共健康目标的过程。

实现健康治理目标需要强有力的政治领导和持久的政治承诺，需要明确公民、社会有效参与的途径和方式，鼓励人们通过不断的政策、制度、组织、机制创新来解决人们的利益冲突，并促使不同政策领域之间达成健康共识。健康治理的范围可大可小，既可以是地方或次国家层面，也可以是在国家、地区或全球层面。健康治理可以由公共部门来执行，也可以由私立部门或通过公私合作等形式来实现。健康治理概念、理论和相关策略的提出将有助于人们更好地协调和处理多重利益相关者的关系，并通过各种制度和机制安排，落实公众健康参与机制、应对机制和问责机制的实现，帮助人们更好地应对多重健康挑战。

健康治理有下列特点：①治理主体多元化。与以往单纯依赖卫生行政部门及专业医疗卫生机构来推进各种健康管理活动所不同的是，健康治理强调在二者基础之上多元主体的共同参与，特别是政府其他部门的参与以及社会团体、公众以及私立部门和民间组织的参与，从而更好地推动

全民的健康管理行动。②治理机制多样化。除了运用自上而下的行政命令和强制手段外，治理更多强调通过授权与责任、合作与协商等多种机制的建立来实现健康的多层次管理。③治理策略创新。健康治理目标的实现需要各种创新性治理策略相配套。它倡导多元权力中心，通过垂直管理与水平管理的有机整合以及网络治理方式，弱化传统的权威控制，强化协商合作，通过政府、市场和社会的有机互动来解决社会重大健康问题。④治理手段多样化。除了依赖医疗、公共卫生的技术干预手段外，健康治理同样重视和强调管理、政治、经济、社会、文化等综合手段来对健康问题实施管理。除了政府行政手段外，市场机制手段也被广泛地运用，而各种非政府以及非正式制度手段也受到了人们的重视。

（吴群红）

jiànkāng guǎnlǐ

健康管理（health management）　以人们的健康需要为导向，通过对个体和群体健康状况以及各种健康危险因素的全面监测、分析、评估及预测，向人们提供有针对性的健康咨询和指导服务，通过制订健康管理计划，协调个人、组织和社会行动，对各种健康危险因素进行系统干预和管理。其宗旨是更好地调动和整合个人、集体和社会的健康管理资源和行动，通过有效的计划、组织、协调和控制等管理活动来获取最大的健康效果。健康管理的服务对象包括健康人群、亚健康人群、急性病患者和慢性病患者，健康管理适用于所有人群。

步骤　①收集健康管理对象的个人健康信息。了解其健康需要、发现其存在的健康问题、查找健康危险因素，并对健康危险因素进行检测和分析。②健康和疾病风险评估与预测、疾病预警。在收集个人健康信息的基础上，综合运用多种方法对健康问题和健康风险进行分析和评估，预测个人在以后一段时间内发生某种疾病或存在健康危险的可能性，制订健康管理和健康风险干预计划。③实施健康干预。根据健康风险评价结果，提出健康改善策略与措施，制订个性化的健康促进计划及危险因素干预处方。充分调动个人、家庭和社会的积极性，帮助其实施健康计划，通过生活方式干预、膳食营养指导、心理健康干预、运动干预、健康教育和指导等个性化干预措施的综合运用来实现促进健康的目的。④干预效果评价。及时对健康干预的实施效果进行动态追踪，了解存在的问题，评价计划和措施的实施效果，并对干预方案做进一步的完善。上述四个环节是一个长期的、连续不断的、周而复始的过程，只有长期坚持才能取得预期效果。

特征　①连续化：健康危险因素存在于人生的整个过程，必须对这些健康危险因素进行连续化的管理，才能保证对健康管理因素的有效干预。②长期化：健康管理服务提倡为个人提供从"胎儿→死亡"整个阶段的系统化、全程式的服务。③全面化：是一种对个体或人群的健康危险因素进行全面管理的过程。④个体化：每个人的健康危险因素都不尽相同，没有个体化就没有针对性，就不能充分调动个体和群体的积极性，就达不到最大的健康效果。⑤量化：对个体和群体健康状况的评估，对健康风险的分析和确定，对干预效果的评价，都离不开科学量化指标。⑥标准化：标准化是对个体和群体的健康进行科学管理的基础。没有标准化，就不能保证信息的准确、可靠和科学性。⑦系统化：建立在循证医学和循证公共卫生的标准和学术界已经公认的预防和控制指南及规范上的。

策略　通过评估和控制健康风险，达到维护健康的目的。宏观健康管理策略应该是在国家层面的健康资源管理，通过准确的健康监测信息进行循证健康管理决策，科学调整医疗和健康总体战略布局，提高全民的健康水平。微观上，健康管理的策略主要有以下6种。

生活方式管理　致力于对人们不良的行为和生活方式进行干预，运用科学的方法来指导和培养人们的健康习惯，改掉其不利于健康的不良习惯，建立健康的行为和生活方式，最大限度地降低其健康风险暴露水平。这一目标的实现，其中非常重要的是得益于管理者了解各种不良行为和生活方式可能带来的健康风险，并充分认识到这些行为和风险对寿命和健康所造成的不良影响，帮助其制订相关的健康管理计划，并共同实施对这些危险因素进行控制。通过对健康或预防有益的行为塑造方法，促进个体建立健康的生活方式和习惯以减少健康风险因素。促进健康行为改变的主要干预技术措施是教育、激励、训练和市场营销。

需求管理　通过向患者提供决策支持和自我管理支持来鼓励人们合理利用医疗服务。它致力于通过帮助健康消费者维护健康以及寻求适当的医疗保健来控制健康消费的支出和改善对医疗保健服务的利用。需求管理并不是

不需要利用卫生服务，而是要减少对不合理的和非必需的医疗服务的利用，帮助人们维护好自身的健康和更合理地利用医疗卫生服务。通过为人们提供各种可能的信息和决策支持、行为支持以及其他方面的支持，帮助其在正确的时间、正确的地点，寻求恰当的卫生服务。

疾病管理 包含目标人群筛选、循证医学指导、协调医疗服务与其他辅助服务、患者自我管理教育、过程和结果的预测和管理、定期报告与反馈，其主要目的是提高患者的健康状况和减少不必要的医疗费用。疾病管理与传统的单纯疾病治疗不同，它一改传统的患者被动参与者角色为主动参与者角色，它不是一次性治疗活动，而是疾病和健康管理的连续性过程，并高度重视疾病治疗措施和其他干预措施协调管理。虽然不同国家的疾病管理计划各有不同，但都包含相同的基本要素，即重视对患者进行教育并鼓励患者合理用药，了解和监测服药症状；依据循证医学指导对患者的临床症状和治疗计划进行监测；强调对所有医务人员和医疗卫生机构提供的服务进行协调。

灾难性病伤管理 "灾难性"可以是指对健康危害十分严重，也可以是指其造成的医疗费用巨大，如癌症、肾衰竭、严重外伤等。灾难性病伤管理具有复杂性和艰难性，这是由于为灾难性病伤的患者及其家庭提供各种医疗服务往往是一个长期和复杂的医学过程，而且由于治疗费用的昂贵会给个人和家庭带来很大的经济和心理压力，此外，患者在患病后能否得到及时有效的治疗，又常常受到家庭、经济、保险等多方面因素的影响。灾难性病伤的管理主要致力于对患者和家属的健康教育、综合疾病管理计划的制订、患者自我管理目标的实现，以及通过协调多学科及部门疾病管理行动，实现灾难性疾病患者在临床、经济和心理上都能获得最优化结果，以最大程度地满足患者的多重服务需要。

残疾管理 目的是减少工作地点残疾事故的发生率以及由此给人们带来的健康和经济损失。对于雇主来说，残疾的真正代价是伤残带来的生产力损失。因此，残疾管理将从雇主的角度出发，通过对不同伤残程度人员的积极管理，使残疾造成的劳动和生活能力下降的损失降到最小。残疾管理的重要内容之一是找出工作场所存在的、潜在的、可能导致伤残发生的各种隐患，并通过教育和早期干预行动来预防或最大限度减低工作场所残疾的发生，以确保工作环境的安全；对于已经发生的伤残，确保其在伤害发生时能够得到及时的治疗。此外，应对因伤残导致的工作缺席做出妥善安排，帮助伤残人员采取有效措施来应对残疾给其工作和生活带来的各种限制和障碍；提供及时的医疗和康复及其他必要的帮助和支持，并为其返回工作场所提供相应的帮助。残疾管理在具体管理活动中常包括以下工作内容：预防伤残发生，防止残疾恶化，注重残疾人的功能性能力恢复而不仅是患者疼痛的缓解，制定衡量实际康复和返工的标准，详细说明残疾人今后行动的限制事项和可行事项，评估医学和社会心理学因素对残疾人的影响，帮助残疾人和雇主进行有效的沟通，实行循环管理。

综合人群健康管理 采用多种健康管理策略相结合的办法来更好地满足个体的多样化的健康管理需要。一般来说，雇主需要对员工进行需求管理、伤残管理和大病管理，医疗保险机构和医疗服务机构除了需要开展疾病管理外，同样也需要其他多种健康管理策略的综合运用。

意义 健康管理对于提高人们健康水平、促进社会健康发展等具有重大的现实意义，表现在：①有利于树立正确的健康观念。在健康管理中，通过健康教育，来帮助人们树立正确的健康观。②预防控制健康危险因素。通过健康管理，服务对象能得到可量化的健康危险性评估和综合可信的健康评价报告，改变以往健康体检缺少后续服务的状况，从而对服务对象实施全程的健康促进。③减少或防止疾病的发生。通过健康管理，对无病者或疾病早期患者进行有效的干预，从而减少疾病发生的风险，大大降低许多疾病的发病率、致残率和死亡率，提高生活质量并延长健康寿命。④有利于控制医疗卫生费用。健康管理通过降低个人健康风险和疾病发生率，可以降低个人医疗费用支出和政府医疗费用的投入。⑤有利于满足人群日益多样化的健康需要。随着社会的发展以及人们健康观念的转变，人们对健康需要已由单一的疾病治疗需要向疾病预防、保健、健康促进等多方面需要转化，而通过系统、完整、全程和连续的健康管理能够满足人们多样化的健康需要。

(吴群红)

zìwǒ jiànkāng guǎnlǐ

自我健康管理（health-self management） 对未患疾病的个体而言是一种保持健康状态的能力，包括对自身健康状况的认识、对健康知识的了解及健康生活方式的选择等；对患病的人而言是处理疾病所必需的能力，包括对疾病症状的认识、治疗以及生活方式的改变等。有效的自我健康管理，不仅可以使患者了解自己的病情，维持满意的生活质量，还可以对其行为和情绪方面进行有效的调节。增强自我健康管理者对自身相关健康风险因素及疾病的认识，引起行为的改变，从而提高生活质量，改善临床结果。因人而异制订健康教育计划，形成良好的生活习惯，培养健康的责任心是取得良好效果的重要保障。自我健康管理的核心是预防控制自身的健康危险因素，落实"三级预防"，不断提高健康知识水平，促使个体自觉采纳有益于健康的行为和生活方式，消除或减轻危害健康的危险因素，以达到疾病预防、治疗、康复、增进身心健康、提高生活质量和健康水平的目的。对于慢性病患者而言，进行自我健康管理，有助于增进他们对疾病的了解，可通过调整自身行为控制疾病，能增强患者对科学用药的依从性，提高自我管理能力，以更好地管理疾病。

自我管理　在应对慢性疾病的过程中，发展起来的一种管理症状、治疗、生理和心理社会变化，以及改变生活方式的能力。通过提供各种自我管理支持的手段，由患者自己承担一定的治疗性和预防性保健任务。慢性病的管理需要患者的主动参与，其最终目的是使患者能够进行有效的自我管理。

自我管理行为的内容：①患者用于维持和改善健康状况的行为。②监测自身症状和体征，遵从治疗方案的行为。③对于疾病

所带来的身体功能、情绪和人际关系方面的负面影响，如何应对和处理的行为。自我管理的理论基础和内容主要来源于社会认知理论，即个体行为是以个体的认知能力为核心，是环境、认知和行为三者之间相互作用的结果。由于大多数慢性病具有病程长、与患者个人观念及生活行为习惯密切相关的特点，因此，在慢性病治疗及预防并发症的过程中，除医务人员提供的医疗服务外，患者的自主参与和连续性的自我管理支持就显得尤为重要。

有效的自我管理有助于患者及家庭以尽可能减少与慢性病相关的并发症、症状和残疾的方式遵守治疗方案。患者及给予照护者必须了解自我管理战略，并有动力在长时间内每日实施。自我管理培训（如坚持服药、不断锻炼、获取适当营养、保持正常睡眠以及戒断烟草）可减少后续就医的频率，并在长时间内将是经济有效的。

常用的评价指标有自我效能感、抑郁情绪、健康行为、健康状况、生活质量和卫生服务利用率。

自我管理教育　通过健康教育的手段教会患者自我管理疾病的知识和技能，将患者的健康状况维持在一个较好的水平，提高他们的生活质量，让他们像正常人一样生活。其核心理念是强调患者在慢性疾病管理中的中心作用。自我管理教育比单纯的说教式的健康教育更有效，通过教给患者解决问题的技巧，使患者采纳有利健康的行为和生活方式，去除或减少影响健康的危险因素，提高患者及家属对疾病相关知识的认知，从而提高患者及家属的遵医行为，并有利于疾病的康复。

自我管理教育在慢性病治疗中发挥重要作用，其管理方法具有较好的有效性和可行性。①自我管理教育调动了患者的主观能动性，增强了自信心和强化了患者主动参与意识，使其积极参与到自己的健康决策和自我管理中来。②通过自我管理教育，患者掌握了疾病有关知识，通过自我调控饮食、运动、心理，使疾病得到有效控制。③实施自我管理教育能满足患者了解疾病知识的需求，使患者增强自我保健意识，提高自我控制能力。④自我管理教育促使患者改变易怒、急躁等不良情绪，调整好心态，以积极的态度面对各种问题，有利于患者的全面康复。

自我管理教育效果的影响因素包括：患者的受教育水平、病程长短、病情严重程度、社会支持和自我效能，其中自我效能是最重要的影响因素。

自我效能　人们对成功实施达成特定目标所需行动过程的能力的预期、感知、信心和信念。理论上具有4层含义：①个体对其行为能力的主观判断和评估。②个体整合其各种能力信息的自我生成能力。③具有领域的特定性，即个体对完成不同的任务，达成不同的特定目标，其自我效能判断有所不同。④形成后最终会成为个体的一种内在自我信念。

自我效能可直接影响到个体执行某项活动的心理过程的功能发挥，它可以：①影响人们的行为选择。人们尽量回避那些他们认为超过自身能力所及的任务和情境，而承担并执行自感可以应付的活动。②影响人们的努力程度和对困难的态度。当人们感觉自己在某项工作有较高的自我效能时，努力程度就会越高，越能

够坚持下去。当遇到困难时，那些对自己能力怀疑的人会放松努力，甚至完全放弃；而具有很强自我效能感的人则会以更大的努力去迎接挑战。③影响人们的思维方式。自我效能感高的人会采取积极的行动解决问题，相反，自我效能较低的人会过多想到个人不足，将潜在的困难看得比实际更严重，进而会降低努力水平，影响问题的解决。

自我效能的全面测评包括3个方面：①量，即个体所拥有自我效能的多少。②强度，即个体对其行使某一特定行为能力的肯定程度。③预测度，即个体对某一行为的自我效能感与实施该行为的正性相关程度。一般来说，个体所拥有的自我效能量越大、强度越强、预测度越高，对行为的采取、坚持和努力程度正性影响作用越大。目前可供医学研究用的自我效能测量表有两种：一种为通用型，如健康行为自我效能量表。该量表测评人们在应对、缓解压力、健康决策、享受生活等健康维持与促进行为方面的自我期望效能。另一种为专用量表，适用于特定行为或特定疾病患者的自我效能测定，如戒烟自我效能量表、糖尿病患者自我效能测评量表等。

（吴群红）

jiātíng jiànkāng guǎnlǐ
家庭健康管理（family health management）
使处于健康状态的家庭成员得到科学化、系统化、个性化的健康教育与指导，并进行定期健康评估，保持健康低风险水平，尽享健康人生；使处于亚健康状态的家庭成员在健康顾问的指导下定期监控健康状态，改善不健康的生活方式，降低患病危险因素，提高整体健康水平；使处于疾病状态的家庭成员享受到便捷、高质量的诊疗服务，促进其积极参与自身健康改善计划，延缓疾病进程，提高生命质量。

家庭健康管理在家庭生活中包括：儿童健康管理、孕产妇健康管理、老年健康管理、中年健康管理、视力管理、血压管理、血糖管理、血脂管理、体重管理、运动管理、疲劳管理、疼痛管理、减压管理、家居健康管理等。

（吴群红）

shèqū jiànkāng guǎnlǐ
社区健康管理（community health management）
以改善社区居民健康为目标，通过对社区居民健康需要、问题及影响因素的分析，实施社区健康诊断，查明社区主要健康问题及其产生根源和机制，制订优先干预清单和社区健康管理干预计划，通过健康教育、膳食指导、运动锻炼、不良环境改造等综合社区卫生服务和健康管理活动的开展，实现提升社区居民整体健康水平的目标。实现社区健康管理目标，不仅需要有效挖掘卫生系统内部资源，还应注重对卫生系统之外其他社区组织资源的充分挖掘和利用。因此，必须重视和强调专业卫生机构、政府与社区组织、社区居民共同参与健康管理行动。通过新型社区伙伴组织和合作机制的建立，通过创新性的管理和治理手段的探索，实现更广泛的社会动员和参与，通过有机协调和整合社区的健康管理资源，更好地满足社区居民多元化的健康需求。

（吴群红）

jiànkāng wēixiǎn yīnsù
健康危险因素（health risk factors）
能使疾病或死亡发生的可能性增加的因素，或能使健康不良后果发生概率增加的因素。包括环境、生物、社会、经济、心理、行为等因素。

特点 尽管健康危险因素自身的性质及其对健康的作用千差万别，但具有4个共同的特点。

潜伏期长 在危险因素暴露与疾病发生之间常存在较长的时间间隔，人们一般要经过多次、反复、长期的接触后才会发生疾病，即健康危险因素对健康的危害有一个长时间的过程。潜伏期因人、因地而异，并且受到很多因素的影响。例如，肺癌患者的吸烟史往往达数十年；高盐、高脂肪、高热量饮食，更是要通过长年累月的不断积累，最后才会引发心脑血管疾病。潜伏期长，使危险因素与疾病之间的因果联系不易确定，这对于判断病因和疾病预防工作是不利的；但由于潜伏期长，可在其间采取有效的防治措施，这又为阻断危险因素的危害提供了时机。

特异性弱 许多危险因素的广泛分布及混杂作用，在一定程度上削弱了危险因素的特异性作用。特异性弱，使得一种危险因素与多种疾病相联系，如吸烟既是肺癌的危险因素，又是支气管炎、心脑血管系统疾病和胃溃疡等疾病的危险因素。特异性弱也可以表现为多种危险因素引起一种慢性病，如高脂、高热量饮食、盐摄入量过多、吸烟、紧张和静坐作业方式和肥胖等都对导致冠心病的发生起重要作用。由于危险因素与疾病之间特异性弱，加上存在个体差异，容易引起人们对危险因素的忽视，针对这些危险因素的健康促进显得尤为必要。

联合作用 随着大量危险因素越来越多地进入了人们的生产、生活环境，导致了健康危险因素的多重叠加。一因多果、多因一果、多因多果、因果关系链和因果关系网络模型的提出，提示多种危险因素联合作用的大量存在。如高血压、高血脂和吸烟等危险因素的联合作用可以数倍甚至数十倍地增加冠心病的发生概率。

广泛存在 危险因素广泛存在于人们日常生活和工作环境之中，各危险因素紧密伴随、相互交织。其健康危害作用往往是潜在的、不明显的、渐进的和长期的。这无形中增加了人们对危险因素的发现、识别、分析和评价方面工作的难度，尤其是当不利于健康的观念已经内化成为人们的文化习俗，并成为人们的思维定势时，以及当不利于健康的行为已经成为人们的行为方式和习惯时，对这种危险因素的干预将会非常困难。因此，深入、持久、灵活、有效的危险因素干预策略将变得非常重要。

分类 健康危险因素分类可以有多种形式，有直接健康危险因素和间接健康危险因素；有群体健康危险因素和个体健康危险因素等。尽管引起人类疾病和死亡的危险因素包含了极其广泛的内涵，但通常将其概括成以下4类：

环境危险因素 包括自然环境危险因素和社会环境危险因素。自然环境中影响健康的生物性危险因素有细菌、病毒、寄生虫、生物毒物等，它们是传染病、寄生虫病和自然疫源性疾病的直接致病原。自然环境中的物理性危险因素有噪声、振动、电离辐射、电磁辐射等。化学性危险因素有各种生产性毒物、粉尘、农药、交通工具排放的废气等。理化污染是工业化、现代化带来的次生环境危险因素，是日益严重的健康杀手。随着人类社会现代化、网络化、信息化步伐的不断加快，社会环境因素正对人类健康施加着越来越大的影响。国家间，地区间、群体间的健康差距呈现加大趋势。由于贫困导致教育机会减少，从而在一定程度上又造成对其发展能力的剥夺，进一步导致社会地位的低下，引起精神压抑、社会隔离、就业困难及生存压力。这些健康危险因素相互叠加、互为因果，最终落入贫困影响健康，不健康又导致更贫困的恶性循环。

心理、行为危险因素 心理因素以情绪为中介变量影响人的神经、内分泌和免疫调节平衡，进而导致健康损害和疾病。现代研究表明，长期情绪压抑是所有肿瘤的重要危险因素。此外，心理因素还通过影响人的行为生活方式而危害健康。现代社会竞争日益加剧、职业紧张和生活压力加大等因素所导致的心理和精神疾患不断增加。由于人类不良的生活行为方式而创造出来的健康危害，又称自创性危险因素。随着人类疾病谱的改变，与不良行为生活方式密切相关的慢性病越来越成为人类健康的主要威胁。据统计，心脏病、肿瘤、脑血管病和意外伤害占总死亡数的70%以上，是主要死亡原因的前4位。而造成前4位死亡原因的危险因素与人类的行为生活方式密切相关。

生物遗传危险因素 随着医学的发展及人们对疾病认识的不断深入，人们发现无论是传染病还是慢性非传染性疾病的发生都与遗传因素和环境因素的共同作用密切相关。随着分子生物学和遗传基因研究的发展，遗传特征、家族发病倾向、成熟老化和复合内因学说等都已经在分子生物学的最新成就中找到客观依据。

医疗卫生服务中的危险因素 医疗卫生服务系统中存在各种不利于保护并增进健康的因素，例如，医疗行为中开大处方、诱导过度和不必要的医疗消费；医疗程序中院内感染，滥用抗生素和激素；医疗服务质量低下、误诊漏诊等都是直接危害健康的因素。广义上讲，医疗资源的不合理布局，初级卫生保健网络的不健全，城乡卫生人力资源配置悬殊以及重治疗轻预防的倾向和医疗保健制度不完善等都是可能危害人群健康的因素。

作用过程 了解危险因素对人体健康的作用过程，能有效地促进对慢性非传染性疾病危害因素和前驱症状采取有效的预防与控制措施。当疾病尚未形成前，采取积极的预防措施，减少危险因素的危害，防止疾病发生；在疾病已经形成的情况下，及时治疗，降低疾病诱发因素的作用，控制疾病的发展，促进患者恢复正常功能，减少劳动能力的损失。目前，将危险因素对人体健康的影响分为6个阶段。

无危险阶段 假设人们的周围环境和行为生活方式中不存在危险因素，预防措施是保持良好的生产生活环境和健康行为生活方式。通过健康教育使人们认识危险因素的有害影响，防止可能出现的危险因素。

出现危险因素 随着年龄增加和环境改变，在人们的生产生活环境中出现了危险因素，由于作用时间短暂及程度轻微，危险因素并没有产生明显的危害，或对人体危害作用还不易被检出。如果进行环境因素检测或行为生活方式调查，可发现危险因素的存在。

致病因素出现 随着危险因素数量增加及作用时间延长，危险因素转化为致病因素，对机体产生危害的作用逐渐显现。这一时期人们处在可能发生疾病的危险阶段，由于机体防御机制的作用使致病因素弱化，疾病尚不足以形成。如果及时采取干预阻断措施，停止危险因素的作用，可以阻止疾病的发生。

症状出现 疾病已经形成，症状开始出现，组织器官发生可逆的形态功能损害，用生理生化的诊断手段可以发现异常的变化。常用筛检手段在正常人群中及时发现无症状患者是有效的预防策略，通过早期发现、早期治疗，及时阻止危险因素的作用，使病程逆转恢复健康是可能的。

体征出现 症状和体征可能并行或程度不一地先后出现。患者明显感觉机体出现形态或功能障碍，并因症状和体征明显而主动就医。即使停止危险因素的继续作用，一般也不易改变病程。积极采取治疗措施可以改善症状和体征，推迟伤残和减少劳动能力的丧失。

劳动力丧失 由于症状加剧，病程继续发展，丧失生活和劳动能力，主要措施是康复治疗。

（吴群红）

jiànkāng wēixiǎn yīnsù píngjià

健康危险因素评价（health risk appraisal，HRA）

研究危险因素与慢性病发病及死亡之间数量依存关系及其规律性的一种技术方法。它研究人们在生产环境、生活方式和医疗卫生服务中存在的各种危险因素对疾病发生和发展的影响程度，以及通过改变生产和生活环境，改变人们不良的行为生活方式，达到降低危险因素的作用及可能延长寿命的程度。

健康危险因素评价的 3 个基本核心内容：估计、评价和教育。健康危险因素评价通常通过自填调查表，或通过生物医学测量的方式来评价个体的疾病或死亡风险，通过评价结果为人们提供降低健康风险、改变不健康行为的具体健康教育信息。

评价步骤 健康危险因素的评价方法主要包括临床评价、健康过程与结果评价、生活方式和健康行为评价、人群健康评价等。下面以个体健康危险因素评价为例，介绍健康危险因素评价的基本步骤。

资料收集 包括：①当地性别、年龄别和疾病分类的发病率（患病率）和死亡率。这些资料可以通过死因登记报告、疾病监测等途径获得，也可通过回顾性调查获得。一般选择当地该年龄组最重要的、并具有确定危险因素的 10～15 种疾病作为评价对象。②个人健康危险因素。采用问卷调查、询问疾病史、体格检查和实验室检查收集有关个人的健康危险因素，健康危险因素包括行为生活方式、环境、生物遗传、医疗卫生服务和疾病史等 5 个方面。

资料分析 包括：①将危险因素转换成危险分数。危险分数是根据人群的流行病学调查资料（如各种危险因素的相对危险度及其人群中的发生率），经过一定数理统计模型（如 logistic 回归模型、综合危险因素模型等）计算得到；还可以采用专家经验评估方法，由相关专业的专家参照病因学与流行病学研究的最新成果，结合危险因素与死亡率之间联系的密切程度，将不同水平的危险因素转换成各个危险分数。总之，危险因素与死亡率之间的数量依存关系是通过危险分数转换这个中间环节来实现的。②计算组合危险分数。流行病学调查结果证明，一种危险因素有可能对多种疾病产生作用，多种危险因素对同一种疾病可产生联合作用。因此，在多种危险因素并存的情况下，计算组合危险分数可以较好地反映危险因素之间的联合作用。③计算存在死亡危险。存在死亡危险表明在某一种组合危险分数下，因某种疾病死亡的可能危险性。④计算评价年龄。依据年龄和死亡率之间的函数关系，按个体所存在的危险因素计算的预期死亡率水平，求出评价年龄。⑤计算增长年龄。通过努力降低危险因素后可能达到的预期年龄，根据已存在的危险因素，提出可能降低危险因素的措施后预计的死亡水平，求出增长年龄。⑥计算危险因素降低程度。根据医生的建议改变现有的危险因素，危险能够降低的程度用存在死亡危险降低百分比表示。

评价应用 健康危险因素评价按其应用的对象和范围，可以分为个体评价和群体评价。

个体评价 主要通过比较实际年龄、评价年龄和增长年龄三者之间的差别，以便了解危险因素对寿命可能影响的程度及降低危险因素之后寿命可能延长的程度。一般来说，评价年龄高于实际年龄，表明被评价者存在的危险因素高于平均水平，即死亡概率可能高于当地同年龄性别组的平均水平。增长年龄与评价年龄之差，说明被评价者采取降低危险因素的措施后，可能延长的寿命年数。

根据实际年龄、评价年龄和增长年龄三者之间不同的量值，评价的结果可以分为 4 种类型：

①健康型。个体的评价年龄小于实际年龄，说明个体危险因素低于平均水平，预期健康状况良好。②自创性危险因素型。个体的评价年龄大于实际年龄，并且评价年龄与增长年龄的差值大，说明个体危险因素高于平均水平。由于这些危险因素多是自创性的，可以通过自身的行为改变降低或去除，可较大程度地延长预期寿命。③难以改变的危险因素型。个体的评价年龄大于实际年龄，但评价年龄与增长年龄之差较小。这表明个体的危险因素主要来自既往疾病史或生物遗传因素，个人不易改变或降低这些因素，即使有改变，效果也不明显。④一般性危险型。个体的评价年龄接近实际年龄，死亡概率相当于当地的平均水平，个体存在的危险因素类型和水平接近当地人群的平均水平，降低危险因素的可能性有限。

此外，健康危险因素的个体评价还可以针对某一特殊危险因素进行分析。例如，仅减少吸烟的危险因素，或控制超重的危险因素，用同样方法计算增长年龄，从它与评价年龄的差值大小说明某一种危险因素对个体期望寿命可能影响的程度。危险因素对个体期望寿命影响的程度同样可以用改变危险因素后危险因素降低程度来说明。

群体评价　健康危险因素群体评价是在个体评价的基础上进行的，一般可以从以下几个方面开展评价和分析：①不同人群的危险程度。首先进行个体评价，根据实际年龄、评价年龄和增长年龄三者之间的关系，将被评价者划分为上述的 4 种类型。进行不同人群的危险程度分析时，可以根据不同人群危险程度的性质区分为健康组、危险组和一般组 3 种类型。然后，根据人群中上述 3 种类型人群所占比重大小，确定不同人群的危险程度，将危险水平最高的人群列为重点防治对象。一般而言，某人群处于危险组的人越多，危险水平则越高。可以根据不同性别、年龄、职业、文化和经济水平等人群特征分别进行危险水平分析。②危险因素的属性。大多数与慢性病有关的危险因素是由行为生活方式所致的，是自我行为选择的结果。这一类危险因素是可以通过健康教育和行为干预发生转变和消除的。计算危险型人群中难以改变的危险因素与自创性危险因素的比例，可以说明有多大比重的危险因素能够避免，以便有针对性地进行干预，从而提高人群的健康水平。③分析单项危险因素对健康的影响。计算某一单项危险因素去除后，人群增长年龄与评价年龄之差的平均数，将其作为危险强度，以该项危险因素在人群中所占比例作为危险频度，将危险强度乘以危险频度作为危险程度指标，来表示该项危险因素对健康可能造成的影响。某一单项危险因素对整个人群健康状况的影响程度，不但与它对个体的影响程度有关，还与其在人群中的分布范围有关。有些危险因素虽然对个体影响较大，但在人群中分布范围有限，它对人群总体的危险程度并不严重；相反，有些危险因素对健康影响并不十分严重，但由于其在人群中分布范围较广，就成为值得重视的因素了。

（吴群红）

wèishēng fúwù yánjiū

卫生服务研究（health service research）　从卫生服务的供方、需方和第三方（如决策方、医疗保险公司等）及其相互之间的关系出发，研究卫生系统为一定的目的合理使用卫生资源，向居民提供预防、保健、医疗、康复、健康促进等卫生服务的过程。研究范畴包括理论研究、发展研究、政策分析以及卫生服务的计划、组织、管理、制度、政策、指导、实施、质量控制、激励、效益和效果评价等。基本程序由卫生服务的计划、实施及评价 3 个互相衔接、循环发展的环节所组成。世界各国卫生服务研究的问题视其社会经济发展水平、文化背景、卫生服务体系、医疗保健制度等不同而不尽相同。尽管卫生服务研究在中国起步较晚，但现已发展成为社会医学与卫生事业管理学科的一个重要研究领域。

目的　科学合理地组织卫生事业，以有限的卫生资源尽可能地满足广大居民的卫生服务需要，从而提高居民的健康水平和生活质量，改善社会卫生状况。卫生服务研究从宏观和微观两个方面，广泛采用比较的方法，重点研究卫生服务需要、卫生资源供给、卫生服务利用三者之间的关系，研究人群卫生服务需要量和利用率水平及其影响因素，从而为各级政府及相关职能部门提供合理配置、有效使用卫生资源，科学组织卫生服务，制订卫生工作的方针、计划、策略、政策的指导原则、基本程序和工作方法。

在当今卫生服务研究领域中，世界各国普遍关注的 3 个问题是：①提高卫生服务普及程度和居民接受卫生服务能力，即保证卫生服务利用的社会公平性。②控制医药费用，提高卫生服务的社会效益和经济效益。③改进卫生服务质量，提高居民健康水平和生活质量。

进展 中国开展较系统的卫生服务研究起始于1981年，中美两国科技人员在科技合作项目中对上海县卫生服务状况进行描述性综合研究。该研究系统考察了中国上海市上海县卫生服务，并将某些有代表性的、综合性的居民健康和社会卫生状况指标与美国华盛顿县进行了对比分析。上海县卫生服务研究开创了中国卫生服务系统研究的先例，其研究经验以及所采用的定性与定量相结合的快速评估技术与方法，尤其是家庭健康询问调查方法具有十分重要的示范与指导作用。30多年来，中国学术界和卫生工作者围绕卫生改革与经济社会协调发展中的热点和焦点问题，开展理论和实证方面的调查研究一直持续不断，无论是研究的广度还是研究的深度都取得了一些长足的进步，归纳起来主要体现在以下4个方面：①上海县卫生服务研究经验的迅速推广。自20世纪80年代中期以来，中国已有300多个市、县进行过城乡居民卫生服务抽样调查，收集了大量城乡居民健康状况、医疗需要量、卫生服务利用量及卫生资源信息，为制订与评价区域性卫生发展规划，推动卫生事业现代化、科学化管理发挥了重要作用。②卫生服务研究范围、内容和对象的进一步拓展。中国卫生服务研究范围从农村向城市，从东部沿海地区向西部内地乃至全国范围拓展；研究内容由单一的医疗服务向预防、保健、护理、康复等领域拓展；研究对象从总人群向特殊人群或弱势人群（老人、妇女、儿童、残疾人、流动人口、少数民族人口、贫困人口、部队指战员等）拓展。国家卫生主管部门在总结、吸收国内外卫生服务调查

经验的基础上，采用多阶段分层整群随机抽样的方法，分别于1993年、1998年、2003年、2008年和2013年进行了5次国家卫生服务抽样调查。这些调查研究获得的信息不仅为各级政府及有关部门制定卫生事业发展规划和政策，调控卫生服务的各种供求关系，进行科学管理和评价提供了客观依据，而且积累了比较丰富的卫生服务调查的经验。③卫生服务调查研究方法的发展。为准确掌握居民健康状况、卫生服务需要量和利用率水平，弥补一次性横断面家庭健康询问抽样调查的缺陷和常规登记报告资料的不足，重复性或连续性的家庭健康询问抽样调查方法已在国内一些卫生服务研究项目中被采用。研究方法也已从初始阶段的横断面描述性研究向纵向的时间序列研究、分析性研究、前瞻性的干预研究发展，从而使获得的研究结论更具说服力、科学性和有效性，加速了中国卫生服务现代化、科学化管理的发展进程。④多学科融合参与卫生服务研究格局的形成。在卫生服务改革与发展进程中，保障卫生服务公平、提高效益、改善质量是一个错综复杂的社会问题和政治问题。近20年来，社会学、政治学、人口学、管理学、经济学、公共卫生与预防医学等多学科的专家学者逐步改变"就卫生论卫生"的研究思路，通过相互合作与融合，开阔视野，共同参与到卫生服务研究中来，采用多学科方法，将卫生服务改革与发展中的热点和焦点问题置于现阶段中国全面建设小康社会及健康中国的大背景和框架下进行审视与研讨。当今国内的研究领域和热点问题主要集中在新一轮医药卫生体制改革中的

基本医疗保障制度、国家基本药物制度、基层医疗卫生服务体系、基本公共卫生服务均等化、公立医院改革试点等方面的理论、策略、方法探讨及其实证研究。

内容 世界各国的卫生服务研究的内容都是根据本国的社会、经济、文化等特征以及面临的卫生服务问题而各有所侧重。20世纪80年代以来，中国的社会经济环境发生了广泛而深刻的改变，卫生服务体系和健康保障制度发生了一系列显著变化，提出了许多亟待研究的问题和配套改革的任务，同时拓展了中国卫生服务研究的领域，具体内容包括下列6个方面：①社会因素对卫生系统的影响。社会因素对卫生系统有着重要影响，有时甚至是决定性的影响。一个国家卫生系统的组织形式取决于其历史传统、社会制度、政府的组织结构，以及所处的社会经济发展阶段。合理组织卫生服务，充分发挥卫生资源的作用是组织卫生服务体系的基本原则。卫生服务研究可以为卫生组织和机构的设置提供科学依据。②评价人群的医疗卫生服务需要。了解人群觉察到的和潜在的卫生服务需要量及其影响因素。人口学特征及人群健康水平是决定卫生服务需要量的基本因素，社会、经济、文化、行为因素和医疗保健制度对卫生服务需要量具有重要影响。随着社会经济的发展和生活水平的提高、医学模式的转变、健康观念的更新，人们对卫生服务提出了新的需求。因此，研究人群卫生服务需要量不能满足的程度及其影响因素，可以为改善卫生服务指明方向和重点。③卫生资源的合理配置和有效使用。卫生资源是开展各种卫生服务所需的社会资源的总和，

包括人力资源、财力资源、物力资源、技术资源、信息资源等要素。以提高人群健康水平为中心，以满足社会需求为导向，合理配置卫生资源，提高资源的利用率和公平性。④卫生系统的组织结构与功能。一个国家或地区卫生系统的组织结构及其功能是历史演变的产物。根据不同时期的具体任务建立的卫生服务体系和工作网络，需要根据新的社会经济环境和新的任务进行改革。在如何审时度势、因地制宜地建立健全卫生服务体系和工作网络，提出协调的方法和手段，以及提供卫生服务的内容、性质、范围及层次等方面，有大量值得研究的课题。理顺卫生系统内部、外部这些纵向和横向的分工与联系，有助于挖掘卫生服务系统的潜力和提高工作效率。⑤卫生系统的经济分析。对卫生系统内部和外部卫生经费的研究关系到卫生服务的全局，因为经费是开展卫生服务活动的必要条件。了解并且掌握卫生经费的来源、数量、分配、使用及其构成，是卫生管理者和决策者不可缺少的基础数据。⑥卫生服务效果评价。人群健康状况是评价卫生服务效果的最终指标。通常对单项的卫生服务项目评价，如预防接种的效果评价，一般考核接种率、传染病发病率、死亡率的变化等即可做出评价；但对综合性的卫生服务项目，如初级卫生保健、生殖健康服务、门诊工作等进行评价，情况要复杂得多，需通过建立综合评价指标体系才能做出科学的评价。

方法 卫生服务研究的主要方法有：①描述性研究。目的在于阐明卫生服务或健康事件在人群中分布的状况及其变动规律，可从下列3个方面进行：一是考察卫生服务发展的变动规律，预测卫生事业发展的趋势。二是比较不同国家或地区卫生服务状况及水平，通过国家间、地区间卫生服务的比较，了解不同国家或地区的卫生服务状况，找出差距，并指明发展方向。三是分门别类地研究卫生事业的特点，评价卫生服务的效益及效果。②分析性研究。研究影响卫生服务的因素，可采用单因素和多因素的统计分析方法。流行病学研究中常用的病例对照研究和队列研究同样可以在卫生服务分析性研究中广泛应用。③实验性研究。以社区人群作为实验研究的对象，考察卫生服务和疾病防治的效果。对于已经明确的诱发疾病的危险因素，采取社会预防措施降低危险因素，同样可以取得明显的社会效果。④数学模型方法。通过建立数学模型从理论上阐述卫生服务与有关因素的联系及规律性，是一种定量研究的方法，主要用来阐述各变量间的函数关系。通过建立数学模型预测将来；或按照既定的目标，通过建立数学模型预测本地区实现计划目标的进程和控制指标。⑤系统分析法。运用系统思想分析问题和解决问题的方法，已在卫生服务计划的制定和评价中得到广泛应用。卫生服务系统是一个复杂的系统，运用系统分析技术，综合分析卫生服务系统内部各要素之间的联系，提出若干备选方案，进行可行性评价和最优化选择。⑥综合评价法。世界卫生组织提出了卫生服务综合评价模式，即通过人群健康状况、医疗需要量、卫生资源、卫生服务利用等指标及其相互关系，评价卫生服务的效益和效果，为合理配置卫生资源和决策提供客观依据。⑦投入产出分析法。主要用来研究卫生服务投入量（卫生资源）与产出量（卫生服务利用量、人群健康水平）之间的关系，以评价卫生资源配置或使用的效益和效果。卫生经济学的成本效益分析、成本效果分析和成本效用分析等方法均可应用于卫生服务研究领域。⑧家庭健康询问抽样调查。通过精心设计、合理组织家庭健康询问抽样调查，可以对调查人群的社会经济、人口学特征、健康状况、卫生服务需要与利用及其影响因素、社会卫生状况，以及卫生费用等进行深入的了解，并据此对目标人群的特征做出较准确的推断。此外，在现代卫生服务研究中，还广泛采用社会医学、卫生管理学、卫生统计学、流行病学及人口学等领域的研究方法。

(冯学山)

wèishēng fúwù yāoqiú
卫生服务要求（health service demands） 反映居民要求预防保健、增进健康、摆脱疾病、减少致残的主观愿望，不完全是由自身的实际健康状况所决定。居民的卫生服务要求可以从两方面来体现：①公众对政府卫生与健康相关部门和机构的希望、要求和建议等。如在报纸杂志、广播电视节目中经常看到和听到的公众对改进社会卫生工作的呼声、反映和关注的焦点问题。②可以在专门组织的健康询问调查中收集居民的卫生服务要求。如在一项农村卫生服务抽样调查中所收集到的19万多居民意见中，43%的居民要求降低医疗费用，11%希望增添医疗设备、提高技术水平，6%要求向农村输送高质量的医疗卫生人员，4%希望卫生部门改善服务态度。农村居民的意见集中反映了他们希望能够得到经济、有效、高质量医疗卫生服务的意愿。

（冯学山）

wèishēng fúwù xūyào
卫生服务需要（health service needs）

依据人们的实际健康状况与"理想健康状态"之间存在的差距而提出的对医疗、预防、保健、康复等卫生服务的客观需要。包括个人觉察到的需要和由医疗卫生专业人员规范判定的需要，两者有时是一致的，有时是不一致的。只有当一个人觉察到有卫生服务需要时，才有可能去寻求利用卫生服务。例如，某个人实际存在健康问题或患有疾病，但尚未觉察到，通常不会发生寻求卫生服务的行为，这种情况对其健康极为不利。发现未觉察到的卫生服务需要，最有效的方法是进行人群健康筛检，以确定哪些是已经发现了的需要，哪些是还没有被觉察到的潜在需要，这无论对于医疗服务还是预防保健工作都具有积极意义。调查并分析人群健康状况、卫生服务需要量及其满足程度和影响因素，是卫生服务研究的一个重点内容。

（冯学山）

jíbìng pínlǜ（dù）zhǐbiāo
疾病频率（度）指标（disease frequency related indicators）

反映居民医疗服务需要量和疾病负担的指标，通常需要通过专项调查方能得到结果，如家庭健康询问抽样调查。常用的指标有以下几种。

两周患病率 计算公式为：两周患病率＝调查前两周内患病人（次）数/调查人数×100%。中国卫生服务总调查将"患病"的概念定义为：①自觉身体不适，曾经去医疗卫生单位就诊治疗。②自觉身体不适，未去医疗卫生

单位就诊治疗，但采取了自服药物或一些辅助疗法，如推拿按摩等。③自觉身体不适，未去医疗卫生单位就诊治疗，也未采取任何自服药物或辅助疗法，但因身体不适休工、休学或卧床1天及以上；上述3种情况有其一者为"患病"。

慢性病患病率 计算公式为：慢性病患病率＝调查前半年内患慢性病人（次）数/调查人数×100%。中国卫生服务总调查将慢性病的概念定义为：①被调查者在调查的前半年内，经过医生明确诊断有慢性病。②半年以前经医生明确诊断有慢性病者，并且在调查的前半年内时有发作，并采取了治疗措施，如服药、理疗等。二者有其一者可确定为患"慢性病"。

健康者占总人口百分比 调查人口中健康者所占的百分比。"健康者"指在调查期间无急、慢性疾病、外伤和心理障碍，无因病卧床及正常活动受限制，无眼病和牙病等情况的人。

（冯学山）

jíbìng yánzhòng chéngdù zhǐbiāo
疾病严重程度指标（disease severity related indicators）

反映居民医疗服务需要量和疾病负担的指标。通常家庭健康询问调查了解的疾病严重程度并不是临床医学上的概念，而是通过询问被调查者在过去的某一个时期内患病伤持续天数和因病伤卧床、休工、休学天数来间接了解疾病的严重程度和对劳动生产力的影响，以及推算因病伤所造成的经济损失。常用的指标有：①两周卧床率：调查前两周内卧床人（次）数/调查人数×100%。②两周活动受限率：调查前两周内活动受限人（次）数/调查人数×100%。

③两周休工（学）率：调查前两周内因病休工（学）人（次）数/调查人数×100%。④两周患病天数：调查前两周内患病总天数/调查人数。此外，还有失能率、残障率，以及两周卧床天数、休工天数、休学天数等指标。

（冯学山）

sǐwáng zhǐbiāo
死亡指标（death related indicators）

反映居民医疗服务需要量和疾病负担的指标。主要包括死亡率、年龄别死亡率、婴儿死亡率、孕产妇死亡率、死因别死亡率、死因构成比和死因顺位、平均期望寿命等。其中，婴儿死亡率、孕产妇死亡率和平均期望寿命是综合反映社会发展水平、居民健康水平及医疗卫生保健水平的敏感指标，因而常用这3项指标反映一个国家或地区居民的卫生服务需要量水平。此外，死因顺位及构成也是反映居民卫生服务需要量的重要指标。通过对死因顺位及构成的分析，可以找出危害居民健康的主要疾病和卫生问题，从而确定居民的主要卫生服务需要。此外，还可以结合居民的死亡年龄、性别、职业、医疗保障、受教育程度等进行单因素和多因素的深入分析。

死亡指标资料可通过常规登记报告或死因监测系统收集，并且可获得连续性资料。与疾病指标相比，死亡指标比较稳定、可靠。但是，死亡是疾病或损伤对健康的影响达到最严重时的结局，因而用死亡指标反映居民健康问题不敏感，还需要结合疾病指标进行分析，特别是在了解人群卫生服务需要中消耗资源最多的医疗服务需要时，疾病指标就显得更为重要。

（冯学山）

wèishēng fúwù lìyòng

卫生服务利用（health service utilization）

需求者实际利用卫生服务的数量，是卫生服务需要量和卫生资源供给量相互制约的结果，直接反映卫生系统为居民健康提供卫生服务的数量和工作效率。通常可从门诊、住院、预防保健服务利用3个方面进行测量。

门诊服务利用　实际利用门诊服务的数量。调查居民就诊的水平、流向和特点，掌握居民对门诊服务的需求水平和满足程度，并分析其影响因素，可以为合理组织门诊服务提供重要依据。

住院服务利用　实际利用住院服务的数量。掌握居民对住院服务的利用程度，分析住院原因、住院医疗机构与科别、辅助诊断利用、病房陪住率、需住院而未住院的原因等，可为确定医疗卫生机构布局、制订相应的病床发展和卫生人力规划提供依据。

预防保健服务利用　实际利用预防保健服务的数量。包括计划免疫、健康教育、妇幼保健等。

卫生服务利用资料主要来源于常规卫生工作登记报告系统。这类资料通常较易收集、长期积累、系统观察，但由于居民常常在不同的机构利用卫生服务，且现有的常规登记报告资料反映不出居民有病未去利用卫生服务及其原因等情况，因而无法判断居民利用卫生服务的全貌。通过家庭健康询问抽样调查可以比较全面地了解与掌握居民健康、卫生服务需要和利用的状况。

（冯学山）

wèishēng fúwù lìyòng zhǐbiāo

卫生服务利用指标（health service utilization related indicators）

一般包括门诊服务利用指标、住院服务利用指标和预防保健服务利用指标等。

门诊服务利用指标　主要有两周就诊率、两周就诊人次数或人均年就诊次数（可根据两周就诊人次数推算得到）、患者就诊率及患者未就诊率（反映就诊状况的负向指标）等，用来反映居民对门诊服务的需求水平和满足程度。①两周就诊率 = 调查前两周内就诊人（次）数/调查人数 × 100%。②两周病人就诊率 = 调查前两周内病人就诊人（次）数/两周病人总例数 × 100%。③两周病人未就诊率 = 调查前两周内病人未就诊人（次）数/两周病人总例数 × 100%。

住院服务利用指标　主要有住院率、住院天数及未住院率等，用于了解居民对住院服务的利用程度。①住院率 = 调查前一年内住院人（次）数/调查人数 × 100%。②人均住院天数 = 总住院天数/总住院人（次）数。③未住院率 = 需住院而未住院病人数/需住院病人数 × 100%。

预防保健服务利用指标　主要有儿童计划免疫全程合格接种率，儿童系统管理率，妇科病检查率，孕产妇系统管理率，孕产妇住院分娩率，产前（产后）检查率，平均产前（产后）检查次数，高血压（糖尿病）患者规范管理率等，用来反映居民接受和利用预防保健服务量。

（冯学山）

wèishēng fúwù lìyòng gōngpíng

卫生服务利用公平（equity in health service utilization）

遵循按需分配的原则，公平、平等地分配各种可利用的卫生服务资源，使社会成员都有相同的机会从中受益。卫生服务利用公平可分为横向公平和纵向公平。横向公平指具有同样卫生服务需要的人群可以得到相同的服务，包括以下3个方面标准：①相同的卫生服务需要有相同的卫生服务可及性，即强调人人有相同的机会获得卫生服务。②相同的卫生服务需要应能够获得相同的卫生服务利用，而不能因其性别、年龄、身份、地位、民族、宗教信仰、贫富贵贱状况等不同给予区别对待。③相同的卫生服务需要支付的卫生费用应相同，即提供相同卫生服务应执行相同的收费标准。纵向公平指具有不同卫生服务需要的人群，应该获得不同的卫生服务利用，即卫生服务需要多的人比卫生服务需要少的人应该获得更多的卫生服务，需要越多，利用越多。

（冯学山）

wèishēng fúwù zīyuán

卫生服务资源（health service resource）

在提供卫生服务的过程中占用或消耗的各种资源的总称。主要包括：①卫生人力资源。卫生人力数量和质量的集合，是卫生服务资源的第一要素。②卫生物力资源。医疗卫生部门的基础建设、卫生装备、药与卫生材料等物质材料。③卫生财力资源。以货币形式表现出来用于医疗卫生事业的经济资源，如卫生费用。④卫生信息和技术资源。应用于医疗卫生领域的信息资源和技术资源。

（冯学山）

wèishēng fúwù píngjià

卫生服务评价（health service evaluation）

围绕特定的评价目标、评价对象和评价阶段，对卫生服务的计划、进展、成效和价值进行评判估量的过程。卫生服务的对象是社会人群，社会卫生状况和人群健康水平得到改善与提高的程度是评价卫生服务社会效益和经济效益的最终尺度。然而，社会效益和经济效益的大小，不仅受到卫生资源的投入、提供服务数量和质量等因素的制约，还受到社会、经济、文化、自然条件等因素直接或间接的影响。处于不同的社会经济发展阶段，人们对卫生服务的需求不同，卫生资源的投入和服务水平也存在差异。因此，对一项涉及面较广的卫生服务项目进行评价时，需审时度势、因地制宜，根据国情、地情或项目本身关于卫生服务的发展计划、目标以及评价工作所处的阶段，运用多学科的适宜的技术与方法，对其进行多方位、多层次、多环节、多因素的综合评价，即从卫生服务的社会需要、卫生资源投入、提供的服务量及其效率、产生的社会效益和经济效益等方面做出评价，才能较全面地反映卫生服务的成效及其影响。

自 20 世纪 70 年代以来，卫生服务评价在国内外日益受到重视，并开展了众多的研究与应用。理念上，卫生服务评价是多方面的，可以从不同的角度着眼，既可应用于对一个国家或地区总的卫生发展计划（或项目）、实施及结果的宏观评价，又可应用于对某个乡镇实施新型农村合作医疗的运作机制的微观评价；既可以是定量评价，也可以是定性评价，但尽可能采用定量评价或定量与定性相结合的评价方法，以增强评价结果的说服力。

由于评价性质、目的、角度、层次、侧重点等方面的不同，国内外至今尚未对卫生服务评价的范围、内容和指标体系形成广泛的共识。派克（Parker）根据系统分析的观点，从卫生服务系统的每一个要素的特征以及各个要素间的相互关系出发，提出从人群卫生服务需要量、资源投入量、服务产出量、工作过程、结果、效益、效果等 7 个方面进行评价。劳埃姆（Roemer）根据卫生服务的内容，建议从 8 个方面进行评价：项目目标评价、医疗服务需要量评价、卫生服务利用接受能力评价、卫生资源评价、工作活动和态度评价、工作过程评价、结果与效果评价、费用与效益评价。萨盖特（Sackett）根据卫生服务研究的对象，提出卫生服务评价应围绕卫生服务是否有效，公众能否利用到有效的卫生服务，提供服务的数量和质量是否充分、可靠，费用是否低廉等 4 个方面进行评价。

卫生服务评价是卫生规划和管理工作中的一个重要手段，是一项社会性、政策性、连续性很强的系统工作。评价工作并不是在项目管理的结束阶段才进行的，也不应将其看作是司法意义上的“最后宣判”，而应视为管理程序的一个连续过程，在每个程序上都要注重评价工作。对于一项完整的卫生服务评价，在项目实施前，首先应做社区需求诊断与计划评价，即评价项目是否符合卫生改革与发展的社会需要，制订的计划目标和指标是否切合实际，实施时可能遇到的障碍，是否具备实施的主客观条件等。在项目实施的不同阶段，要做进展评价，即评价工作进程是否按预定的实施方案执行，检查计划目标和指标完成的情况，探讨存在的问题及相应的改进对策和措施等。在项目实施结束阶段，要做结果评价，即通过比较实施前后的变化，评价项目取得的社会效益和经济效益。卫生服务评价工作必须适应所在社区、政策制定者和行政管理者的需要，并必须在一定时间内提供结果。因此，需要紧紧围绕评价的领域和具体的评价问题，通过精心设计评价方法和指标，适时有效地开展评价工作，才能做出切合实际的判断，为制订新的计划和下一步工作提出建设性的方案和措施。无论是业务部门还是行政管理部门，都应将评价工作视为管理与决策的一种重要手段，并能够创造性地运用评价技术与方法。

开展卫生服务评价工作的目的是了解卫生服务的社会需要和需求，探讨影响居民健康和卫生服务利用的因素，使人们更好地理解社会卫生问题，更有效地配置与使用现有的卫生资源，更合理地组织卫生保健服务。要加强实施过程的监控和目标管理，提高卫生服务的效率、效益与效果，阐明卫生服务工作的进展和成效，改进与完善各项卫生服务计划，必要时通过制订或调整相关政策以适应复杂和多变的形势，为卫生服务提供规划、管理及决策的科学依据，为人群提供效率更高、效果更好、更加公平的卫生服务，以改善社会卫生状况和提高人群健康水平。

世界卫生组织曾对美国、加拿大、阿根廷、英国、荷兰、芬兰、前南斯拉夫等 7 国的 12 个地区的卫生服务进行了综合评价，并提出了一个值得借鉴的综合评价模式（表）。其基本思路是将人群健康需要、卫生服务利用和卫生资源 3 个方面有机联系起来，以人群健康需要量、卫生服务利用量和卫生资源投入量 3 类指标的平均数作为划分高低的标准，组成 8 种组合，以此对一个国家或地区的卫生服务状况进行综合评价，为制订卫生服务发展规划、

表　卫生服务综合评价模式

卫生服务利用	高需要		低需要	
	高资源	低资源	高资源	低资源
高	A 型（平衡型）资源分配适宜	B 型资源利用率高	E 型过度利用	F 型资源利用率高
低	C 型资源利用率低	D 型资源投入低	G 型资源投入过度	H 型（平衡型）资源分配适宜

合理配置卫生资源提供参考依据。

A 型：人群卫生服务需要量大，卫生资源投入充足，卫生服务利用量大，三者之间在高水平状态下保持相对平衡。

B 型：人群卫生服务需要量大，卫生资源投入不足，卫生服务利用量大，低资源与高需要不相适应。由于资源利用紧张，通过提高利用率保持平衡，但不能持久，应向 A 型转化。

C 型：人群卫生服务需要量大，卫生资源投入充足，卫生服务利用量小，需研究人群卫生服务利用的障碍因素，提高卫生服务的效益。

D 型：人群卫生服务需要量大，卫生资源投入不足，卫生服务利用量小，不能充分满足人群卫生服务需要，应增加卫生资源投入，提高卫生服务利用量，以适应人群卫生服务需要。

E 型：人群卫生服务需要量小，卫生资源投入充足，卫生服务利用量大，很可能存在人群过度利用卫生服务、浪费卫生资源的情况。

F 型：人群卫生服务需要量小，卫生资源投入不足，卫生服务利用量大，虽然服务效益良好，但建立在低资源与人群的低卫生服务需要相适应的基础上。

G 型：人群卫生服务需要量小，卫生资源投入充足，卫生服务利用量小，卫生资源投入过度，应向 H 型转化。

H 型：人群卫生服务需要量小，卫生资源投入不足，卫生服务利用量小，三者之间在低水平状态下保持相对平衡。

（冯学山）

guójiā wèishēng fúwù diàochá

国家卫生服务调查（national health service survey）

国家卫生服务调查是中国政府掌握城乡居民健康、卫生服务需要、需求、利用、医疗负担及满意度等信息的重要途径，是中国卫生调查制度的重要组成部分。国家卫生服务调查制度始于 1993 年，每 5 年进行一次，分别于 1993 年、1998 年、2003 年、2008 年和 2013 年进行了 5 次国家卫生服务抽样调查，而且这 5 次调查的样本地区、调查时间和核心内容基本保持一致，以便于进行纵向比较与分析。国家卫生服务调查结果对政府制定卫生政策和卫生事业发展规划、有效调控卫生服务供求关系、提高卫生管理水平、促进卫生改革与发展产生了重要影响。

2013 年第 5 次国家卫生服务调查采用定量调查与定性调查相结合、代表性调查与专题调查相结合的方法。采用多阶段分层整群随机抽样的方法，样本覆盖全国 31 个省（自治区、直辖市）、156 个县（市、区）、780 个乡镇（街道）、1560 个村（居委会）。以家庭健康询问调查为主，由经过培训合格的调查员按调查表的项目对抽中调查户中的所有常住人口逐一进行询问。实际调查住户 9.36 万，调查人口 27.37 万。调查内容包括：城乡居民人口与社会经济学特征；城乡居民健康状况的自我评价、两周病伤情况、慢性病患病情况等；城乡居民疾病治疗情况、需求未满足程度及原因、利用公共卫生服务情况、门诊和住院服务利用类型、水平及费用等；城乡居民医疗保障的覆盖程度、补偿水平、对医疗保障的利用等；城乡居民对医疗卫生服务提供过程和结果的满意度。与以往调查相比，本次调查增加了反映现阶段卫生服务特点的内容，新增问题主要包括公共卫生服务利用、居民对医改的认知等。在开展家庭健康询问调查的同时，还围绕国家新一轮医药卫生改革的重点、卫生工作存在的主要问题及面临的挑战，开展了多项专题调查研究。第 5 次国家卫生服务调查是通过了解城乡居民卫生服务需要、需求、利用、医疗费用以及对医疗服务的满意度等信息，客观反映卫生改革与发展的成就和问题，分析卫生服务需要、需求及利用的变化趋势，为制定卫生发展规划、评价医改实施效果提供大量的基础信息和客观依据。

（冯学山）

shèhuì wèishēng zhuàngkuàng

社会卫生状况（social health status）

社会人群的健康状况，以及影响人群健康的诸社会因素状况。涉及的范围可以是整个地球、一定的区域（如欧洲、东欧、北欧）、一些有关联的国家（如欧洲联盟成员国、亚太经合组织、金砖国家）、一个国家，也可以是某个国家的一个地理范围（如中国西部地区）、一个行政管理区（如省、县、乡镇），或是一个人口规模较小的社区（如自然村落、胡同、里弄）。了解社会卫生状况，能够找出主要健康问题及影响这些问题的社会因素，为发现重点保护人群，更好地防治健康问题提供依据；这些健康问题和影响因素是重要的基础信息，不仅能够提供依据，而且能够更好地制定卫生政策，组织卫生服务的提供。

人群健康状况 世界卫生组织提出：健康不仅仅是没有疾病或虚弱，而是一种身体、心理和社会的完好状态，这是一个权威性的概念。衡量人群躯体健康的常用指标是平均期望寿命、婴儿死亡率和孕产妇死亡率，因为这些指标意义明确，标准可靠，计算技术成熟，数据搜集相对容易，在不同社会之间可比。相对而言，衡量心理和社会健康的指标有较大争议。世界卫生组织在《世界卫生报告2000》中，界定了一些相对重要的维度，如认知能力、情绪反应、社会功能、沟通能力等。为了解决复杂概念测量的问题，公共卫生专家开发了一些新的复合型健康指标，如减寿人年数、活动期望寿命等，特别是后期又发展到伤残调整生命年和健康期望寿命。但由于这些指标资料来源可靠性不一致，计算复杂，依靠一定程度的专家主观判断，一般人不易掌握和与文化相关等原因，尚未被广泛运用于不同地区和人群之间的比较。

影响人群健康的社会因素 包括与健康有关的社会状况、经济状况，以及卫生政策和体制、健康保障、卫生资源和卫生服务提供、健康行为、健康公平性等诸多因素。

评价 主要包括两大方面：人群健康状况评价、与人群健康有关的影响因素评价。

资料来源 包括文献资料和调查监测资料。文献资料包括生命统计资料、人口普查资料、卫生服务常规登记、疾病登记和卫生相关部门的资料。其中，生命统计资料包括出生、死亡、结婚等；人口出生率、死亡率、人口自然增长率、15岁及以上人口识字率和平均期望寿命等指标都可以从人口普查资料当中获得；有关人群健康状况的指标，如疾病别发病率、患病率和死亡率，儿童生长发育指标和卫生服务提供指标等，可以通过查阅卫生服务常规登记资料获得；疾病登记常常可以提供某个系统或某种疾病的发病、死亡、治疗和其他信息；卫生相关部门资料是指卫生部门以外与健康相关的其他部门的资料，或是非卫生专业人员协助搜集的资料。调查监测资料分为调查资料和监测资料。有些资料无法从常规登记资料中获得，需要组织专题现场调查，如居民医疗服务需要和利用情况需要通过卫生服务调查获得。有一些传染病和慢性非传染性疾病（如结核、乙肝、高血压、肿瘤、糖尿病等）的控制是疾病防治工作的重点，要获得这些疾病的发病和患病的资料，就必须建立疾病监测点，及时获得有关这些疾病的发生、流行情况。

评价程序 ①确定社会卫生状况的内涵。例如，对于人群健康状况的评价，应依据世界卫生组织提出的生物－心理－社会三维健康的概念全面地进行评价，而不是单纯评价躯体健康；对于健康影响因素的评价，应当侧重社会因素。②把社会卫生状况的概念进一步具体化，形成若干范畴。例如，世界卫生组织提出健康状况评价应包括：核心范畴（涉及听力、疼痛、认知能力、行动能力等方面）、核心边缘范畴（包括社会职能、交流能力等方面）、健康相关范畴（如自理能力、人际关系等方面）。③根据所确定的范畴，寻找适宜的、有针对性的指标。社会卫生状况评价的指标选择有两个渠道，一个是参考权威专家的意见，可以通过召开专家论证会，或专家咨询法对指标进行筛选；另一个是参考现有文献，在有关文献中寻找适宜的指标。④根据所选定的指标，制订收集有关资料的计划，开展资料收集工作。⑤分析指标，归纳结果。把来自调查和文献的资料加以整理形成指标，把指标归类形成结果。通过对结果的综合分析，评价社会卫生状况，得出评价的结论。

意义 对人群的健康状况做出判断，找出影响人群健康的因素，特别是社会因素，从而制定社会卫生策略，促进人群健康；充分认识人群健康状况和社会因素对人群健康的影响，找出主要的社会卫生问题，从而发现重点保护的人群及重点防治的对象；了解人群的健康现状、问题和差距，了解社会经济环境的现状，了解卫生服务和卫生资源的提供，从而有助于科学地制定改善社会卫生措施，还可以动员有限的卫生资源，最大限度地促进人群的健康；社会卫生状况评价的结果本身就是重要的卫生信息，可以用来有针对性地配置卫生资源，实施预防干预措施，也可以有效地评价某一个局部地区社会卫生的需要和需求，评估卫生系统的工作绩效，促进卫生系统自身的改革和发展。

（张拓红）

rénqún jiànkāng píngjià zhǐbiāo

人群健康评价指标（population health evaluation related indicatois）

目前常用的人群健康评价指标分为单一型和复合型两种。单一型健康评价指标指仅测量健康的某一个方面，主要包括：①生长、发育统计指标，如新生儿低体重百分比、低身高百分比等。②疾病统计指标，如发病率、患病率、疾病构成、疾病顺位、病死率、因病休工（学）天数、因病卧床天数、治愈率、生存率等。③死亡统计指标，如死亡率、年龄别死亡率、婴儿死亡率、新生儿死亡率、围生儿死亡率、5岁以下儿童死亡率、孕产妇死亡率、死因别死亡率、死因构成比和死因顺位、平均期望寿命等。随着社会经济的发展和疾病谱死因谱的转变，传统单一型健康评价指标的敏感性有所降低，研究者又开发了一些复合型（综合）健康评价指标，它由两个或两个以上的指标组成，考虑了早死、残疾、疾病状况对健康的影响，利用现有的疾病和死亡资料（或指标）对传统的疾病和死亡指标加以改进或发展，如减寿人年数、无残疾期望寿命、活动期望寿命、伤残调整生命年、健康期望寿命等。

由于健康状况评价的全球统一标准难以确定，所以人群健康评价指标也处于不断发展和完善当中。选择指标时应遵循以下原则：资料易于取得；敏感度高；容易计算；广为接受；重复使用结果一致。同时，指标应具备有效、可靠、灵敏、特异等特征。

（张拓红　石长敏）

jiǎnshòu rénnián shù

减寿人年数（potential years of life lost，PYLL）

某一人群在一定时期内（通常为1年）在目标生存年龄（通常为70岁或出生期望寿命）以内死亡所造成的寿命减少的总人年数。该指标基于这样一种观点：同是死亡，但死亡年龄不同所反映的社会卫生问题也不同。低年龄的人的死亡是"不合理"的死亡，在用死亡状况来反映健康水平时，应给"早死"以较大的权重，这样提高了危害低年龄组健康和生命的疾病在所有疾病中的重要性，突出了过早死亡的危害。计算公式为：

$$减寿人年数 = \sum a_i \times d_i$$

式中：$a_i = L - (x_i + 0.5)$，L是目标生存年龄（可根据不同地区的平均期望寿命来确定，或直接用70岁）；x_i是i年龄组的平均年龄；d_i是目标生存年龄内各年龄组死亡人数。

该指标是衡量居民健康状况的重要指标，还可以根据各死因损失寿命年数的大小顺位来判断导致不该发生的"早死"的原因。

美国、加拿大、英国、澳大利亚等国家已把减寿人年数分析列入评价居民健康状况的指标。中国学者在20世纪80年代后期开始使用减寿人年数，用于城乡居民的死因分析和健康评价工作、职业危害因素评价、肺癌的研究，以及卫生事业管理中作为筛选确定重点卫生问题或重点疾病的指标，也适用于防治措施效果的评价和卫生政策的分析等。标准化减寿人年数可以用于国际比较。

（张拓红）

wú cánjí qīwàng shòumìng

无残疾期望寿命（life expectancy free of disability，LEFD）

以残疾作为观察终点，代替普通寿命表中的死亡。它运用现实寿命表的计算原理，通过扣除处于残疾状态下所消耗的平均寿命，从而得到无残疾状态下的预期平均生存年数。无残疾期望寿命综合了死亡率和残疾与活动受限率两个指标。残疾的分类可采用世界卫生组织的标准。日常生活活动能力包括饮食，穿衣，修饰，洗澡，上厕所等基本生活自理能力。当以上活动需要帮助或完全依赖帮助时，称为活动受限。双目失明、瘫痪、痴呆等称为永久性活动受限，可治愈或能康复的病伤所造成的活动受限称为暂时性活动受限。无残疾期望寿命计算时需要简略寿命表的生存人数、生存人年数、总平均寿命、残疾和活动受限率4个指标，以便把残疾和活动受限（包括住入疗养机构和在家中生活的残疾和活动受限）所导致的寿命损失扣除。计算方法为：

日常生活活动能力受限的人年数（nLxd）：

$$nLxd = nLx \times 残疾和活动受限率$$
（nLx为普通寿命表生存人年数）

活动受限的期望寿命（e_{xd}）：

$$e_{xd} = Txd/Lx$$
（Txd为活动受限总人年数、Lx为普通寿命表生存人数）

无残疾期望寿命（$e_{x.\,HEL}$）：

$$e_{x.\,HEL} = e_x - e_{xd}$$

无残疾期望寿命综合测量了疾病造成的死亡和残疾两种状态对人群健康的影响，较好地反映了疾病造成的人群健康危害。应用这一指标可以进行人群健康状况的评价，以及衡量疾病负担、分析医疗卫生干预措施的效果等。由于无残疾期望寿命是扣除残疾状态下的期望寿命损失，反映的是个体生命过程中生存质量较高的部分，一般认为这一指标能更好地反映一个国家和地区社会、经济、卫生发展和人民生活质量的综合水平，是社会卫生状况评价中的重要指标之一。

（张拓红　侯文娟）

huódòng qīwàng shòumìng

活动期望寿命（activity life expectancy，ALE）　人们能维持良好的日常生活活动功能的年限，以日常生活自理能力的丧失作为观察终点，代替普通寿命表中的死亡。日常生活活动能力包括饮食、穿衣、修饰、洗澡、上厕所等基本生活自理能力，可用卡茨量表（Katz index）测量。具体使用的指标包括日常生活活动能力丧失率和死亡率。

（张拓红）

shāngcán tiáozhěng shēngmìngnián

伤残调整生命年（disability adjusted life year，DALY）　从疾病发生到死亡所损失的全部健康生命年。又称伤残调整寿命年、失能调整生（寿）命年、残疾调整生（寿）命年。包括疾病引起的过早死亡所致减寿年数和疾病引起的伤残所致健康损失年数，是生命数量和生活质量以时间为单位的综合性指标。

1993年，世界卫生组织、世界银行和哈佛大学联合研制了伤残调整生命年指标，并于"全球疾病负担1990"项目中公布。疾病对人类的健康危害可视为早死和伤残两个方面，其共同点是健康生命年损失。伤残调整生命年是对疾病早死和伤残的健康生命损失进行综合测量，并以年龄权重和年龄贴现率作加权调整。其具体方法是，测量伤残所致非健康生存年数，并根据伤残持续时间和严重程度（失能权重）转化成相应的健康损失年数，使之与早死的生命损失年数可比。年龄权重指各年龄组人群健康存活一年的价值，不同年龄人群健康存活一年的相对价值是不等的，应根据健康生命年的年龄相对重要性做出调整；年龄贴现率（时间偏好）指不同生命时期的健康相对于现在的价值，不同生命时期伤残的健康生命损失是不等价的，应根据健康生命年的时间相对重要性进行调整。一个伤残调整生命年就是损失的一个健康生命年。

伤残调整生命年综合地考虑了死亡、患病、伤残，以及疾病严重程度、年龄相对重要性、时间相对重要性等多种因素，不仅反映了疾病对个体健康的损害，也体现出疾病对社会价值的影响，合理地对疾病危害进行了测量。伤残调整生命年是衡量人群健康状况的重要指标之一，常用于对一个国家或地区的人群健康状况进行综合评价，还可用于疾病负担的评价、医疗卫生干预措施的效果分析等。同时，伤残调整生命年仅强调了个体年龄和性别方面的差异，在不同群体间具有较好的公平性和可比性，可以在不同国家和地区之间进行比较分析。

（张拓红　王富华）

jiànkāng qīwàng shòumìng

健康期望寿命（healthy life expectancy，HALE）　扣除死亡和伤残的影响之后的完全健康状况下的期望寿命，可以理解为"完全健康期望寿命"，是评价人群健康状况的正向指标。在《2000年世界卫生报告》中被称为伤残调整期望寿命，因为计算结果是期望寿命，所以健康期望寿命比伤残调整期望寿命更容易理解。

健康期望寿命采用无残疾期望寿命的沙利文（Sullivan）方法计算，首先建立简略寿命表；然后收集或估算人群年龄别的总体患病率数据，基于年龄别患病率数据推算简略寿命表的年龄别尚存健康人年数，即以年龄别健康质量（1－患病率）对简略寿命表的年龄别尚存人年数加权；最后按期望寿命估算方法估计健康期望寿命。

世界卫生组织建议将健康期望寿命作为一个综合性人口健康指标应用，它在国家水平已经得到广泛应用和发展，可比较不同人群健康状况，是测量非死亡性健康状况的有效方法，还可用于评价卫生体系的运行效果。

（张拓红）

wèishēng bǎojiàn fúwù zhǐbiāo

卫生保健服务指标（health care service related indicators）　包括卫生服务需要指标、卫生服务利用指标和预防保健服务指标。世界卫生组织推荐的卫生服务需要指标包括：两周每千人患病人数、两周每千人患病日数、两周每千人患重病人数、每千人患慢性病人数、两周每千人卧床人数、每千成年人中至少有一种疾病（症状）人数、每千成年人中自报对健康忧虑人数；中国常用指标包括：两周每千人患病人（次）数、两周每千人患病日数、慢性病患病率、两周每千人因病伤卧床人数、每人每年因病伤卧床日数、每人每年因病伤休工日数、每人每年因病伤休学日数；类似的指标还有失能率、残障率，以及两周卧床率、活动受限率、休工（学）率等。世界卫生组织推荐的卫生服务利用指标包括：两周内每千人就诊人数、一年内每千人住院人数、两周内每千人服药次数、两周内每千人服用处方药人数、两周内每千人服用非处方药人数、两周内每千人与卫生保健人员联系人数、两周内每千人与卫生保健人员联系次数；中国常用的指标包括：两周内每千人就诊人数（两周就诊率）、一年内每千人住院次数（住院率）、一年内每千人住院日数、每人每年就诊次数、每人每年住院日数。中国常用的预防保健服务指标包括：一岁以内儿童计划免疫率、孕产妇系统管理率、儿童系统管理率。此外，还有产前检查覆盖率、平均产前检查次数、产后访视率、平均产后访视次数、住院分娩率、婚前检查率、妇女病查治率、平均预防接种次数等指标。

（张拓红　孟琴琴）

wèishēng bǎojiàn zīyuán zhǐbiāo

卫生保健资源指标（health care resource related indicators）

反映在一定的社会经济条件下，国家、社会、个人对卫生保健综合投入的客观指标，包括人力资源指标、物质资源指标和财政投入指标。其中，卫生人力资源指标包括每万人口医师数、每万人口护士数、每万人口药剂师数等；卫生物质资源指标包括每万人口病床数、每万人口医疗机构数等；卫生财政投入指标（卫生经济指标）包括卫生总费用、卫生经费占国内生产总值的百分比、人均卫生费用等。

（张拓红　孟琴琴）

quánqiú wèishēng zhuàngkuàng

全球卫生状况（global health status）

全球人群的健康状况，以及影响人群健康的因素状况，又称全球健康状况。

全球人群健康状况　进入 21 世纪，伴随着全球经济的发展和联合国千年发展目标的实施，人类在健康状况改善方面取得长足的进步，从 2000 年到 2015 年期间，全球人口平均期望寿命从 66.4 岁提高到 71.4 岁。

儿童的健康状况　①营养不良：营养不良是大约三分之一儿童死亡的一个主要原因。虽然 5 岁以下儿童营养不良的比例（根据世界卫生组织儿童生长标准计算）从 1990 年的 25% 下降到 2015 年的 14%，但进展情况并不平衡。2015 年，全球有 9 千万 5 岁以下儿童仍然受到发育不良的影响。②儿童死亡率：全球儿童死亡率继续下降。2015 年，全球儿童死亡人数减少到 600 万，相比 1990 年估计的 1 240 万下降超过一半。2015 年 5 岁以下儿童死亡率估计为每千活产 43 例，比 1990 年的每千活产 90 例降低了 52%。最近趋势也表明，自 2000 年以来，各地区儿童死亡率的下降速度越来越快。③儿童健康干预措施：儿童健康干预措施覆盖率正在上升。这些干预措施包括使用经杀虫剂消毒的蚊帐以预防疟疾、防止艾滋病病毒的母婴传播，以及注射乙型肝炎和乙型流感嗜血杆菌肺炎的疫苗。已有的干预措施的效果逐渐显现，如全球麻疹免疫覆盖率从 2000 年的 73% 上升到 2013 年的 84%。

妇女的健康状况　2013 年的估计显示，28.9 万妇女（多数在发展中国家）死于妊娠或分娩期间的并发症。1990 年至 2013 年间，全球孕产妇死亡率从每 10 万活产 380 例死亡下降到 210 例死亡，下降了 45%。其中，南亚的孕产妇死亡率下降了 64%，撒哈拉以南非洲下降了 49%。孕产妇健康干预措施：孕产妇健康干预措施包括确保所有孕妇都能获得计划生育服务以及妊娠、分娩和产后期间的熟练照护，包括处理并发症的产科急诊医疗。全球由专业医护人员接生的婴儿比例超过 71%，尤其是东地中海地区的情况得到明显改善，但在撒哈拉以南非洲和南亚只有 52% 的妇女在分娩期间获得熟练照护。在发展中地区只有 52% 的孕妇按世界卫生组织的建议接受至少 4 次产前检查。

计划生育措施　使用避孕措施的普及率（14~49 岁已婚或同居妇女中使用任何避孕措施的比例）从 1990 年的 55% 上升到 2015 年的 64%。但仍然不能满足计划生育不断上升的需求。全球青少年生育率的水平从 1990 年每 1000 名 15~19 岁少女中有 59 名妊娠下降到 2015 年每 1000 名 15~19 岁少女中有 51 名妊娠。在撒哈拉以南非洲地区，2015 年青少年生育率高达每 1000 名少女有 116 名妊娠。

传染病现状　①疟疾：2015 年全球估计发生 2.14 亿例疟疾，造成 47.2 万人死亡。2000 年至 2015 年间，全球疟疾发病率下降了约 37%，疟疾死亡率下降了 58%。撒哈拉以南非洲的 5 岁以下儿童避免了超过 620 万例因疟疾死亡。2004 年至 2014 年间，向撒哈拉以南非洲疟疾盛行的国家发放了 9 亿多顶驱虫蚊帐。②结核病：从 2000 年以来，全球所有地区的结核病发病率持续缓慢下降，平均每年下降 1.5%。2013 年全球估计有 900 万结核病新发病例。1990 年至 2013 年间，结核病死亡率下降了 45%。③艾滋病：2000 年至 2013 年间，新感染艾滋病病毒的人数下降了约 40%，从估计 350 万下降至 210 万。截至 2014 年 6 月，全球 1 360 万艾滋病病毒携带者接受了抗逆转录病毒疗法治疗，比 2003 年的 80 万有大幅增长。1995 年至 2013 年间，抗逆转录病毒疗法治疗使因艾滋病死亡人数减少了 760 万。

饮用水　2015 年全球 91% 的

人口使用经改善的饮用水源，而1990年只有76%。1990年以来新增的可获取经改善的饮用水的26亿人中，有19亿人在房舍获取了饮用自来水。目前，全球58%的人口享受在房舍获取饮用自来水的服务。

卫生设施 1990年至2015年间，全球使用经改善的卫生设施的人口比例从54%上升至68%，即1990年以来全球获取经改善的卫生设施的人口新增21亿，同时露天便溺的人口比例接近减半。但在2015年，仍有24亿人使用未经改善的卫生设施，其中9.26亿人仍露天便溺。发展中地区居住在贫民窟的城市人口比例从2000年的约39.4%下降至2014年的29.7%。

基本药品供应 几乎所有国家都出版了基本药物目录，但在许多低收入国家，药物在公立卫生机构的可得性偏低。公立机构缺少药物，迫使患者到私人药店购买药物，而私人机构的普通药物的费用往往显著高于国际参考价。

新疾病和非传染性疾病 1978年以来，新出现30多种传染病，抗药性微生物激增。新传染性疾病的出现（如传染性非典型肺炎、甲型H1N1流感等）表明保持公共卫生警惕的重要性。非传染性疾病已成为全球死亡和伤残的主因，它与生活方式密切相关。

全球影响健康的因素 主要包括以下方面：

贫困 全球贫困状况得到显著改善，全球生活在极端贫困（每天生活费不足1.25美元）中的人数从1990年的19亿下降到2015年的8.36亿。1991年至2015年间，劳动中产阶级（日生活费高于4美元）的人数几乎增长了两倍，该群体目前占发展中地区工作人口的一半，比1991年的18%有了大幅提高。但目前仍有约8亿人生活在极端贫困中，忍受着饥饿的煎熬。1.6亿多5岁以下儿童由于缺少足够的食物而无法达到其年龄该有的身高。

全球化 跨国旅游和贸易的大规模增加给健康带来了新的威胁。主要表现在：①2012年世界卷烟总产量约为6.3万亿支，比2001年增长11.4%。在生产规模最大的20个国家和地区中，有15个国家和地区呈增长趋势。②全球粮食贸易助长了广为采用高脂肪的"汉堡包生活方式"。③全球由微生物引起的食源性疾病发病率增加。④每年穿越国境人口超过4亿人，使传染病的控制越来越困难。

城市化 虽然城市生活继续提供众多机会，如良好的卫生保健服务机会，但城市环境集中了众多健康风险，如环境污染加重，精神障碍增加，现代病出现，道路交通伤害等。

老龄化 2015年全球65岁以上人口数量为6.17亿，约占总人口的8.5%，预计这一数字到2050年将以每年2 710万的增长速度急速攀升至15.65亿，约占届时人口的16.7%。社会保障系统的压力越来越大，慢性病、伤残和精神疾患将更为常见。

环境恶化 有损健康的公害包括空气和水污染、气候变化、臭氧耗尽和生物多样性丧失等。

健康公平性 人群健康状况存在明显差异，以2015年平均期望寿命为例，29个国家超过80岁，但同时22个国家低于60岁，这些国家都来自撒哈拉以南非洲；高收入国家与低收入国家之间的差距是17.5岁。发展中地区的孕产妇死亡率比发达地区高14倍。即使同在发展中地区，最贫穷家庭的5岁以下儿童死亡率几乎是最富裕家庭的两倍；由熟练医护人员接生的比例，农村只有56%，而城市有87%。

（张拓红 姜敏敏）

zhōngguó wèishēng zhuàngkuàng
中国卫生状况（China's health status） 中国人群的健康状况，以及影响人群健康的因素状况。

人群健康状况 随着社会经济的发展和医药卫生改革的深入，中国居民的健康水平得到显著提高。2015年，中国居民平均期望寿命达到76.34岁，婴儿死亡率8.1‰，孕产妇死亡率20.1/10万，均提前实现了国家"十二五"规划和联合国千年发展目标，居民健康水平总体上处于中高收入国家平均水平，部分地区已经达到或接近高收入国家的水平。

中国人群健康水平存在着明显的地区差异，表现在城镇明显优于农村、东部地区明显优于中西部地区，居民健康水平与社会经济发展水平呈正相关。

中国同时面对多重疾病负担的巨大挑战。随着传染病得到有效控制，人群疾病谱和死因谱发生改变，主要疾病由传染性疾病过渡到慢性非传染性疾病，恶性肿瘤、心脑血管疾病、代谢性疾病、精神疾病的患病率持续升高，发病年龄逐年降低，带病生存时间延长。中国慢性非传染性疾病占了77%的健康生命年损失和85%的死亡诱因，仅心血管疾病和癌症就占到死亡的2/3；中风、缺血性心脏病、慢性阻塞性肺炎是过早死亡的三大原因；糖尿病、肌肉骨骼障碍和抑郁症成为失能的主要原因。同时，一些曾经得到有效控制的传统传染病（如性传播疾病、结核病等）发病率出现反弹，传染性非典型肺炎、甲型 H1N1 流感等新型传染病的流行，人群普遍易感，传播速度快，病死率高。一些地方病（如地方性氟中毒、地方性甲状腺肿等）仍未得到有效控制。各种急慢性职业病（如尘肺病、铅及其化合物中毒等）居高不下。

影响人群健康的因素 主要包括以下因素：

经济 中国社会经济快速发展，已成为世界第二大经济体。2015 年，中国国内生产总值达到 67.7 万亿元，全国居民人均可支配收入 21 966 元。随着经济水平的提高，卫生费用总量也快速增长，2015 年全国卫生总费用 40 587.7 亿元，其中，政府卫生支出占 30.88%，社会卫生支出占 39.15%，个人卫生支出 29.97%。但中国人均国内生产总值和人均卫生费用仍远远落后于发达国家，而且经济发展的地区差异大。

人口 中国人口老龄化、城市化进程加快。2015 年中国人口总数达到了 13.7 亿人，全年人口出生率为 12.07‰，死亡率为 7.11‰，自然增长率为 4.96‰。60 岁及以上人口超过 2.1 亿，占总人口的 15.5%；65 岁及以上人口 13 755 万人，占总人口的 10.1%。中国进一步完善计划生育管理，2013 年启动实施"单独二孩"政策，2015 年全国共约 200 万对单独夫妇提出再生育申请，2016 年实施全面两孩政策。2015 年城镇常住人口 77 116 万人，占总人口比重（常住人口城镇化率）为 56.10%。

卫生服务 中国已建立了覆盖城乡居民的公共卫生服务和基本医疗服务体系。2015 年，全国

医疗卫生机构总数达 983 528 个，其中，医院 27 587 个，基层医疗卫生机构 920 770 个，专业公共卫生机构 31 927 个；每千人口执业（助理）医师 2.21 人、注册护士 2.36 人、医疗卫生机构床位 5.11 张；全国医疗卫生机构总诊疗人次达 77.0 亿人次，入院人数 21 054 万人；包括慢性病在内的十二大类基本公共卫生服务已实现免费覆盖。但医药费用增长过快，居民看病难、看病贵现象仍十分突出；卫生资源总量不足，千人床位数量和千人医生护士数偏低，且分布存在显著的城乡、地区、人群差异；基层卫生服务能力亟待加强。

医疗保障 中国已建立了覆盖城乡居民基本医疗保障体系。2015 年，参加职工基本医疗保险人数 2.9 亿人，参加城镇居民基本医疗保险人数为 3.7 亿人，参加新型农村合作医疗人口数达 6.7 亿人，基本实现了医保全民覆盖。但需逐步提高筹资水平和统筹层次，缩小保障水平差距；完善城乡居民大病保险和医疗救助制度；推进支付方式改革，控制医疗费用不合理增长。

健康行为 中国以爱国卫生运动为指导的全民卫生行动持续了半个多世纪，广泛开展健康宣教，改善居民的健康行为。城乡居民日益重视改善和保持环境卫生，防止传染病的传播；日益重视保持良好的个人卫生习惯，防止病从口入；日益重视食品卫生与营养，提高机体免疫功能，预防疾病；日益重视疾病的早期发现和诊治，防止病情恶化或传染他人。但当前中国居民仍存在一些导致慢性病发生发展的不良行为生活方式，如吸烟、过量饮酒、饮食高油、高盐、高糖，喜食油

炸食品，久坐、缺乏运动，生活工作压力大，作息不规律等。

（张拓红 姜敏敏）

shèhuì wèishēng cèluè

社会卫生策略（social health strategy） 根据社会卫生状况，针对卫生和健康问题所采取的一系列综合干预措施，通常包括合理配置卫生资源、科学组织卫生服务和建立突发性公共卫生事件应急机制，发展医疗卫生事业，研究与保护人群健康相适应的政治、经济、法律和文化教育等方面的综合性策略与措施。其目的就是要通过这一系列策略与措施的实施，实现社会卫生状况和人群健康状况的改善。

社会卫生策略具有以下特点：①针对社会卫生问题。社会卫生策略所解决的问题主要是社会卫生问题。根据所存在的社会卫生问题的类型及其严重程度，以及产生这些问题的原因，提出改善社会卫生状况，提高人群健康水平的综合性、社会性策略与措施，即提出社会医学的"处方"。②以消除健康危险因素为目的。社会卫生策略是以提高人群健康为目标，所干预的对象是影响健康的危险因素，其目的就是要通过综合性策略、措施的实施，消除健康危险因素，保护人群健康。也就是说，社会卫生策略不以防治特定疾病为目标，而是以消除危险因素为主要目标的综合性社会卫生措施。③强调群体策略。社会卫生策略的目标是整个社会人群，所有策略措施均是面向群体健康，而不是特定个体，这是社会医学的任务所决定的。当然，强调全体人群，是指保护全体人群都能获得相同的健康水平，即健康公平。因此，在社会卫生策略的制定与实施过程中，特别重

视高危人群及弱势人群，如老人、妇女、儿童、贫穷人口及残疾人等。④采取综合性措施。综合性措施是社会卫生策略的另一重要特点，因为很多健康危险因素的作用结果是非特异性的。同时，很多慢性非传染性疾病的危险因素也是非特异性的。不同的健康危险因素，产生的原因、存在方式和作用机制都是千差万别的。因此，在制定社会卫生策略时，通常都是以改善社会卫生状况为目的，对社会卫生问题从预防发生、控制发展和保护人群等方面采取综合性的措施。⑤以健康为中心。社会卫生策略以保护人群健康为目标，通过一系列策略和措施的实施，减少甚至消除健康危险因素对人群健康的影响，提高人群健康水平和生命质量。社会卫生策略影响的是全体人群，包括健康人群、亚健康人群和患者人群，它以保护健康为中心，而不是以预防疾病为中心。

20世纪中后期，人群健康状况和主要卫生问题发生改变，慢性非传染性疾病逐步成为威胁人群健康的主要公共卫生问题；另一方面，经济发展的不平衡性导致了健康的不公平性。促进全体社会成员健康公平，成为国际社会共同关心的问题。在此基础上，世界卫生组织及其成员国提出了"2000年人人享有卫生保健"的全球战略目标，其目的就是要使全体社会人群都能有相同的机会获得与经济发展相适应的最佳的健康水平。但随着经济社会不断发展，人群健康又面临了新的问题，需要采取更进一步的措施加以解决，这就形成了"21世纪人人享有卫生保健"新的全球卫生策略，同时解决"2000年人人享有卫生保健"实施过程中需解决

而未解决的问题。可见，社会卫生策略的制定与实施，是与经济社会和人群健康状况相适应的，是一个动态发展变化的过程。

（张拓红　史淑芬）

quánqiú wèishēng cèlüè

全球卫生策略（global health strategy）　全球卫生发展的战略与策略、政策、目标与指标、对策与措施，以政策为基础，为实现既定健康目标而进行的一系列政治、经济、法律、文化、教育和卫生等方面的综合性措施和技术，是维护和促进全人类健康的行动方针和方法。

（张拓红　穆尔扎别克）

2000nián rénrén xiǎngyǒu wèishēng bǎojiàn

2000年人人享有卫生保健（health for all by the year 2000，HFA/2000）　到2000年，世界全体人民都应达到能使他们的社会和经济生活富有成效的那种健康水平，达到身体上、精神上和社会适应性上的完好状态，使人们能够有效地工作，积极参加所在社区的社会生活。1977年5月，第30届世界卫生大会通过决议，各国政府和世界卫生组织在未来几十年的主要社会目标是"2000年人人享有卫生保健"。

背景　健康是人类的基本权利，人类在享有卫生保健方面应该得到公平待遇，同时卫生发展理论研究使人们认识到，卫生保健的发展有赖于社会经济的发展，而卫生保健的发展又促进社会经济的发展，因此，卫生保健与全社会各部门息息相关。为动员全社会关心卫生保健，动员人人参与卫生保健，世界卫生组织在总结卫生服务提供方式和效果的经验的基础上，经过1973～1977年将近5年时间的研究、分析与总

结，针对世界各国面临的卫生问题，提出将"2000年人人享有卫生保健"作为全球的战略目标。

全球策略体现了国家和区域的策略，但是全球策略并不是这些策略的总和，而是从全球的观点对这些策略的提炼和综合；进一步明确了各国在初级卫生保健基础上发展本国卫生系统的途径以及国际采取行动支持各国的途径。

内涵　世界卫生组织特别强调"2000年人人享有卫生保健"：①不是指到2000年医护人员将为世界上每一个人治疗其全部已有的疾病，也不是指到2000年不再有人生病或成为残疾。②指健康是从家庭、学校和工厂开始的，在人们生活的、工作的场所保持健康。③人们将运用比现在更好的办法去预防疾病，减轻不可避免的疾病和伤残的痛苦，并且通过更好的途径进入成年、老年，并优雅地逝去。④在居民中间均匀地分配一切卫生资源。⑤所有个人和家庭在能接受和提供的范围内，通过充分参与，享受到基本卫生保健服务。⑥人们将懂得自己有力量摆脱可以避免的疾病的桎梏，来创造自己及其家庭的生活，并明白疾病不是不可避免的。

世界卫生组织指出，2000年目标不是一个单一的有限目标，它是一个使居民健康逐步改善的过程。各国可以对这个过程有相似的理解，每个国家也可以按其社会经济特点、卫生状况和居民的患病类型，以及卫生系统的发展状况，对2000年目标的概念做出不同的解释和不同的修改，因地制宜地制定并实施适合本国国情的卫生策略。但是任何一个国家都应该达到一个统一的基线。

基本原则 世界卫生组织提出了 7 个方面的基本原则：①健康是一项基本的人权，是全世界的一项目标。②当前各个国家居民健康状况的显著差异是所有国家共同关切的问题。必须尽快缩小这一差异，促使各个国家合理分配卫生资源，达到所有居民都能够得到初级卫生保健的服务。③居民有权利和义务单独或集体地参加当地卫生保健的计划工作和实施工作。④政府对其居民健康负有责任。这种责任是通过采取适当的卫生及其他社会措施来实现的，依靠整个国家来实现，而不能仅靠卫生部门。⑤各个国家在卫生事业中应提倡自力更生。这是保障本国居民健康的主要方面，各个国家应发挥积极性。但并不一定指国家自给自足，因为在卫生工作方面，需要有国际团结、相互帮助，以克服各种困难。⑥卫生部门需要同国家和社会发展的其他社会部门及经济部门协调一致的工作。也就是说，卫生部门要与农业、畜牧业、粮食、工业、教育、住房、公共工程、交通等各个部门协调配合，相互合作，才能发挥其重要作用。⑦应更加充分地利用世界的资源来促进卫生的发展，这也有利于促进世界和平。有了世界的和平，就可以保障各国之间的技术和经济的交往与合作，这对实现人人享有卫生保健具有决定性意义。这种交往与合作可为政策的制定和实施提供相互支持的可能性，并可充分体现国际团结，也有利于各个国家在卫生事业上的自力更生。

具体目标 1981 年，世界卫生组织提出了到 2000 年全球应达到的具体目标，并提出各国应根据各自的社会经济和卫生状况对这些目标加以考虑。具体目标包括：①每个国家的所有人至少已经使用基本卫生保健和第一级转诊设施。②所有人在其可能的范围内积极参加自己及其家庭的保健工作，并且积极参加社区的卫生活动。③全世界的社区都能同政府共同承担对其成员的卫生保健责任。④所有政府对其居民的健康都担负起全部责任。⑤全体居民都享有安全的饮水和环卫设施。⑥全体居民都可以得到足够的营养。⑦所有儿童都可以接受主要传染病的免疫接种。⑧发展中国家传染病在公共卫生学上的重要程度到 2000 年不超过发达国家 1980 年的程度。⑨使用一切可能的方法，通过影响生活方式和控制自然、社会、心理、环境来预防和控制非传染性疾病和促进精神卫生。⑩人人都得到基本药物。

最低限度指标 世界卫生组织为进一步明确总目标，并对全球的进展进行监测和评估，确定了 12 项全球性指标，作为对各国"人人享有卫生保健"目标最低限度的衡量标准：①人人健康策略得到批准，作为官方最高一级的政策，即以国家元首发表宣言的形式承担义务；平均分配足够的资源；社区充分参与；为国家卫生发展建立一套适宜的组织机构以及管理程序。②已建立和加强吸收居民参加策略实施工作的机构，即有积极而有效的机构，让居民提出要求与需要；各政党和社团代表，如工会、妇女组织、农民或其他团体能够积极参加；对卫生事宜的决策权，充分下放到各个行政级别。③至少有 5% 的国民生产总值应用于卫生事业。④有一个适当比例的卫生经费用于地方卫生保健，即用于除医院以外的第一级接触，包括社区卫生保健、卫生中心保健、诊疗所保健等，"适当"比例将通过国家调查后确定。⑤资源分配公平，即不同人群或地区、城市和农村，按人口拥有的经费以及从事初级卫生保健的人员、设施的分配大体相同。⑥人人享有卫生保健策略明确，资源分配具体，需要外部资源而又获得发达国家支持的发展中国家数目。⑦全体居民都享有初级卫生保健，至少达到：在家中或步行 15 分钟的距离之内有安全水，并在家中或邻近地方有适当卫生设施；有抗白喉、破伤风、百日咳、麻疹、脊髓灰质炎和结核的免疫接种；步行或坐车 1 小时行程距离以内有当地的卫生保健，包括得到至少 20 种基本药物；有经过培训的人员接生，以及至少到 1 岁的儿童保健。⑧儿童营养状况应达到：至少 90% 的新生儿出生体重达到 2 500 克；至少 90% 的儿童体重符合规定参考值的标准。⑨婴儿死亡率在 50‰ 以下。⑩平均期望寿命在 60 岁以上。⑪成年男女的受教育比例超过 70%。⑫人均国民生产总值超过 500 美元。

"人人享有卫生保健"是一个全球公平、正义的目标，它将全球卫生事业推向了一个新阶段，实现了从面对病人到人群、从单纯防治疾病到预防保健、从微观行动到宏观计划的整体性转变。这一战略也推动着世界上许多国家和地区的政府制定各自的行动纲领、规划并加以具体实施，增强了卫生事业在政府工作中的重要性，促进部门间和地区间卫生政策的协同性，全球卫生事业在 20 世纪的后 20 年里取得了很大的成就。

(张拓红 黄 森)

chūjí wèishēng bǎojiàn

初级卫生保健 (primary health care, PHC)

最基本的、人人都能得到的、体现社会平等权利的、人民群众和政府都能负担得起的卫生保健,又称为基本卫生保健。世界卫生组织与联合国儿童基金会于1978年在前苏联的阿拉木图召开国际初级卫生保健会议,明确初级卫生保健是实现"人人享有卫生保健"的关键。

内涵 初级卫生保健是一种基本的保健,它依靠切实可行、学术上可靠又为社会所接受的方式和技术,是社区的个人与家庭通过积极参与能够普遍享受的,费用也是社区或国家在发展的各个时期本着自力更生及自决精神能够负担得起的,它既是国家卫生系统的一个组成部分、功能中心和活动焦点,也是社区整个社会经济发展的一个组成部分。它是个人、家庭、人群与国家卫生系统接触的第一环,能使卫生保健尽可能接近于居民居住及工作的场所;它还是卫生保健持续进程的起始一级。

基本原则 ①社会公平:初级卫生保健需要体现卫生服务和卫生资源分配与利用的公平性。②社区参与:在改善健康的过程中,必须充分发挥社区和居民的作用,依靠群众的参与改变不良的卫生习惯和生活方式。③成本效果和成本效益:必须以最低成本产生最大效益的方式来分配和利用资源。④部门间协作行动:实行初级卫生保健不能只依靠卫生部门,而必须是卫生部门和其他部门的共同行动。

基本任务 ①促进健康:加强自我保健,增强体质和心理健康。②预防措施:在发病前期采取措施,防止疾病的发生。③治疗:在发病初期采取措施,防止疾病继续发展。④康复:患者症状和体征已经出现,防止并发症和残疾,加强康复。

基本要素 ①增进必要的营养和供应充足的安全饮用水,并采取基本的公共卫生措施。②提供基本的清洁卫生环境。③开展包括计划生育在内的妇幼保健工作。④主要传染病的预防接种。⑤地方病的预防和控制。⑥常见病和创伤的恰当处理。⑦保证基本药物的供应。⑧就目前主要卫生问题及其预防控制的宣传教育。

(张拓红 黄 森)

21 shìjì rénrén xiǎngyǒu wèishēng bǎojiàn

21世纪人人享有卫生保健 (health for all for the twenty-first century)

在人们的生存机会中,最大限度地实现每个人的健康。1998年5月,第51届世界卫生大会上,世界卫生组织各成员国发表了题为"21世纪人人享有卫生保健"的宣言,其主要内容是:重申健康是每个公民的基本人权,每个公民都有相同的权利、义务和责任获得最大可能的健康;人类健康水平的提高和幸福,是社会经济发展的最终目标。

背景 世界卫生组织宪章提出,享受最高标准的健康是每个人的基本权利,政府对人民的健康负有责任。在"2000年人人享有卫生保健"战略引领下,全球卫生事业取得了很大成就。然而,由于对实施"人人享有卫生保健"的政治承诺不足、社会经济发展缓慢、卫生资金不足、人口和流行病学迅速变化,以及自然和人为灾害等多种原因,"2000年人人享有卫生保健"的许多目标未能实现。

新旧世纪之交,世界卫生形势仍不容乐观。全球面临广泛的绝对和相对贫穷;城市化以及人口的老龄化、环境恶化对人类生存和社会经济的可持续发展构成了巨大的威胁;卫生部门与其他部门之间的合作伙伴关系面临挑战;新的科学技术和全球化对人类健康带来影响等。

面对新世纪的来临和健康挑战,1998年,世界卫生组织提出了新的全球卫生战略"21世纪人人享有卫生保健"。人人享有卫生保健是一个战略过程,逐步改善全人群的健康。"21世纪人人享有卫生保健"建立在"2000年人人享有卫生保健"战略和《阿拉木图宣言》的基础之上,是"2000年人人享有卫生保健"目标的继续和发展,确立了21世纪前20年全球卫生事业发展的目标、工作重点和具体策略。

社会基础 ①健康权利:承认享有最大可能的健康是一项基本人权,是充分享有一切其他权利的前提。②公平:公平要求消除个人之间及群体之间不合理的差别,实施基于团结基础上的公平的卫生策略和战略。③伦理观:加强将伦理原则应用于卫生政策、科学研究和卫生服务,指导计划制订和实施的所有方面。④性别观:消除性别歧视,不同性别在知识、价值、经验、卫生保健上享有同等权利,平等参与决策。

政策基础 ①健康是人类发展的中心。个人健康是家庭、社会和国家实现社会和经济目标的前提,以健康为中心,更多地重视躯体、精神和社会健康,才能够保证个人、家庭、社区和国家实现其社会和经济目标。不仅要重视生命数量,更要重视生活质量。弱势人群的健康状况是衡量健康公平性和卫生政策正确性的重要指标，一个社会的健康状况能够对社会问题起到预警作用。②卫生系统的可持续发展。可持续发展的概念在于加强基础建设，包括基础的新建和改制，目标是使当代和后代受益。基础建设的概念不仅仅是结构，更重要的是宗旨和功能，要求卫生系统对人的一生健康和社会需求做出反应。卫生系统的改革，必须与整个国家的改革有机地结合，既不能超前，也不能滞后。

总体目标　①使全体人民增加平均期望寿命和提高生命质量。②在国家之间和国家内部改善健康的公平程度。③使全体人民利用可持续发展的卫生系统提供的服务。

具体目标　①卫生公平：到2005年，将在各国家内和国家间使用卫生公平指数作为促进和监测卫生公平的基础，最初将以测量儿童发育为基础来评价公平，截止到2020年，在所有国家及国家内所有特定亚群中5岁以下儿童发育不良的百分比应低于20%。②生存：到2020年，将实现世界卫生大会上商定的具体目标：孕产妇死亡率为100/10万以下，5岁以下儿童死亡率为45‰以下，平均期望寿命在所有国家均在70岁以上。③扭转5种主要流行病的全球趋势：到2020年，全球负担将极大减轻，与结核病、HIV/AIDS、疟疾、烟草相关发病和暴力/损伤引起的发病率和残疾上升的趋势得到控制。④根除和消灭某些疾病：到2010年，消灭麻风病，阻断恰加斯病的传播；到2020年，消灭麻疹、丝虫病和沙眼；此外，维生素A和碘缺乏症也将于2020年前实现消除。⑤改进获得水、环境卫生、食品和住房条件：到2020年，所有国家将

通过部门间行动在提供安全饮用水、适当的环境卫生、数量充足和质量良好的食物和住房方面取得进展。⑥促进健康的措施：到2020年，所有国家将通过行政管理、经济、教育、组织和社区为基础的综合规划，采纳有利健康的生活方式并积极管理和检测，减少有损健康的生活方式的战略。⑦发展、实施和监测"人人享有卫生保健"的国家政策：到2005年，所有国家都将制定、实施和监测与"人人享有卫生保健"相一致的各项卫生政策的运行机制。⑧改进获得综合、基本、优质的卫生保健：到2010年，全体居民将获得终生的由基本公共卫生设施支持的综合、基本、优质的卫生服务。⑨实施全球和国家卫生信息和监测系统：到2010年，将建立适宜的全球和国家卫生信息、监测和警报系统。⑩支持卫生研究：到2010年，全球和各国均应实施卫生政策和体制、运作机制方面的研究。

实施策略　世界卫生组织建议的4项行动纲领：①采取卫生干预措施，打破贫困和不健康的恶性循环。②在所有的环境中促进健康，通过社会行动促进健康，通过媒体形象倡导健康。③部门间的协调、协商和互利。④将卫生列入可持续发展规划。

(张拓红　侯文娟)

lián hé guó qiānnián fāzhǎn mùbiāo

联合国千年发展目标（Millennium Development Goals，MDGs）　2000年联合国首脑会议上签署了《联合国千年宣言》，就消除贫穷、饥饿、疾病、文盲、环境恶化和对妇女的歧视，商定了一套有时限的目标和指标，这些目标和指标被置于全球议程的核心。这是一幅由全世界所有国家和主

要发展机构共同展现的蓝图，是一项旨在将全球贫困水平降低一半（以1990年的水平为标准）的行动计划，全力以赴地满足全世界最穷人的基本需求。

千年发展目标共有8个方面，包括：①消灭极端贫穷和饥饿。靠每日不到1美元维持生计的人口比例减半；使所有人包括妇女和青年人都享有充分的生产就业和体面工作；挨饿的人口比例减半。②普及小学教育。确保不论男童或女童都能完成全部初等教育课程。③促进两性平等并赋予妇女权力。力争到2005年在小学教育和中学教育中消除两性差距，至2015年在各级教育中消除此种差距。④降低儿童死亡率。5岁以下儿童的死亡率降低三分之二。⑤改善产妇保健。产妇死亡率降低四分之三；到2015年实现普遍享有生殖保健。⑥对抗艾滋病毒/艾滋病、疟疾以及其他疾病。遏止并开始扭转艾滋病毒/艾滋病的蔓延；到2010年向所有需要者普遍提供艾滋病毒/艾滋病治疗；遏止并开始扭转疟疾和其他主要疾病的发病率增长。⑦确保环境的可持续能力。将可持续发展原则纳入国家政策和方案，扭转环境资源的流失；减少生物多样性的丧失，到2010年显著降低丧失率；到2015年将无法持续获得安全饮用水和基本卫生设施的人口比例减半；到2020年使至少1亿贫民窟居民的生活有明显改善。⑧全球合作促进发展。进一步发展开放的、遵循规则的、可预测性的、非歧视性的贸易和金融体制，包括在国家和国际两级致力于善政、发展和减轻贫穷；满足最不发达国家的特殊需要，这包括：对其出口免征关税、不实行配额；加强重债穷国的减债方案，

注销官方双边债务，向致力于减贫的国家提供更为慷慨的官方发展援助；满足内陆国和小岛屿发展中国家的特殊需要；通过国家和国际措施全面处理发展中国家的债务问题，使债务可以长期持续承受；与发展中国家合作，为青年创造体面的生产性就业机会；与制药公司合作，在发展中国家提供负担得起的基本药物；与私营部门合作，提供新技术特别是信息和通信技术产生的好处。所有目标完成时间是 2015 年。

千年发展目标在 2000～2015 年期间一直是全世界的总体发展框架，改变了发达国家和发展中国家的决策制定。千年发展目标的全球动员引发了有史以来最为成功的反贫困运动，促成了新型的创新性伙伴关系，激发了公众舆论，也展示出设定宏伟目标的巨大价值。千年发展目标内含八项鼓舞人心的目标，继而又转化为各个领域的实际行动，从全球范围改善了人们的生活和未来，帮助 10 亿多人摆脱了极端贫困，挽救了数百万人的生命，并改善了更多人的境遇，也保护了我们的地球。千年发展目标在卫生领域具体指标方面成绩显著，中低收入国家在孕产妇和儿童保健、对抗艾滋病、疟疾和结核等传染病方面取得了巨大进展，全球健康状况取得明显改善。千年发展目标的成功证明了全球行动行之有效，只要具备有针对性的干预措施、合理的战略、充足的资源和政治意愿，即使最贫穷的国家也能取得前所未有的巨大进步。千年发展目标的局限性主要在于：一些具体目标没有实现，如儿童与孕产妇死亡率；各国进展不均衡，特别是非洲地区和受冲突影响地区；关注总量而不是均衡的

发展，没有对健康公平给予足够重视；促成强大的垂直卫生和疾病项目，但却忽视卫生体系建设。

(张拓红 王富华)

liánhéguó kěchíxù fāzhǎn mùbiāo
联合国可持续发展目标（Sustainable Development Goals, SDGs） 2015 年联合国可持续发展峰会评估了千年发展目标落实情况，制定了 2030 年可持续发展议程，并提出了一系列新的发展目标，以综合方式解决社会、经济和环境 3 个维度的发展问题，转向可持续发展道路，指导 2015～2030 年的全球发展工作。为了应对当前正在转型的国际政治经济格局和国际发展合作新形势，可持续发展目标在理念构建、形成方式、内容范围、适用对象和实施手段等五大方面超越了千年发展目标，是对千年发展目标的升华和扩展。可持续发展目标包括 17 个大项的总体目标和 169 个分项的具体目标。

可持续发展目标将健康卫生再次放在了全球发展的重要位置。第 3 项总目标"确保健康的生活方式，促进各年龄段人群的福祉"与健康卫生直接相关，具体目标包括：①到 2030 年，全球孕产妇每 10 万例活产的死亡率降至 70 人以下。②到 2030 年，消除新生儿和 5 岁以下儿童可预防的死亡，各国争取将新生儿每 1000 例活产的死亡率至少降至 12 例，5 岁以下儿童每 1000 例活产的死亡率至少降至 25 例。③到 2030 年，消除艾滋病、结核病、疟疾和被忽视的热带疾病等流行病，抗击肝炎、水传播疾病和其他传染病。④到 2030 年，通过预防、治疗及促进身心健康，将非传染性疾病导致的过早死亡减少三分之一。⑤加强对滥用药物包括滥用麻醉

药品和有害使用酒精的预防和治疗。⑥到 2020 年，全球公路交通事故造成的死伤人数减半。⑦到 2030 年，确保普及性健康和生殖健康保健服务，包括计划生育、信息获取和教育，将生殖健康纳入国家战略和方案。⑧实现全民健康保障，包括提供金融风险保护，人人享有优质的基本保健服务，人人获得安全、有效、优质和负担得起的基本药品和疫苗。⑨到 2030 年，大幅减少危险化学品以及空气、水和土壤污染导致的死亡和患病人数。⑩酌情在所有国家加强执行《世界卫生组织烟草控制框架公约》。⑪支持研发主要影响发展中国家的传染和非传染性疾病的疫苗和药品，根据《关于与贸易有关的知识产权协议与公共健康的多哈宣言》的规定，提供负担得起的基本药品和疫苗，《多哈宣言》确认发展中国家有权充分利用《与贸易有关的知识产权协议》中关于采用变通办法保护公众健康，尤其是让所有人获得药品的条款。⑫大幅加强发展中国家，尤其是最不发达国家和小岛屿发展中国家的卫生筹资，增加其卫生工作者的招聘、培养、培训和留用。⑬加强各国，特别是发展中国家早期预警、减少风险，以及管理国家和全球健康风险的能力。此外，还有 8 项总目标与健康卫生间接相关，分别是：消除贫困，消除饥饿，性别平等，清洁饮水和卫生设施，廉价和清洁的能源，可持续的城市和社区，和平、正义和强大的机构，促进目标实现的伙伴关系。

可持续发展目标标准更高，覆盖面更广，指标之间的关联性更强，实施难度大大增加，特别对于广大发展中国家，将面临更加严峻的挑战，需要做出更大的

努力。

（姜敏敏）

zhōngguó wèishēng gǎigé

中国卫生改革（China's health reform）

对卫生政策、构成并实施卫生政策的组织机构及系统与文化进行有计划的变革，通过改变卫生的重点、法律、规则、组织和管理结构及筹资安排，来促进国家卫生政策、规划和实践发生重大变化的过程，又称为卫生体制改革、医药体制改革，简称医改。其核心目标是改善卫生服务的可及性、公平性、质量、效率和可持续性。

在新中国成立后的 30 年，中国以较低的卫生投入促进了人民健康水平的大幅度提高。主要成功策略包括：①建立了城乡基层卫生网络。②建立了城市医疗保险（公费与劳保医疗）和农村合作医疗制度。③国家和集体的公共资金支付预防服务和其他卫生公共产品。④控制卫生服务的筹资及卫生服务提供系统的费用。⑤动员全民广泛开展爱国卫生运动，显著改善了卫生环境和习惯。

1978 年改革开放后，中国实施了从计划经济转向社会主义市场经济的经济体制改革。计划经济体制下形成的卫生服务体系活力不足、效率低下，卫生服务供给不能满足群众对卫生服务的需求。同时，以农村集体经济为基础的合作医疗，失去集体经济支撑后逐步解体，农民转向完全依靠自费医疗。当时卫生改革的重点是：扩大卫生服务的供给，搞活卫生机构内部的运行机制。通过鼓励多渠道办医、转换医疗机构内部运行机制、调动医务人员积极性，卫生事业规模迅速扩大，服务能力显著提高。

20 世纪 90 年代以来，中国卫生领域最突出的问题是政府对卫生投入严重不足，农村卫生、预防保健工作薄弱；卫生资源地区和城乡分布不均衡；医药费用增长过快，公费和劳保医疗不堪重负，个人自费比例增加；医疗保障制度不健全；地区间卫生发展不平衡，卫生公平性差距拉大；医疗机构经济补偿机制不合理，"以药养医"助长了不正之风和腐败现象；卫生服务质量和服务态度离人民群众的要求还有差距，卫生工作尚未得到全社会的充分重视。1997 年中共中央、国务院《关于卫生改革与发展的决定》和 1998 年国务院《关于建立城镇职工基本医疗保险制度的决定》先后颁布，全国性的卫生改革全面展开。

2000 年《关于城镇医药卫生体制改革的指导意见》及医疗机构分类管理、卫生事业补助政策、税收政策、药品价格改革、医疗服务价格改革、药品集中招标采购试点、患者选医生、药品收支两条线管理、药品招标代理机构资格认定及监督管理等 9 个配套文件，以及区域卫生规划、社区卫生服务、卫生监督体制、卫生人事制度改革文件，形成了全面推动城镇医疗卫生改革与发展的政策框架。城镇职工基本医疗保险制度和医药卫生体制改革的总体目标是，用比较低廉的费用，提供较优质的医疗服务，努力满足广大人民群众基本医疗服务的需要。概括地说，城镇职工基本医疗保险制度改革的核心是建立费用分担机制，医疗卫生体制和药品生产流通体制改革的核心是引入公平、公开和有序的竞争机制。

2001 年《关于农村卫生改革与发展的指导意见》及 2002 年中共中央、国务院《关于进一步加强农村卫生工作的决定》，阐明了农村卫生工作在农村经济和社会发展中的重要地位和作用，明确提出了农村卫生改革和发展的目标。中国农村卫生改革和发展的主要趋势是：①在中央及地方政府的直接财政资助下，通过试点逐步建立新型农村合作医疗制度，到 2010 年基本覆盖农村居民，以大病统筹为主，重点解决农民因患传染病、地方病等大病而出现的因病致贫、因病返贫问题。②通过中央财政转移支付、地方政府投入和社会捐助，对农村贫困家庭实行医疗救助，资助其参加新型合作医疗，或直接补助大病医疗费用。③建设社会化农村卫生服务网络，打破部门和所有制界限，建立以公有制为主导、多种所有制形式共同发展的服务体系，包括发展民办医疗机构、政府购买公共卫生服务等。④原则上在每所乡镇，由政府举办一所乡镇卫生院，并由县级卫生行政部门直接管理。其余的乡镇卫生院可以改制或资源重组。在全县甚至更大范围公开招聘卫生院院长，在卫生院内部实行全员聘用制。⑤逐步清退、分流非卫生技术人员和不合格人员，通过定向培养、鼓励城市卫生技术人员到农村服务、继续教育等措施，使乡镇卫生院临床医疗服务人员在 2005 年、乡村医生在 2010 年具备执业助理医师及以上资格。⑥逐步推行农村卫生机构药品集中采购，制定乡村医生基本用药目录，规范用药行为。

经过十年努力与探索，中国医药卫生事业取得长足进步，但医药卫生发展水平与经济社会发展和人民群众健康需求不适应的矛盾还比较突出。城乡和区域医疗卫生事业发展不平衡，资源配置不合理，公共卫生和农村、社区医疗卫生工作比较薄弱，医疗保障制度不健全，药品生产流通秩序不规范，医院管理体制和运行机制不完善，政府卫生投入不足，医药费用上涨过快，人民群众反映比较强烈。

2009 年，以中共中央、国务院《关于深化医药卫生体制改革的意见》和国务院《深化医药卫生体制改革近期重点实施方案（2009～2011 年）》颁布为标志，中国启动新一轮卫生改革。新一轮卫生改革的基本理念是把基本医疗卫生制度作为公共产品向全民提供，实现人人享有基本医疗卫生服务。政策设计的基本思路是保基本、强基层、建机制、全民享有。改革的基本原则是：坚持以人为本，把维护人民健康权益放在第一位；坚持立足国情，建立中国特色医药卫生体制；坚持公平与效率统一，政府主导与发挥市场机制作用相结合；坚持统筹兼顾，把解决当前突出问题与完善制度体系结合起来。此次医改突出强调了公平性、广覆盖、可及性以及高效、安全、优质等卫生工作的核心价值与导向。主要内容可以概括为"一个目标、四大体系和八项支撑"。一个目标是：到 2020 年，建立健全覆盖城乡居民的基本医疗卫生制度，为居民提供安全、有效、方便、价廉的医疗卫生服务。4 大体系是：建立覆盖城乡居民的公共卫生服务体系、医疗服务体系、医疗保障体系、药品供应保障体系，"四位一体"的基本医疗卫生制度，包括全面加强公共卫生服务体系建设，进一步完善医疗服务体系，加快建设医疗保障体系，建立健全药品供应保障体系等。8 项支撑的目的是通过完善体制机制，保障医药卫生体系有效规范运转，主要包括：建立协调统一的医药卫生管理体制、高效规范的医药卫生机构运行机制、政府主导的多元卫生投入机制、科学合理的医药价格形成机制、严格有效的医药卫生监管体制、可持续发展的医药卫生科技创新和人才保障机制、实用共享的医药卫生信息系统和健全的医药卫生法律制度。

新一轮卫生改革总体上取得了阶段性成效，主要表现在：居民健康状况指标持续改善，城乡居民健康差距不断缩小；卫生总费用结构不断优化，城乡居民抵御疾病风险的能力有所增强；医疗卫生服务可及性显著增强等。在新形势下，深化卫生改革进入了深水区和攻坚期。要以全面深化改革精神统领卫生改革，着力推进基本医疗卫生制度建设。加快法治建设，加强顶层设计与鼓励基层创新相结合，更好地发挥政府主导作用与市场机制调节作用，努力在分级诊疗制度、现代医院管理制度、全民医保制度、药品供应保障制度、综合监管制度等制度建设上获得突破。

（张拓红 修 燕）

jiànkāng zhōngguó 2030

健康中国 2030（healthy China 2030）　为了有效应对健康挑战、进一步提高全民健康水平，中共中央、国务院作出了"推进健康中国建设"重大战略部署。2016 年召开了全国卫生与健康大会，提出要把人民健康放在优先发展的战略地位，加快推进健康中国建设，努力全方位、全周期保障人民健康。同年发布了《"健康中国 2030"规划纲要》。这是中国首次在国家层面制定的健康领域中长期战略规划，是到 2030 年推进健康中国建设的行动纲领，对全面建成小康社会、加快推进社会主义现代化具有重大意义。同时，这也是中国积极参与全球健康治理、履行对联合国"2030 可持续发展议程"承诺的重要举措。

基本原则　①健康优先。把健康摆在优先发展的战略地位，将促进健康的理念融入公共政策制定实施的全过程，加快形成有利于健康的生活方式、生态环境和经济社会发展模式，实现健康与经济社会良性协调发展。②改革创新。坚持政府主导，发挥市场机制作用，加快关键环节改革步伐，清除体制机制障碍，发挥科技创新和信息化的引领支撑作用，形成具有中国特色、促进全民健康的制度体系。③科学发展。把握健康领域发展规律，坚持预防为主、防治结合、中西医并重，转变服务模式，构建整合型医疗卫生服务体系，推动健康服务从规模扩张的粗放型发展转变到质量效益提升的绿色集约式发展，推动中医药和西医药相互补充、协调发展，提升健康服务水平。④公平公正。以农村和基层为重点，推动健康领域基本公共服务均等化，维护基本医疗卫生服务的公益性，逐步缩小城乡、地区、人群间基本健康服务和健康水平的差异，实现全民健康覆盖，促进社会公平。

战略主题　共建共享、全民健康。"共建共享、全民健康"的核心是以人民健康为中心，坚持新形势下卫生与健康工作方针，针对生活行为方式、生产生活环境以及医疗卫生服务等健康影响因素，坚持政府主导与调动社会、个人的积极性相结合，推动人人参与、人人尽力、人人享有，落实预防为主，推行健康生活方式，减少疾病发生，强化早诊断、早治疗、早康复，实现全民健康。将"共建共享"作为建设健康中国的基本路径。从供给侧和需求侧两端发力，统筹社会、行业和个人三个层面，实现政府牵头负责、社会积极参与、个人体现健康责任，不断完善制度安排，形成维护和促进健康的强大合力。将"全民健康"作为建设健康中国的根本目的。立足全人群和全生命周期两个着力点，提供公平可及、系统连续的健康服务，实现更高水平的全民健康。

战略目标 分三步走：①到2020年，建立覆盖城乡居民的中国特色基本医疗卫生制度，健康素养水平持续提高，健康服务体系完善高效，人人享有基本医疗卫生服务和基本体育健身服务，基本形成内涵丰富、结构合理的健康产业体系，主要健康指标居于中高收入国家前列。②到2030年，促进全民健康的制度体系更加完善，健康领域发展更加协调，健康生活方式得到普及，健康服务质量和健康保障水平不断提高，健康产业繁荣发展，基本实现健康公平，主要健康指标进入高收入国家行列。③到2050年，建成与社会主义现代化国家相适应的健康国家。针对上述目标，围绕总体健康水平、健康影响因素、健康服务与健康保障、健康产业、促进健康的制度体系等方面具体设置了若干可操作、可衡量、可考核量化指标。

战略任务 ①普及健康生活。从健康促进的源头入手，强调个人健康责任，发展健康文化，提高全民健康素养。加强健康教育，将健康教育纳入国民教育体系，加大学校健康教育力度；塑造自主自律的健康行为，引导合理膳食，开展控烟限酒，促进心理健康，减少不安全性行为和毒品危害；提高全民身体素质，完善全民健身公共服务体系，广泛开展全民健身运动，加强体医融合和非医疗健康干预，促进重点人群体育活动。②优化健康服务。坚定不移贯彻预防为主方针，强化覆盖全民的公共卫生服务，防治重大疾病，完善计划生育服务管理，推进基本公共卫生服务均等化；提供优质高效的医疗服务，完善医疗卫生服务体系，创新医疗卫生服务供给模式，提升医疗服务水平和质量；充分发挥中医药独特优势，提高中医药服务能力，发展中医养生保健治未病服务，推进中医药继承创新；加强重点人群健康服务，提高妇幼健康水平，促进健康老龄化，维护残疾人健康。③完善健康保障。健全以基本医疗保障为主体、其他多种形式补充保险和商业健康保险为补充的多层次医疗保障体系；健全医保管理服务体系，全面推进医保支付方式改革，形成总额预算管理下的复合式付费方式；积极发展商业健康保险，鼓励开发与健康管理服务相关的健康保险产品；完善药品供应保障体系，深化药品、医疗器械流通体制改革；完善国家药物政策，巩固完善国家基本药物制度，完善药品价格形成机制。④建设健康环境。深入开展爱国卫生运动，加强城乡环境卫生综合整治，建设健康城市和健康村镇；加强影响健康的环境问题治理，深入开展大气、水、土壤等污染防治，实施工业污染源全面达标排放计划，建立健全环境与健康监测、调查和风险评估制度；完善食品安全标准体系，加强食品安全风险监测评估，健全从源头到消费全过程的监管格局；深化药品（医疗器械）审评审批制度改革，完善国家药品标准体系，实施医疗器械标准提高计划，形成全品种、全过程的监管链条；完善公共安全体系，强化安全生产和职业健康，促进道路交通安全，预防和减少伤害，提高突发事件应急能力，健全口岸公共卫生体系。⑤发展健康产业。区分基本和非基本，激发市场在非基本医疗卫生服务领域的活力。优化多元办医格局，优先支持社会力量举办非营利性医疗机构，推动非公立医疗机构向高水平、规模化方向发展；积极促进健康与养老、旅游、互联网、健身休闲、食品融合，催生健康新产业、新业态、新模式；引导发展专业的医学检验中心、医疗影像中心、病理诊断中心和血液透析中心等；积极发展健身休闲运动产业，引导社会力量参与健身休闲设施建设运营；促进医药产业发展，加强医药技术创新，提升产业发展水平，实现医药工业中高速发展和向中高端迈进。

（姜敏敏）

shèqū wèishēng

社区卫生（community health, CH） 一项综合性的以预防保健、促进人群健康为目的，积极开展对个人、家庭和社区人群健康有关的服务活动。从妇女受孕后本人及其胎儿、婴幼儿、学龄儿童、青少年、中年和老年等不同生命阶段，针对地域环境、经济水平、当地资源，尽可能以自力更生原则，提供适宜、安全、低价、及时的预防、医疗、康复措施，改善居民个人和家庭的健康状况。社区卫生是人群健康的策略和原则在社区水平上的具体应用，即强调了解社区全体居民的健康和疾病，通过确定优先项目、消除不同群体间健康的不平等来促进健康和提高生活质量。社区全体居民健康的改善和维持应突出强调社区预防，强调通过社区预防服务，针对社区需优先解决的健康主题，以全体社区居民为对象开展疾病预防和健康促进活动来促进社区的整体健康。

基本任务　在上级卫生机构及相关部门的支持下，由社区卫生机构在本区第一线为居民提供预防、保健、医疗、康复及健康指导。其执行、参与者为全科医师。

实施原则　以健康为中心、以人群为对象、以需求为导向、多部门合作、人人参与。

要素　要做好社区卫生，使社区达到良好的健康状态，就要有适当的组织机构，相应的资源与各种有计划的活动，以此来达到社区的最佳健康水平。社区卫生包括下列5大要素：促进健康生活；预防疾病问题；治疗疾病；康复；健康教育。

特点　①连续性服务。在社区与居民建立永久的服务关系，居民从出生、成长到老年全过程均由社区提供服务。②全面性服务。包括预防、保健、医疗、康复及健康指导等多项服务。③协调性服务。在社区内发挥个人、家庭、社区和社会各部门的相互协调、补充作用，促进全社会参与。④及时性服务。在社区内，居民可得到及时方便的服务，满足居民就近就医的要求，达到并获得在地理上、时间上、心理上和经济上的实惠。⑤负责性服务。要求对社区内的居民有高度的责任心，密切医患关系，发挥患者的主动作用，医生具有良好的职业道德和奉献精神。

（郭　清）

shèqū
社区（community）　在结构上，一个以地理和行政为依据明确划分的局部区域。在功能上，由一群具有强烈的归属感、认同感、凝聚力和文化氛围（价值观、行为规范、交流与互助等）的居民组成。

要素　①人群。一定数量的人群是社区的主体，也是构成社区的第一要素。②地域。地域是社区存在和发展的前提，是构成社区的重要条件。③生活服务设施。基本的生活服务设施不仅是社区人群生存的基本条件，也是联系社区人群的纽带。④文化背景和生活方式。相对共同的文化背景和生活方式是社区人群相互关联的基础。⑤生活制度及管理机构。相应的生活制度和管理机构是维持社区秩序的基本保障，是构成"大集体"的必要条件。总之，人群和地域是构成社区的最基本要素，在此基础之上，生活服务设施、文化背景及生活方式、生活制度及管理机构是社区人群相互联系的纽带。

类型　依据不同的标准，可将社区划分为不同的类型。按社区区域特征分为3类：

城市社区　以非农业即二、三产业为主的居民聚居，达到一定人口密度和规模，由国家批准设立市建制的社区。其主要特点：①人口集中，特异性强。②经济和其他活动频繁。③具有各种复杂的制度、信仰、语言和多样化的生活方式。④具有结构复杂的各种群体和组织。⑤家庭的规模和职能缩小，血缘关系淡化，人际关系松散。⑥思想、政治、文化相对发达。一般从人口规模上可划分为大、中、小城市，从社区功能上可划分为政治城市、工业城市、港口城市等。目前城市社区的范围，一般是指经过社区体制改革后做了规模调整的社区居民委员会辖区。社区的规模一般在1 000～2 000户。

农村社区　以从事农业生产劳动为主、人口密度和规模较小的社区。有别于城市社区的特点：①人口密度低，同质性强，较少流动。②经济活动简单。③风俗习惯和生活方式等受传统影响较大。④组织结构简单，职业分工远不如城市复杂。⑤家庭在生活中起着重要作用，血缘关系浓厚，人际关系密切。

集镇社区　兼具农村社区和城市社区某些成分与特征的社区，是农村和城市相互影响的一个中介。费孝通曾提出，集镇社区是一种比农村社区高一个层次的社会实体的存在，这种社会实体是以一批并不从事农业生产劳动的人口为主体组成的社区。无论是从地域、人口，还是从经济、环境等因素看，它们都既具有与农村社区相异的特点，又都与周围的农村保持着不可缺少的联系。

（郭　清）

quánkē yīxué
全科医学（general practice）　面向社区与家庭，整合临床医学、预防医学、康复医学以及人文社会学科相关内容于一体的综合性医学专业学科。又称家庭医学。它是一个临床二级学科，全科医学提供"六位一体"的服务，即健康教育、预防、保健、康复、计划生育技术服务和一般常见病、多发病的诊疗服务等；涵盖了各种年龄、性别、各个器官系统以及各类健康问题/疾病；主旨是强调以人为中心、以家庭为单位、以整体健康的维护与促进为方向的长期负责式照顾，并将个体与群体健康照顾融为一体。

全科医学的特点：①服务的广泛性。社区内所有人群都有权获得全科医疗服务。②服务的参与性。除卫生部门外，各有关部门（工业、农业、教育、商业、社会福利等）均共同参与，推动全科医疗服务向前发展。③服务的连续性。在社区中，全科医学提供的连续性卫生服务体现在：从健康到疾病的连续性，从生到死的连续性。④服务的综合性。全科医学提供的是集健康教育、预防、医疗、保健、康复、计划生育技术服务六位于一体的卫生服务，即实现了防治与康复相结合，临床治疗与心理治疗相结合，院外服务与院内服务相结合，卫生部门与家庭、社会服务相结合。⑤服务的协调性。全科医学为社区居民提供的医疗服务，要做到双向转诊，为患者做好转诊和会诊的协调工作，保证患者得到及时、快速、有效的诊断和治疗。

(郭　清)

quánkē yīshēng

全科医生 (general practitioner, GP)

对个人、家庭和社区提供优质、方便、经济有效的、一体化的基础性医疗保健服务，进行生命、健康与疾病的全过程、全方位负责式管理的医生，又称家庭医生。其服务涵盖不同的性别、年龄的对象及其生理、心理、社会各层面的健康问题；能在所有与健康相关的事务上，为每个服务对象当好健康代理人。

角色 ①首诊医生。②个人及其家庭的朋友、"健康保护神"和利益维护者。③医疗保健系统的协调者。④健康保险系统的最佳"守门人"。⑤最有效的病例管理者。

素质 全科医生承担全方位、全过程负责式健康管理，需要有其特定的专业素质，包括：①强烈的人文情感。全科医疗是以人为本的照顾，全科医生必须具有对人类和社会生活的热爱与持久兴趣，具有服务于社区人群并与人相互交流、理解的强烈愿望。对患者高度同情心和责任感，而且是无条件的、全方位的、不求回报的，这种情感是当好全科医师的基本前提。②娴熟的业务技能。全科医生应具有把服务对象作为一个整体人看待和服务的知识；既善于处理暂时性健康问题，又能对慢性病患者、高危人群与健康人提供持续性保健。因此，全科/家庭医学涉及社区常见疾病的各临床学科（包括中医学），乃至遗传学、心理学、行为科学、流行病学、统计学、预防医学、伦理学、社会学、经济学等学科中的相关知识和技能，这些对于全科医疗的工作是不可缺少的。③出色的管理能力。全科医生的工作处处涉及患者、家属与社区健康管理，以及社区卫生服务团队管理等。因此，全科医生必须具有一个管理者的自信心、自控力和决断力，敢于并善于独立承担责任、控制局面。在集体环境中具有协调意识、合作精神和足够的灵活性、包容性，从而成为团队的核心，与各方面保持和谐的人际关系；还能随时平衡个人生活与工作的关系，以保障自己的身心健康与服务质量。④执著的科学精神。为了保持与改善基层医疗质量，科学态度和自我发展能力是全科医生的关键素质之一。必须严谨、敏锐、孜孜不倦地对待业务工作，积极参加继续医学教育；能运用循证医学方法，批判性地评价新知识和信息，并将其结合于日常服务实践中。

任务 主要包括以下方面：

对患者与家庭　①负责常见健康问题的诊治和全方位全过程管理，包括疾病的早期发现、干预、康复与终末期服务。②负责健康的全面维护，促进健康生活方式的形成；定期进行适宜的健康检查，早期发现并干预危险因素；作为患者与家庭的医疗代理人对外交往，维护当事人的利益。③提供健康与疾病的咨询服务，聆听与体会患者的感受，通过有技巧的沟通与患者建立信任，对各种有关问题提供详细的解释和资料，指导服务对象进行有成效的自我保健。④利用各种机会和形式，对服务对象（包括健康人、高危险人群和患者）随时进行深入细致的健康教育，保证教育的全面性、科学性和针对性，并进行教育效果评估。⑤卫生服务协调者，当患者需要时，负责为其提供协调性服务，包括动用家庭、社区、社会资源和各级各类医疗保健资源；与专科医生形成有效的双向转诊关系。

对医疗保健和保险体系　包括：①作为首诊医生和医疗保健体系的"守门人"，为患者提供所需的基本医疗保健，将大多数患者的问题解决在社区，对少数需要专科医疗者联系有针对性的会诊与转诊；作为医疗保险体系的"守门人"，严格依据有关规章制度和公正原则、成本 - 效果原则从事医疗保健活动，协助保险系统办好各种类型的医疗和健康保险。②作为团队管理和教育者，在日常工作中管理人、财、物，协调好医护、医患关系，以及与社区各方面的关系；组织团队成员的业务发展、审计和继续教育活动，保证服务质量与学术水平。

对社会 ①参与社区和家庭的各项活动，与社区和家庭建立亲密无间的人际关系，推动健康的社区环境与家庭环境的建立和维护。②动员组织社区各方面积极因素，协助建立与管理社区健康网络，利用各种场合做好健康促进、疾病预防和全面健康管理工作；建立与管理社区健康信息网络，运用各类形式的健康档案资料协助做好疾病监测和卫生统计工作。

职责 ①承担社区卫生服务中内、外、妇、儿等临床诊疗任务，双向转诊任务和传染病发现及报告任务。②承担以高血压、糖尿病、心脑血管疾病、恶性肿瘤等为主的慢性非传染性疾病的防治。③组织传染病的预防与控制工作。④主持社区诊断，根据本社区主要卫生问题，制定以健康教育行为干预为手段的健康促进工作方案，并组织实施，完成评价总结。⑤组织社区健康人群与高危人群的健康管理，包括疾病的筛查与咨询。⑥进行社区卫生服务科研课题的设计，争取立项，并组织实施。⑦承接医疗保健合同工作。⑧组织并指导社区护理、社区康复、社区计划生育技术指导等社区卫生服务工作。⑨运用中西医适宜技术开展社区疾病的预防与控制工作。⑩组织建立并使用社区居民健康档案（病历）。⑪组织开设家庭病床，开展上门服务。⑫组织对社区重点人群的保健（包括老人、妇女、儿童、残疾人等）。⑬配合精神科医生开展基本的精神卫生服务（包括初步的心理咨询与治疗）。⑭了解"六位一体"的社区卫生服务工作内容及工作重点，协调各方面工作。

（郭 清）

"shǒuménrén" zhì

"守门人" 制（gate-keeper system） 医患之间一种比较特殊的制度安排。它所蕴含的内容是：人们按照自己的意愿登记成为某些全科医生或医疗机构的注册服务人群，注册时以某种方式支付一定费用，该注册者得病后要首先到其注册的全科医生或医疗机构进行初诊，如果所患疾病能够在此治愈，那么患者就可以在此治疗直到痊愈，如果疾病比较严重，此处无法治疗，那么就由该处负责将其转诊到相应的更高级别的医疗机构进行诊治。期间所有诊疗费用（包括当地诊治和转诊）的支付方式依据注册时付费方式的不同而有所差别。患者在接受转诊服务后，后期的康复又可以转回到该处进行。充当这种角色的全科医生或医疗机构就被称为"守门人"。

作用 ①导医及长期预防保健的作用。在"守门人"制度下，由于患者每次都必须先到"守门人"处初诊，对患者行为可形成合理约束，减少患者选择医疗机构的盲目性和困难性。"守门人"可以利用自己的丰富经验和信息帮助患者挑选最适合的治疗。无法治疗的重病、大病可转到诊治能力较强的医疗机构，后期的康复可以转回"守门人"处，这样既能减少浪费，又能给患者最合适的治疗，并且还给患者提供了极大的方便。②引导医疗资源的配置，减少浪费。在"守门人"制度下，"守门人"会从技术和经济两方面来确定最优的治疗方案，会根据患者的实际情况来选择不同的医院进行转诊。经过"守门人"有针对性的转诊，一方面可以避免患者自由就医盲目选择大医院或高技术医院的倾向，使患

者在不同类型和级别的医院之间形成合理分流；另一方面也必将引导医疗资源在不同等级医院之间的重新配置，促成各级别和各类型的医院重新进行功能性定位，对医院形成硬性约束。③提高医生约束行为的自觉性，改善医患关系。医患之间关系的恶化和医生的违规行为有着直接联系，而医生和患者之间服务关系的短期性又是医生违规行为产生的一个重要原因。当医生和患者的服务关系是一次性时，医生会倾向于关心当期收入，所以医生违规的动机就比较大。而"守门人"和患者之间的服务关系是长期的，"守门人"不仅要关心当期收入，更要关注长期收入。而为了获得长期收入，"守门人"必须赢得良好的声誉，自觉约束行为，不去违规。这就为医患关系的根本好转奠定了坚实的基础。④给医生提供正向激励。由于"守门人"制度大都采取预付制，那么"守门人"的总收入将是固定的，而支出则是不变动的。如果"守门人"不提高自己的服务效率，那么成本的增加则意味着其最终净收入的相应减少，"守门人"通过损害患者的利益来获取自身利益的扭曲激励将被打破，提高自身工作效率的正向激励相应产生。⑤变外行监督为内行监督。"守门人"的利益和所转诊的医院利益是不一致的。"守门人"为提高自身利益，必然会去监督注册患者所转诊到的那些医院的诊疗行为。对一个称职"守门人"来讲，虽然他可能不知道疑难杂症的具体治疗措施，但是他的知识和经验必然让医院的违规可能和强度大大降低。这样，原来患者对医疗机构的外行监督就变成了"守门人"的内行监督。

由此可见，医疗服务"守门人"制度，在一定程度上起着消除医患信息不对称、公平合理地分流医疗资源、控制医疗费用不合理增长，并对医院和医生形成激励约束，促进医疗市场有序竞争等积极作用。

（郭　清）

quánkē yīliáo

全科医疗（general medical services）

立足于社区或农村、以全科医学理论为指导、由全科医生为社区或农村中的个人及其家庭提供的基层医疗保健服务，又称家庭医疗。全科医疗是在综合生命学、临床医学和行为科学研究成果的基础上发展起来的一种独特的医学专科和基层医疗模式，它不以患者的年龄、性别、系统疾病的类型，以及采用的技术和方法分科，而是全科医生提供综合性医疗保健服务。目前全科医疗被认为是最富有生命力的基层医疗模式。

基本原则　全科医疗的基本原则包括：

以生物心理社会医学模式为指导　全科医学所特有的整体论、系统论思维突破了传统的专科医学对待疾病的狭窄的还原论，强调把患者看作社会与自然系统中的一部分，从身体、心理、社会和文化等因素来观察、认识和处理健康问题，即以患者为中心的健康照顾。此外，由于基层医疗中所面临的精神问题和身心疾患日益增多，全科医生经常使用各种生活压力量表检查和评价患者的心理社会问题，并全面了解其家庭和社会方面的支持力量，从整体上给予协调照顾。因此，生物－心理－社会医学模式已经成为全科医生诊治患者的一套必需的、自然的范式。

以预防为导向　全科医疗对个人、家庭和社区健康的整体负责与全程控制，是对中国以"预防为主"的卫生工作方针的真正落实。全科医疗注重并实施"生命周期保健"，根据服务对象生命周期的不同阶段中可能存在的危险因素和健康问题，提供一、二、三级预防。全科医生从事的预防多属于"临床预防"，即在其日常临床诊疗活动中对患者个体及其家庭提供随时随地的个体化预防照顾；同时，还根据其需要与可能，由全科医生及其团队向公众或高危人群提供恰当的周期性健康检查或普查与筛查。

以社区为基础　全科医疗是立足于社区的卫生服务，表现为：①社区的概念体现在地域和人群，即以一定的地域为基础，以该人群的卫生需求为导向，全科医生充分利用社区资源，为社区居民提供与之相适应的卫生保健服务。②全科医生将个体和群体健康照顾紧密结合、互相促进。在全科医生的诊疗服务中，既要利用其对社区背景的熟悉去把握个体患者的相关问题，又要对从个体患者身上反映出来的群体问题有足够的敏感性。这样既可提高基层医疗的实力与针对性，又能够强化流行病学在全科医疗中的作用，从而提高全科医生的素质和全科医疗的整体水平。

以家庭为单位　家庭是全科医生的服务对象之一，也是全科医生工作的重要场所和可利用的有效资源，以家庭为单位的健康照顾是全科医疗的主要特征之一。全科/家庭医学吸收了社会学关于家庭的理论和方法，发展了一整套家庭医疗的知识和技能，重视家庭与健康相互影响。以家庭为单位的照顾在实际工作中主要涉

及两方面的内容：①家庭的结构与功能会直接或间接地影响家庭成员的健康，同时家庭成员的健康或疾病状况也会影响家庭的功能。②利用家庭动力学理论，针对家庭生活周期不同阶段所存在的危险因素、压力事件，及时发现可能对家庭成员健康的潜在威胁，帮助家庭预测可能出现的健康问题或家庭危机，并通过适当的咨询干预、家庭资源的有效合理利用使之及时化解，改善其家庭功能。

基本特征　全科医疗作为一种独特的社区基层医疗模式，不同既往的通科医疗，具有以下基本特征：①全科医疗是一种基层医疗模式，它是全民医疗保健系统的基础，也是公众进入医疗保健系统的门户。②全科医疗是为社区所有的人提供的一项初级卫生保健服务。③全科医疗是以门诊服务为主，遵循"以患者为中心"的临床诊疗模式，提供以个人为中心、以家庭为单位、以社区为范围的卫生保健服务。④全科医疗是一种连续性、协调性、综合性、个体化和人性化的医疗保健服务。⑤全科医疗是一种集健康教育、预防、医疗、保健、康复、计划生育技术服务为一体的服务。⑥全科医疗是一种高素质的医疗服务，它全面对待人的躯体、精神和社会适应不良的困惑，并照顾家庭和社区环境，体现了医疗服务的周全性，科学思维的完整性，提高群众对医疗服务的满意度。

服务对象　全科医疗的服务对象是社区内所有的人，包括个体和群体，患者和健康人，就诊和未就诊的人，其重点是儿童、妇女、老年人、慢性病患者和残疾人。对不同对象提供的服务内

容不尽相同，如对儿童主要是进行生长发育评价、常见病防治、青春期保健；对妇女主要是开展优生优育和计划生育咨询、孕产期保健、哺乳期保健、围绝经期保健、常见病的防治；对老年人主要是进行定期健康体检、常见病和多发病的筛检及预防保健、饮食运动管理；对慢性病患者和残疾人主要是积极对症治疗、康复治疗、家庭护理、心理治疗和康复、疾病管理等。

（郭 清）

shǒuzhěnzhì
首诊制（system of first treatment in community） 规定居民在患病需要就诊时，需首先到社区卫生机构接受全科医生诊疗的一种制度。除了急诊，居民若要去医院寻求专科医生的服务，必须要经过社区全科医生的转诊。

首诊制的目的在于对患者进行合理地分流，使得社区居民的常见病、多发病尽可能地在社区内通过常规方法加以解决，减少专科医院资源的浪费。在这种制度下，医院专科医生只接收急诊患者或由社区全科医生转诊来的患者，有利于发挥专科医院以及专科医生在设备技术上的优势。同时，社区全科医生作为整个卫生服务体系的一线人员，接受社区居民的首诊，并负责将超出自己诊疗能力范围的重症患者转向专科医生。全科医生作为社区"守门人"，对社区居民合理地利用卫生资源发挥了"过滤筛选"的作用。社区全科医生承担了绝大部分社区居民的诊疗服务，流向医院专科医生的患者仅占到了很小的一部分。国外学者调查发现，只有大约5%的患者需要寻求专科医生的诊治，而90%以上的患者可以在训练有素的全科医生

那里得到满意的医疗服务。国外首诊制运作的成功经验证明，首诊制在实施过程中能够较好地控制费用、合理地分配医疗资源。

因此，针对中国现阶段医疗卫生领域存在的问题，研究如何切实有效地引入和实施社区首诊制是非常必要的。实行社区首诊制的意义主要有以下几点：①改变患者的就医模式，改善广大居民卫生服务利用能力和公平性。首诊制是将居民的卫生服务需求"下沉"到社区的重要途径和手段，改变了以三级医院为中心的就医模式，有利于控制医疗费用的上涨，引导居民合理地利用医疗保健服务，提高了居民在医疗服务可及性上的公平程度。②合理调节卫生资源配置。通过首诊制对患者进行合理地分流，减少居民就医的盲目性，使得社区居民的常见病、多发病尽可能地在社区内通过常规方法加以解决。居民卫生需求的"下沉"促使卫生资源的供给也逐步"下沉"到社区，减少资源浪费，减轻大医院的负担，促进卫生资源的合理配置。③加强社区卫生服务的网底作用。首诊制的开展能够促使卫生资源的合理配置，从而加强了社区卫生服务网络，提高了社区卫生服务的可及性，使居民的卫生服务更加便捷，使社区卫生服务的基础作用进一步体现。

（郭 清）

shuāngxiàng zhuǎnzhěn
双向转诊（dual referral） 社区通过社区卫生服务机构与各类大中型综合和专科医院之间的协议，使常见的、多发的小病在社区卫生服务机构治疗，大病则转向二级以上的大医院，而在大医院确诊后的慢性病和术后的康复患者则可转至社区卫生服务机构继续

治疗的诊疗模式。它有横向转诊和纵向转诊之分。横向转诊指综合医院与专科医院之间的相互转诊，以及综合医院之间的相互转诊。纵向转诊指社区卫生服务机构向上级医院、上级医院向社区卫生服务机构的相互转诊。一般讨论的是纵向的双向转诊。

原则 以满足社区居民医疗卫生服务需求、维护社区居民健康为目的，在保证患者安全的基础上，明确转诊过程中社区卫生服务机构与医院的责任划分，通过双向转诊合理分流患者，加强全科医生与专科医生之间的分工合作，最大限度地发挥他们的优势和特长，保证卫生服务的连续性、综合性、可及性，最大限度地减轻患者的经济负担，缓解"看病难、看病贵"的问题。当患者病情特殊，对口医院诊疗困难时，应考虑患者病情、转诊方便程度，并在充分尊重患者选择权的基础上，由全科医师与患者共同协商决定转诊的医院。

特征 ①强调了服务的起点和终点均是社区。②服务目标必须以居民需求为导向。③服务目的是保持医疗的连续性与及时性。④服务内容从广义上讲不局限于疾病诊治，还应包括预防、保健、计划生育等服务。

相关主体 双向转诊机制是由多个主体有机构成的复杂运行系统，所涉及的行为主体主要包括：①服务提供方：服务机构包含社区与医院两类。社区卫生服务机构主要是社区卫生服务中心（站），提供者是社区医生（又称全科医生）；医院服务的提供者是专科医生。②服务需方：社区居民。其社会、经济、文化等构成了需方的主要特征，很大程度上决定了卫生服务消费取向。③基

金方：当前社区卫生服务和医院服务资金的主要来源是政府和医疗保险机构。

作用 国际和国内的经验都揭示，开展转诊制度是有效地使用有限的医疗资源、控制医疗费用的必由之路。双向转诊的作用包括有：①有利于缓解"看病难、看病贵"的问题。②维系大医院与社区卫生服务机构互动的纽带。③有利于优化卫生资源配置。④有利于降低医疗费用。⑤有利于提高卫生服务的公平性和效率。

(郭 清)

shèqū wèishēng fúwù

社区卫生服务 （community health service，CHS）

融健康教育、预防、医疗、保健、康复、计划生育技术服务等为一体的，有效、经济、方便、综合、连续的基层卫生服务。

它以人的健康为中心、家庭为单位、社区为范围、需求为导向，以妇女、儿童、老年人、慢性患者、残疾人等为重点，在政府领导、社区参与、上级卫生机构指导下，以基础卫生机构为主体，全科医师为骨干，合理使用社区资源和适宜技术来解决社区主要卫生问题、满足基本卫生服务的需求。

原则 ①坚持为人民服务的宗旨，正确处理社会效益和经济效益的关系，把社会效益放在首位。②坚持政府领导，部门协调，社会参与，多方筹资，公有制为主导。③坚持预防为主，综合服务，促进健康。④坚持以区域卫生规划为指导。引进竞争机制，合理配置和充分利用现有卫生资源；努力提高卫生服务的可及性，做到低成本、广覆盖、高效率、方便群众。⑤坚持社区卫生服务与社区发展相结合。保证社区卫生服务可持续发展。⑥坚持实事求是。积极稳妥，循序渐进，因地制宜，分类指导，以点带面，逐步完善。

对象 ①健康人群：躯体健康、心理健康、社会适应能力良好的人群。②亚健康人群：没有明显的疾病，但呈现体力降低、反应能力减退、适应能力下降的人群。③高危人群：存在明显的对健康有害因素的人群，其发生疾病的概率明显高于普通人群。④重点保健人群：儿童、妇女、老年人、慢性病人、残疾人等需要特殊保健人群。⑤患者：患有各种疾病的患者，包括常见病患者、慢性病患者、需急救的患者等。

任务 ①提高人群健康水平、延长寿命、改善生活质量。对不同的服务人群采取促进健康、预防疾病、各类人群的系统保健和健康管理、疾病的早期发现、诊断治疗和康复、优生优育等措施。②创建健康社区。通过健康促进，使个人、家庭具备良好的生活方式，在社区创建良好的自然环境、社会心理环境和精神文明建设，紧密结合社区服务和社区建设，创建具有健康人群、健康环境的健康社区。③促进区域卫生规划的实施、保障医疗卫生体制改革、城镇职工和居民基本医疗保障制度改革的实施。

内容 社区卫生服务以满足群众需求、保护人民健康为出发点，是融健康教育、预防、医疗、保健、康复、计划生育技术服务等为一体的基层卫生服务。

社区健康教育 以社区为范围、以居民为对象，运用健康教育的理论和方法，普及医药科学知识，提高社区居民的健康意识和自我保健能力的过程。社区健康教育是社区卫生服务的灵魂，是初级卫生保健的首要任务，其根本目的是通过有组织、有计划、有系统的社会活动和教育活动，促使人们自觉采纳有益于健康的行为和生活方式，消除或减轻影响健康的危害因素，预防疾病、促进健康。社区健康教育的内容包括：①向社区居民宣传、普及医药卫生知识，如传染病与慢性病的防治知识、心理卫生知识、康复医学知识等。②向社区居民宣传、讲解国家的有关卫生法规和政策。③对育龄夫妇进行计划生育、优生优育和妇女卫生教育。④为社区居民介绍食品卫生与合理膳食知识。⑤向社区居民宣传良好的行为方式以及生活习惯。⑥开展健康咨询活动，逐步转变社区居民"没病就是健康"的传统观念。⑦实施家庭护理指导，提高社区居民的自我服务能力。社区健康教育的方法是实现社区健康教育的手段，主要包括语言教育法、文字教育法、形象教育法和现代技术教育法。

社区预防 社区卫生服务中心（站）在政府领导、社区参与、上级卫生机构指导下，广泛宣传动员社区居民，采取综合措施预防和控制疾病，保障和提高社区居民的健康水平的过程。积极开展社区预防，有利于将社区卫生服务落实到社区、家庭和个人，提高居民的健康水平。社区预防的主要内容包括：①传染病、地方病、寄生虫病防治。②慢性非传染性疾病防治。③精神卫生。

社区医疗 全科医生在全科医学理论的指导下，运用相应的中西医技术为社区居民提供的基本医疗服务。社区医疗主要包括：①开展常见病、多发病、诊断明确的慢性病的治疗，并根据患者的病情需要，及时做好转诊、会诊等协调性服务。②为社区居民建立档案资料，及时掌握居民及家庭的健康背景资料。以家庭卫生服务合同等形式，开展家庭健康咨询、家庭保健，指导慢性病患者的康复。③提供急诊服务和院前现场抢救。④提供家庭出诊、家庭护理、家庭病床等家庭卫生服务。⑤开展缓和医疗，为临终患者及其家属提供周到的、人性化的服务。

社区保健 社区卫生服务中心（站）协同有关机构，根据社区人群的文化和社会特点，以及存在的卫生问题和健康需求，制订和实施社区保健计划，并进行检查和评估的过程。社区保健属于基本卫生保健。社区卫生服务人员要以各种方式宣传卫生保健知识，使居民养成健康的生活方式。社区保健的内容包括：①妇女保健。②儿童保健。③老年保健。

社区康复 社区服务卫生中心（站）充分利用社区资源，应用各种有效措施，为康复对象提供有效、可行、经济、全面的康复服务，使他们能够重返社会的过程。由于康复对象有身体、语言、心理、精神、家庭、教育、职业、社会等多方面障碍，要达到康复的目的，必须综合应用不同的康复手段，包括医学康复、社会康复、教育康复和职业康复。社区康复的内容包括：了解社区残疾人等功能障碍患者的基本情况和医疗康复需求；以躯体运动功能、日常生活活动能力适应为重点，提供康复治疗和咨询等。

计划生育技术服务 社区卫生服务中心（站）向社区居民宣传生育知识，开展遗传咨询，提供婚前检查、产前检查，传授节

育方法以及相应医疗服务的过程。同时，在夫妻双方知情和选择的前提下，指导夫妻双方避孕、节育；提供避孕药具以及相关咨询。

社区卫生服务的上述6项基本内容不是孤立的，而是相互联系、有机结合在一起的。针对同一社区人群或个体，社区卫生服务提供包括上述6项内容在内的综合性、连续性、整体性、协调性的服务。

服务方式 社区卫生服务的方式依据不同的地区、社区环境及人口特征等进行选择，一般以门诊服务、主动服务、上门服务等形式为主，并需要采取灵活多样的多种形式，以满足服务对象的需要。具体的主要方式：①门诊服务。以提供医疗、预防、咨询等基本卫生服务为主。②出诊（上门）服务。主要包括预防工作、随访工作、家访、按保健合同要求的上门服务及应居民要求临时安排的上门服务等。③急诊服务。包括院前急救、社区卫生服务中心提供的全天候急诊服务、帮助患者联系利用当地急救网络系统等。④家庭护理、家庭照顾、家庭访视及家庭治疗等。⑤设立家庭病床，为患者提供居家环境的医疗、护理服务。⑥日间住院及日间照顾服务。⑦提供长期照顾服务，如护理院、养老院等服务。⑧善终关怀服务，给予生命终末期患者的人文关怀。又称安宁照顾。⑨姑息医学照顾，减轻痛苦的医疗和精神的人性化双重照顾。又称缓和医学照顾。⑩转诊服务。在建立双向转诊系统与机制的基础上，帮助患者转入上级医院，选择专科医生，并随时提供相应的服务。⑪电话或网络咨询服务。包括无偿服务（如预约服务、热线服务）和有偿服务

（电话健康咨询服务）两种形式。⑫医疗器械租赁服务与便民服务。对于家庭照顾中需要使用的医疗器械，可开展租赁服务，并指导患者及其家属正确使用，如病床、氧气瓶或氧气袋、简单康复器具等。⑬契约制服务。居民与全科医生或全科医疗服务机构签署契约合同，建立一种长期稳定的医患关系。

运行机制 运用于社区卫生服务管理，并由一系列管理机制、制度和规范相互联系、相互作用、共同构成的完整体系。社区卫生服务的运行机制包括外部环境条件和内部运行机制。外部环境条件是指社区卫生机构正常运行所需要的经济环境和政策、法规等社会环境条件；内部运行机制包括管理制度、人事制度、分配制度、劳动组织制度、经济运行和补偿制度等内容。

社区卫生服务机构实行自主管理，建立健全内部激励机制。实行主任任期目标责任制，建立以岗位责任制为中心的各项内部规章制度，严格执行技术服务标准，规范卫生服务行为，保证卫生服务质量。

对社区卫生事业的持续健康发展至关重要的机制包括：①人才进得来、留得住的激励机制。要配套改革社区卫生服务机构的人事聘用和收入分配制度，做到能进能出，把真正有用的人才吸引进来、留下来。②医疗保障进社区的机制。积极探索参保人员有效地利用社区卫生服务的做法，使社区卫生服务体系与城镇职工、城镇居民基本医疗保险和贫困人口医疗救助制度有机地结合起来。③基本药物进社区的机制。建立国家基本药物制度，制订基本药物目录，规范基本药物的生产、

流通和使用。在社区,扩大看病可报销药品的覆盖面,是降低药品费用、减轻群众负担,增强社区卫生服务吸引力的重要方面。④政府经费有效投入机制。政府财政投入应该重点补助社区卫生服务机构还是补助居民,在支持公立社区卫生服务机构的同时,如何支持社会力量兴办的社区卫生服务机构,都需要深入研究和探索,形成比较规范有效的做法,保证社区卫生投入,保证居民收益。⑤医院和社区卫生服务机构的分工协作机制。尤其要从制度上落实分级医疗和双向转诊,这对于因病施治、合理利用卫生资源、减轻医疗保险支出压力都十分重要。

管理模式 各地在发展社区卫生服务的过程中,对社区卫生服务的管理模式进行了有益尝试和积极探索,比较成熟的管理模式有以下几种。

设立社区卫生服务管理中心 存在以下 3 种方式:①中心直属卫生局管理,为卫生局下设的独立法人的事业单位。②中心隶属卫生局某一级科室管理。③中心隶属地方街道社区服务管理中心管理。

分散管理 属于医院设置的社区卫生服务中心(站)由医院自行管理,不同的医院有不同的管理方式,企业和社会办的社区卫生服务站也按照自己的管理方式进行运营,地方卫生行政部门负责验收、准入、业务指导、培训、医疗纠纷等管理。

社区卫生服务中心(站)一体化管理 社区卫生服务中心在自己所辖范围设置了若干社区卫生服务站,按要求开展社区卫生服务工作。其行政、业务、财务、人员等仍归中心统一管理,由中心根据经营情况和绩效考核决定人员的报酬和奖惩

委托管理 在卫生局组织下,以招标或其他方式委托某一机构或组织管理社区卫生服务,地方政府和卫生行政部门为社区卫生服务提供发展的政策环境,不承担公共卫生等投入,而是由委托机构自行负责。

(郭 清)

shèqū wèishēng fúwù zhōngxīn

社区卫生服务中心(community health service center)

担负着社区人群的健康教育、预防、医疗、保健、康复、计划生育技术服务"六位一体"服务任务的基层卫生机构。它既是城市医院服务网中的一级医疗机构,又是农村医疗服务网中的二级转诊机构。一般为 2 万 ~ 5 万人口(城市 3 万 ~ 5 万、农村 2 万 ~ 3 万)的社区,设立一个社区卫生服务中心。

基本功能 围绕健康教育、预防、医疗、保健、康复、计划生育技术服务等"六位一体"的核心内容,提供有效、方便、经济、连续的基层卫生服务。具体包括以下内容:①开展社区居民健康调查,进行社区诊断,向社区管理部门提出改进社区公共卫生的建议及规划,并协助实施。②提供个人与家庭的合同式健康管理服务。③开展健康教育、健康促进。④有针对性地开展慢性病、传染性疾病筛查和规范管理工作。⑤负责辖区内计划免疫等传染病防治工作。⑥运用适宜的中西医药诊疗技术,开展一般常见病、多发病的诊疗。⑦提供急诊服务。⑧提供家庭出诊、家庭护理、家庭病床等家庭卫生服务。⑨开展善终关怀服务。⑩与所在城市的医院协助,提供双向转诊服务。⑪提供精神卫生服务和心理卫生的咨询服务。⑫提供妇女、儿童、老年人、慢性病患者、残疾人等重点人群的保健服务。⑬提供社区康复服务。⑭开展计划生育咨询、宣传与提供适宜技术服务。⑮负责辖区内社区卫生服务信息资料的收集、整理、统计、分析与上报。

科室设置 ①临床科室:全科医疗科、中医科、康复治疗室、抢救室、预检分诊室(台)。②预防保健科室:预防保健科(预防接种室、健康教育室、儿童保健室、妇女保健与计划生育指导室)。③医技科室:医学检验科、医学影像科(B超、心电图)、药房。④其他科室:治疗室、输液室、处置室、观察室、健康信息管理室、消毒(供应)室。

人员配备 ①至少有 6 名执业范围为全科医学专业的临床类别、中医类别执业医师,9 名注册护士。②至少有 1 名副高级以上任职资格的执业医师和 1 名中级以上任职资格的中医类别执业医师;至少配备 1 名公共卫生执业医师。③每名执业医师至少配备 1 名注册护士,其中至少具有 1 名中级以上任职资格的注册护士。④设病床的,每 5 张病床至少增加配备 1 名执业医师、1 名注册护士。⑤医技科室应配备相应的卫技人员。

基础设施 ①房屋:建筑面积不少于 1 000m²,布局合理,充分体现保护患者隐私、无障碍设计要求,并符合国家卫生学标准。②床位:根据当地医疗机构设置规划,按照服务范围和人口合理配置。至少设日间观察床 5 张;可设一定数量的以护理康复为主要功能的病床,但不应超过 50 张。③设备:配备诊疗设备(诊断床、听诊器、血压计、体温计、

观片灯、体重身高计、出诊箱、治疗推车、供氧设备、电动吸引器、简易手术设备、输液椅、手推式抢救车及抢救设备、脉枕、针灸器具、火罐等)、辅助检查设备（心电图机、B超、显微镜、离心机、血球计数仪、尿常规分析仪、生化分析仪、血糖仪、电冰箱、恒温箱、药品柜、中药饮片调剂设备、高压蒸汽消毒器等)、预防保健设备（妇科检查床、妇科常规检查设备、身长/高和体重测量设备、听/视力测查工具、电冰箱、疫苗标牌、紫外线灯、冷藏包、运动治疗和功能测评类等基本康复训练和理疗设备)、健康教育及其他设备（健康教育影像设备、计算机及打印设备、电话等通讯设备，健康档案、医疗保险信息管理与费用结算有关设备等)。

（郭　清）

shèqū wèishēng fúwùzhàn
社区卫生服务站（community health service station）

由卫生行政机构部门批准设立，直接为社区居民提供基础预防、健康教育、咨询、经诊断明确的慢性病治疗、建立家庭健康档案、参与家庭病床、家庭护理和家庭健康保健合同形式服务的最基层卫生机构。它是社区卫生服务的网底和触角，加强了社区居民和卫生机构的联系。

布局　应符合本地区区域卫生规划的要求及社区人群的基本卫生需求，一般在 2 000 ~ 5 000 人口的小区设立一个相应规模的社区卫生服务站；交通不便或人口居住分散时，可在 500 ~ 1 000 人口的小区设立一个社区卫生服务站。区内距离最远的人群不应超过 2 千米，以使多数人群能在较短的时间（步行 20 分钟）内到达社区卫生服务站。

基本功能　①参与社区卫生状况调查，并协助社区管理部门实施健康教育及健康促进工作。②参与免疫接种、传染病的预防与控制工作。③提供一般常见病、多发病的护理服务。④参与对诊断明确的慢性病患者进行规范化管理的工作。⑤提供院外急救护理服务。⑥提供家庭出诊、家庭护理、家庭病床等家庭护理与保健服务。⑦提供双向转诊护理服务。⑧提供妇女、儿童、老年人、慢性病患者、残疾人等重点保健人群的护理与保健服务。⑨提供残疾人及功能障碍患者的康复治疗与护理服务。⑩开展健康教育与心理卫生咨询工作。⑪提供计划生育宣传与咨询服务。⑫提供个人与家庭的持续健康管理服务。⑬提供家庭临终关怀护理服务。⑭根据社区卫生服务功能和社区居民需求，提供其他适宜的基层卫生护理服务。

基本设施　业务用房的使用面积不低于 $150m^2$。一般应设 3 张日间观察床，不设病床。配备的基本设备应包括：诊断床、听诊器、血压计、体温计、全科医疗诊断系统、心电图机、观片灯、体重身高计、血糖仪、出诊箱、治疗推车、急救箱、供氧设备、电冰箱、脉枕、针灸器具、火罐、必要的消毒灭菌设施、药品柜、电脑及打印设备、电话等通讯设备、健康教育影像设备，以及与开展工作相适应的其他设备。

建站模式　①医院服务向社区的"延伸"。社区卫生服务站作为医院或社区卫生服务中心在社区设的点，人员由社区卫生服务中心或医院派遣，盈亏由派出机构负责，街道无偿或廉价地提供用房。②街道社区服务的扩容。

除物业管理、法律援助、家政服务、幼托养老等社区综合性服务外，增加医疗保健服务方面的内容，人员由街道聘任，一般为退休医护人员，盈亏由街道负责，附近的二、三级医院提供一定技术支持。③街道或社区卫生服务中心公开招标，应聘人员多为下岗的企业医务人员，或医科院校毕业生。经济上独立核算、自负盈亏，街道仅在用房上提供一定方便和优惠。

（郭　清）

jiànkāng ruòshì rénqún
健康弱势人群（vulnerable populations in health care）

凭借自身力量难以维持一般社会生活标准的困难者群体。从经济学角度看，弱势人群指在资源配置上处于劣势地位且有困难的各类群体；从医学角度看，弱势人群是指其身体健康状况较差或较特殊，或由于经济、医疗保障等方面的制约，对卫生服务的可及性较差的人群。

健康弱势人群是一个用来分析现代社会经济利益和社会权力分配不公平、社会结构不协调、不合理的概念。20 世纪 90 年代以来，随着社会变迁中的利益重新分配，健康弱势人群的规模和数量大幅度增长，已成为一个不容忽视的社会问题。此外，由于社会结构的转型、卫生服务体制的一些缺陷、医疗服务中高精尖仪器设备、昂贵药品利用的持续增加和物价变化等因素导致卫生服务的费用迅速增长，给居民尤其是弱势人群造成沉重的经济负担。

特征　目前中国健康弱势人群在整体上具有以下 5 个重要特征：①弱势人群的主体是社会性弱势人群。学术界一般把弱势人群分为两类：生理性弱势人群和社会性弱势人群。前者成为弱势人群，有着明显的生理原因，如孕产妇、儿童、老年人、残疾人等；后者则基本上是社会原因导致，如流动人口、下岗职工、失业者等。从中国弱势人群的整体情况看，主体是社会性弱势人群，主要是由于社会原因导致其陷于弱势地位的。因此，应当侧重从社会支持的角度考虑问题。②现有弱势人群中的很多人是在原体制下做出过贡献的人。特别是一些早年退休者和国有集体企业的失业、下岗职工，社会应当考虑对其实施补偿。③目前弱势人群是在社会分化加剧的情况下出现的，很多人有较强的相对剥夺感。改革开放30多年来，人民的整体生活水平提高了，但是地区之间、群体之间和个人之间不均衡，基于经济分化的社会分化也越来越大，一些人的相对社会地位有所下降，引发了比较严重的相对剥夺感，必须引起高度重视。④目前的全球化进程有可能对国内弱势人群造成更加不利的影响，并且有可能使弱势人群的规模继续扩大。在全球化进程中，那些接近资本、接近权力或受过良好教育的人群有可能得到更多的利益，而普通的劳动者不仅获利机会少，而且可能降低福利，成为全球化成本的承担者。在关注国内弱势人群问题时，必须充分考虑到全球化这一背景。⑤目前社会对于弱势人群的支持还很有限，难以有效地改变其弱势地位。

研究意义　社会改革发展的核心是公平与和谐，因此，深入研究当前弱势人群的健康与卫生服务问题具有重大现实意义。从根本上或从长远上来说，关注弱势人群的卫生保健服务，不仅有利于改变健康弱势人群在健康与卫生服务中的不利境遇，而且有利于社会的稳定和协调发展。

（田庆丰）

fùnǚ wèishēng bǎojiàn

妇女卫生保健（women health care）

以妇女为对象，以保健为中心，针对妇女不同时期（青春期、生育期、更年期和老年期）的生理、心理、社会特点和保健要求，以及影响妇女健康的卫生服务、社会环境、自然环境和遗传等方面因素，综合运用预防医学、临床医学、心理学、社会学、管理学等多学科的知识和技术，保护和促进妇女健康。妇女保健以维护和促进妇女健康为目的，以群体为服务对象，以预防为主，以基层为重点，以生殖健康为核心。做好妇女保健工作，保护妇女身心健康，直接关系到子孙后代的健康、家庭的幸福、社会的和谐、民族素质的提高。

任务　①提高产科质量，普及科学接生并开展围生期保健，防治并发症，推广产前胎儿健康情况预测，提高民族人口素质，降低孕产妇及围生儿的死亡率。②定期进行妇女常见病、多发病的普查普治，通过调查，分析其发病因素，总结发病规律，制订防治措施，降低发病率，提高治愈率。③做好妇女劳动保护，根据妇女生理特点，协助有关主管部门制订劳保条例及规定，如产假制度，孕期劳动强度调"轻"不调"重"等。④开展妇女保健咨询工作，以达到宣教的目的，同时也可帮助妇女正确认识和对待自身的生理性或病理性问题，促进身心健康发展。⑤做好妇女各期保健。

各时期卫生保健　①青春期：一般12～18岁之间，指从月经初潮到生殖器官发育成熟时期。由于青春期身心发育迅速，以及此年龄青少年常见的敏感性，加上过渡期间的各种不适应，这一时期身体心理均容易引发各种问题。保健重点：要做好营养卫生指导，培养良好的饮食习惯；做好个人卫生指导，特别是经期卫生指导；开展心理卫生和健康行为指导；采取适当形式普及性知识，做好性道德教育。②成年期（性成熟期）：一般指18岁开始，持续约30年左右，是卵巢生殖功能及内分泌功能明显时期。主要生理表现为正常月经及有生育能力。此期包含了一个特殊的时期即生育期，所以要做好婚前保健和围生期保健。婚前保健的服务项目有婚前卫生指导、婚前医学检查和婚前卫生咨询。围生保健是女性生殖健康的关键，包括孕产妇保健、产时保健和产褥期保健、新生儿保健，同时还和婚前、产前保健有密切联系，不仅关系着妇女个人的身心健康，同时还将影响下一代的健康。③更年期：一般发生在45～55岁之间，是妇女卵巢功能逐渐衰退，生殖器开始萎缩的一个过渡期。绝经前期指卵巢功能开始衰退到绝经前的时期；月经停止已达一年者，其最后一次行经期即为绝经期；绝经后期指月经停止后到卵巢功能基本消失的一段时间，可长达数年。这3个阶段合称为更年期，又称围绝经期。其中最突出表现为经常闭经，月经不规则，最后绝经，这个时期长短不一，可由几个月到数年。保健重点：要采取心理保健干预和医学保健治疗"双管齐下"的对策，应该尽力学会聆听、学会理解帮助更年期妇女化解郁闷，减轻痛苦，引导更年期女性多接触外界环境，多接受新事物，避免在行为上和心理上自我封闭。④老年期：人生过程的最后阶段，从医学、生物学的角度，规定 60 岁或 65 岁以后为老年期。特点是身体各器官组织出现明显的退行性变化，心理方面也发生相应改变，衰老现象逐渐明显。保健重点：多以预防老年常见病，延缓衰老，提高生活质量为目的。

社会影响因素 ①社会地位：由于历史原因和传统文化陋习的影响，妇女的社会、家庭、经济、就业、受教育、文化等方面一直处于受歧视的地位，这些因素均对妇女一生的健康产生巨大影响。②就业及经济因素：由于妇女文化程度较低，难以获得就业机会，造成妇女没有独立的经济收入，使她们在家庭和社会中处于附属地位，从而影响她们的健康。另一方面，不同经济发展水平的国家和地区，妇女的健康状况存在明显差别。③教育：据报道，全世界文盲男女比例为 1∶2，女性受教育程度明显低于男性。教育水平低者防病治病的知识、意识和能力较差，容易出现健康问题。④风俗习惯：重男轻女是影响妇女健康的重要因素。在当今社会，尤其是发展中国家，女性一出生就受到各方面的歧视，这对她们的身心健康产生了巨大影响，这种影响可能会给她们带来一生的伤害和灾难。⑤地域：农村及偏远地区妇女的健康状况较差。例如，城市的孕产妇死亡率一般为 30/10 万～40/10 万，农村为 50/10 万～150/10 万。

社会卫生措施 ①强化政治承诺，提倡全社会参与。提高人群健康水平不仅是卫生部门的事情，同时需要全社会的参与和支持，妇女的健康也是如此。政府及有关部门在制定卫生政策法规

和资源分配上，应向弱势人群倾斜，尤其是贫困人群、农村偏远地区的妇女，使她们得到全社会的帮助和支持，提高生活质量及健康水平。②加强妇女保健的建设和规范化管理。首先，巩固和健全妇幼保健三级网，培训提高基层卫生人员的专业水平，配备必需的设备，明确乡村卫生人员的职责，逐步扩大保健服务的覆盖面；其次，产妇保健服务实行分类管理；再次，不断提高妇女保健服务的质量。③提高妇女文化、卫生知识水平。这是促进妇女健康、防治妇女疾病及减少孕产妇死亡的重要措施。④重视妇女健康教育。许多影响妇女健康的疾病都是由于缺乏保健知识以及生活中的不良行为和习惯引起，因此，通过有针对性的健康教育活动，使她们提高自我保健意识，改变不利健康的行为和生活方式。⑤提高妇女的地位。妇女地位的改善与妇女健康水平的提高有着密切的联系。妇女地位的体现包括：教育、参政、经济收入、男女平等等多方面。

(田庆丰)

értóng wèishēng bǎojiàn

儿童卫生保健（health care for children） 以 0～14 岁儿童为服务对象，集儿童的身心两方面健康保健、常见病的预防、治疗、保健为一体的综合服务。儿童卫生保健以 7 岁以下小儿为重点，根据其不同时期的生理特点，进行系统的保健管理，及时发现问题，早期矫治，降低患病率和死亡率，提高儿童健康水平，促进全面发展。

任务 ①做好新生儿、婴幼儿、学龄前儿童保健系统管理。根据儿童的生长发育特点和健康状况采取有效措施增强儿童体质，

降低新生儿、婴幼儿的死亡率。②积极防治儿童常见病、多发病，如麻疹、风疹、水痘、流行性腮腺炎、流行性乙型脑炎、肝炎等病毒感染性传染病，以及小儿结核、佝偻病、缺铁性贫血、小儿肺炎、婴幼儿腹泻、龋齿、弱视、寄生虫病等。③做好托幼所、幼儿园卫生保健的业务工作。④推广科学育儿，提倡母乳喂养，协同有关部门做好幼儿早期教育，开发儿童智力。⑤协同疾控部门做好计划免疫工作，提高覆盖率，预防儿童传染病。

内容 主要包括新生儿访视、定期健康检查和生长发育监测、科学合理喂养指导、高危新生儿和体弱儿的管理、早期教育、体格锻炼、小儿常见病防治、小儿传染病防治、预防接种等。

社会影响因素 ①社会经济状况：世界各国儿童的健康状况与其经济发展明显相关。从 19 世纪以来，随着全球经济的迅速发展，大多数国家儿童生长速度加快，生长水平提高，性发育提前。但生长的长期变化是有一定限度的，达到最大限度的迟早与营养、经济、卫生以及教育文化水平等因素密切相关。②家庭因素：社会的经济、文化、生活环境等许多因素往往是通过家庭直接或间接地影响儿童的健康，包括家庭在社会中所处的阶层，父母的受教育程度、职业、性格和育儿方式，家庭的经济状况、生活方式、饮食习惯等。③营养状况：营养是生长发育最重要的物质基础，也是保证机体的同化过程超过异化过程的基础。儿童常见的营养问题有：进食过多造成肥胖，引发各种疾病；进食过少和偏食、挑食，造成营养素缺乏或各种营养素的摄入不均衡、膳食结构不

合理，引起生长发育迟缓，免疫功能低下。④体育锻炼：体育锻炼是促进身体发育和增强体质的最有利因素。在保证营养充足和均衡的前提下，体育锻炼作为自觉的、有目的的自身改造手段，可以充分发挥机体的生长潜能，全面提高人体形态、功能的发育水平，并可提高细胞免疫活性及体内非特异性免疫水平。⑤生活作息方式：合理安排儿童的生活作息方式，使其有规律、有节奏地生活，保证足够的户外活动和适合的学习时间，定时和充足的睡眠可以促进儿童健康的生长发育。

各时期卫生保健 ①婴儿期（含新生儿）：出生后不满 1 周岁为婴儿期（出生后脐带结扎起到出生后不满 28 天为新生儿期）。特点：婴儿期是小儿生长发育最迅速的时期，对营养的需要量特别高，机体各系统器官解剖生理功能尚未成熟，从母体获得的免疫力逐渐丧失，后天获得的免疫功能低下，容易患感染性疾病。保健重点：这个时期的保健从新生儿保健开始，应该和围生期保健一起，建立健康档案，做好母婴访视，及时预防接种，建立接种卡，做好定期健康教育。②幼儿期：从 1 周岁到 3 周岁内为幼儿期。特点：幼儿的体格发育速度减慢，神经系统发育较迅速，语言、动作能力明显发展，活动增多，易发生意外损伤。保健重点：继续定期健康体检，预防接种等常规婴幼儿管理工作，掌握生长发育规律，发现疾病，给予及时矫治；加强断奶后营养指导工作，防止肥胖或营养不良的发生；采取积极措施防止意外损伤的发生。③学龄前期：3 周岁到入学前（6 或 7 周岁）为学龄前期。特点：体格发育稳步增长，智力发育逐渐完善，模仿性增强，活动和体育锻炼增多，体质增强；5～6 岁乳牙逐渐松动脱落，恒牙开始萌出。保健重点：加强免疫，定期健康体检，尤其是做好视力和牙齿定期检查，加强安全教育，预防意外损伤；加强传染病和常见病的防治，培养良好的卫生习惯；对儿童进行学前教育，为入学打好基础。④学龄期：从入小学起（6 或 7 周岁）到青春期（男 13 周岁，女 12 周岁）开始之前为学龄期。特点：体格生长继续稳步增长，除生殖系统外其他器官的发育已基本接近成人；第一恒牙在 6～7 岁时出现，智能发育迅速。保健重点：加强儿童营养，合理安排作息时间，给儿童创造良好的学习和生活环境，定期进行全面的体格检查，及时发现各种急慢性疾病。做好近视、龋齿、脊柱弯曲等儿童常见病的防治；加强对交通事故、溺水、外伤、触电等意外伤害知识的指导。⑤青春期：女孩从 11～12 岁开始到 17～18 岁，男孩从 13～14 岁开始到 18～20 岁为青春期。特点：出现体格发育的第 2 个高峰，性器官迅速发育，第二性征逐渐明显并趋向成熟，内分泌系统开始发生变化，自主神经功能不稳定，心理发育达到新的水平。保健重点：保证供给足够合理的营养；在满足第二个体格生长高峰需要的同时，预防营养过剩导致肥胖症，做好定期体检工作，加强锻炼，预防疾病；根据青春期心理特点，及时进行生理卫生、性心理、性道德及性美学教育，引导青少年正确认识、掌握必要的性知识，防止与性健康有关的一系列问题及由此带来的不良后果。

心理卫生保健 ①儿童期常见的心理卫生问题及保健。儿童期心理卫生问题表现为暂时性现象，主要有：因不适应幼儿园、学校环境而产生的恐惧、焦虑和类似神经症表现的情绪问题；学习困难、注意力不集中、过度活动甚至厌学等；偷窃、打架、骂人、扰乱课堂秩序、说谎、逃学等品行问题；吮指、遗尿、口吃等顽固性不良行为。保健重点：查明造成心理卫生问题的原因；建立安全而愉快的家庭和学校环境；改善对儿童有害的养育方式，充分尊重儿童，培养儿童自己解决问题的能力。②青春期常见的心理卫生问题及保健。常见的心理卫生问题有：对性发育的困惑不解、情绪问题、学业问题、人际关系问题、不良习惯和嗜好等。保健重点：根据青少年身心发育特点，有针对性地进行教育和引导；了解他们交友的情况及生活环境，尊重并重视他们独立意向的发展，不断地给他们提出更高的要求；培养他们分辨是非的能力，调动其积极性，把他们旺盛的精力引导到正确的活动中。

学校健康教育 在学校中采取多种形式，针对学生的求知特点和对健康的需求，进行有目的、有计划的健康知识、技能的传播、教授活动。通过学校健康教育使儿童获得必要的卫生保健知识，树立正确的健康观，养成健康的行为和生活方式，从而达到预防和减少疾病，增强体质，促进身心发展的目的，为终生健康打好基础。

（田庆丰）

lǎoniánrén wèishēng bǎojiàn

老年人卫生保健 （health care for the elderly） 在掌握老年人生理、心理和社会健康状况的基础上，根据老年人卫生保健需要特点，动员个人、家庭、社会力量参与，将自我保健、家庭保健和老年社区服务有机结合，不断提高和改善老年人的生活质量。

老年人的界定　联合国提出，老年人的划分标准是发达国家65岁以上者或发展中国家60岁以上者。中国《老年人权益保障法》界定60岁以上的公民为老年人。根据联合国的标准，一个国家（或地区）年满60岁的老年人口占总人口比例达到10%，或年满65岁的老年人口占总人口比例达到7%，即意味着这个国家（或地区）的人口处于老龄化。2016年，中国65岁及以上老年人口占全国总人口的8.87%，60岁及以上老年人口占全国总人口的16.7%，而且，人口老龄化呈加速趋势。

老年人的特点　主要表现在生理、心理和健康特征方面。

生理特点　①机体组成成分中代谢不活跃的部分比重增加，细胞数量和细胞内液减少，出现脏器萎缩。②器官功能减退，尤其是消化、吸收、代谢、排泄及循环功能减退。

心理特点　老年人的社会角色发生急剧变化，容易产生一些不良的心理变化。若再有子女分离、配偶有病或去世，常会导致神经精神调节的障碍。例如，老年人容易有动辄发怒、抑郁、焦虑、孤独、悲凉等体验，还可能产生自卑、衰老感、失落感等消极心理状态，并伴有睡眠不宁、血压波动、食欲不振和疲劳等各种不适状态。此外，老年人容易出现失落心理、怀旧心理、淡泊心理、自卑心理和童稚心理等。

健康特征　①卫生服务需要和利用增加。生理、心理和社会角色的变化直接影响老年人的身心健康，导致老年人对卫生服务需要的增加，据全国卫生服务调查资料显示，老年人两周患病率和慢性病患病率在各年龄组人群中是最高的。同时，老年人卫生服务利用也较高，但由于社会经济能力较弱、活动受限以及心理问题等多方面的原因，造成老年人未满足的卫生服务需要也较高。②老年人患病模式发生改变。慢性病成为影响老年人健康的主要疾病。老年人的死因也发生了明显变化，由原先的以呼吸系统疾病和传染病为主转变为以心脏病、脑血管病、恶性肿瘤和呼吸系统为主。同时，老年人在疾病的表现、诊断、治疗及预后方面均有与一般人不同的特点：多病共存，发病缓慢，临床表现不典型，发病诱因不典型，易发生并发症或脏器功能衰竭，药物治疗易导致不良反应等。"老年病"也是随之而来的一个医学名词，老年病通常可以概括为以下3类：①仅仅发生在老年人的疾病，如老年性痴呆，前列腺肥大等。②老年期多发病，如高血压，慢性支气管炎，恶性肿瘤等。③各种年龄都有可能罹患的病，由于老年人身体功能的降低和免疫功能的降低而导致其高发，如感冒，一般性外伤和结核病等。

内容　老年人卫生保健是一种综合性的卫生与社会服务，包括卫生保健、疾病防治与康复、社会服务等，既包括老年病的防治，又关注老年人心理健康和社会功能。基本内容包括：掌握老年人健康卫生与社会服务的要求；促进社会、家庭对老年人的关心照料；开展老年人健康教育；开展老年疾病防治；兴办老年福利事业和提供社会服务；鼓励老年人参加社会活动和进行心理引导等。

方式　①自我保健：根据老年人的特点，自我保健教育既要采取深入浅出、喜闻乐见、通俗易懂的宣教与技术指导方法，又要与保健干预措施、健康生活方式的可行措施密切配合，以提高老年人的自我保健能力。②家庭保健：家庭对老年人保健具有独特的和重要的作用。研究证实，家庭经济状况、文化程度、人员结构、代际关系及住房条件等是老年人保健的先决条件和物质基础。家庭养老是中国千百年来传统的养老模式，大多数老年人的生活照料和日常护理依靠子女，家庭是老年人获得照顾的主要场所。应该重视、利用家庭对老年人提供保健的社会功能，继续保持和发扬家庭养老的优良传统。③社区服务：随着社会的发展进步，老龄化、高龄化的加剧，家庭日趋核心化与小型化，以及人们价值观念的改变，传统的家庭养老模式正在面临着严峻的挑战。而且，人们对养老的需求范围越来越广，质量也越来越高，原有的居家养老模式越来越不能适应需要。社区服务的兴起，为新型养老模式的建立提供了基础。老年人群大部分时间都在社区中度过，在日常生活和精神上比其他群体更依赖社区。社区养老服务将为老年人解决物质供养、生活照料、卫生保健、精神慰藉等问题。随着人口老龄化的加速，社区养老服务问题已越来越成为社区服务事业发展的重点工程。各级政府应从老年人的特点与需求及社区的现实出发，兴办多形式、多功能的基层卫生和社会服务事业，全面规划，分步实施，建立健全老年人保健网络，最终实现从以家庭为依托的分散养老模式向社区养老模式的转变。

（田庆丰）

cánjírén wèishēng bǎojiàn

残疾人卫生保健（health care for the disabled）

根据残疾人的卫生服务需求和利用特点，通过全社会各方面的共同努力，预防残疾的发生，并提供以基层医疗机构为基础的综合性康复服务，促进残疾人群健康和社会功能的恢复。

残疾人界定 残疾人指在生理、心理、人体结构上，某种组织、功能丧失或不正常，全部或部分丧失以正常方式从事某种活动能力的人。残疾包括视力残疾、听力残疾、言语残疾、肢体残疾、智力残疾、精神残疾、多重残疾和其他残疾。残疾人问题是一个全球性的问题，他们作为一个在生理、心理上具有困难的特殊群体，需要给予特殊的照顾和保健服务。

残疾发生的影响因素 ①一般因素：残疾的发生受社会发展水平、自然环境条件、人口遗传素质等因素的影响。家庭遗传及各种先天性疾病是导致智力落后的重要原因；人类生殖细胞和受精卵的先天异常，是出生缺陷的重要原因；社会物质文化生活落后以及自然灾害严重的地区，弱智儿童的比例较大。据统计，目前全世界的残疾人中，先天性残疾、非传染性疾病导致残疾、营养不良引起的残疾占 19.3%，外伤性残疾占 15.3%。②特殊因素：残疾问题在各国及各地区之间存在较大的差异，在发展中国家，引起残疾损伤的主要原因是由可以预防的因素造成的，最突出的有营养不良、传染病、围产期护理服务差以及工业化、交通和暴力行为造成的事故，这些因素占

全部残疾病例的 70% 左右。这些因素造成的残疾，很大一部分在婴幼儿和少年儿童中发生。在发达国家，残疾除了由于事故造成的以外，多数是由慢性躯体性疾病、精神病、遗传性损伤、慢性疼痛和劳损造成的。社会风气不良、暴力、吸毒、滥用药物等造成的残疾逐年增多。人们对社会因素的应激反应增强，造成的精神负担与心理冲突，是各国心理障碍者增多的重要原因。人口老年化，为延长生命而使用的某些现代医疗保健措施，也增加了残疾发生的机会。

残疾人的健康问题 ①生理问题：以残疾程度而言，缺损指由于损伤、疾病或发育上的缺陷，造成身体组织或功能不同程度的缺陷，身体、精神和智力活动受到不同程度的限制，但生活上能够自理，被认为是一种在器官水平上的障碍。残疾指缺损严重到不能独立进行日常生活的主要活动（如穿衣、洗漱、进食、行动、语言交流等），被认为是在个体水平上的障碍。残障指心身功能受到严重障碍时，不但个人生活不能自理，而且影响到参加社会活动和工作。②心理问题：残疾人不仅存在躯体伤残，而且往往还伴有心理障碍或紊乱。残疾人在认知、情感、性格等方面存在问题，而表现出自卑、抱怨、严重挫折心理、焦虑、退化、冷漠、妥协和依赖性等反应，并且他们的交往手段、学习方式、行为习惯、信念和价值观等与健全人也有很大差别。③社会问题：包括教育、就业、家庭与婚姻，以及社会保障和人际交往等问题，这些都在一定程度上影响残疾人群的健康状况和生活质量。

残疾应对策略 世界卫生组

织对残疾问题的主要策略：①在卫生部门内外，通过采取减少缺损发生的各种措施来预防残疾。如果出现缺损，采取措施减轻缺损的严重程度，或推迟伤残和残障的发生。②根据初级卫生保健原则，提供以基层医疗卫生机构为基础的康复服务，为残疾人提供最基本的保健，积极开展康复服务。

残疾的预防及康复 解决残疾问题的关键是预防和康复。

一级预防 目的在于减少各种缺损的发生，主要措施包括：①努力促进社会经济的发展，改善社会卫生状况，提高残疾人文化教育水平。②推行优生教育和围生期保健服务。③普遍实行儿童预防接种。④通过公共教育、安全措施或立法，减少家庭、交通、职业、暴力等事故发生。⑤注意精神卫生，开展心理保健咨询服务。⑥提倡自我保健。

二级预防 目的在于限制或逆转由缺损造成的伤残，主要措施包括：①提供适当药物，积极治疗各种可能导致伤残的疾病。②提供最基本的外科治疗。③在有可能造成伤残的阶段尽早提供治疗。

三级预防 目的在于防止伤残转变为残障，或减少疾病的影响。主要措施：①通过家庭或康复机构的作业训练，提高残疾人的生活自理能力和参加社会活动的能力。②对残疾人提供特殊教育。③在职业训练的基础上进行能力评价，并做出最合适的就业安排。④提供各种装备以弥补特殊需要者的感官缺陷，提高生活能力。

康复服务 目的在于减轻伤残者的身心和社会功能障碍，帮助整体康复而重返社会。主要措

施：①专业康复。集中专门的康复专业人才和利用较复杂、先进的设备，通过临床治疗和康复功能评估及各种康复办法，在康复医学研究所、康复医学中心、大型职业康复中心等机构进行的康复工作。②家庭康复。在专业人员的监督和指导下，由家属或其他非专业人员在家训练残疾人的自我保健及康复。③社区康复。在一定社区范围内对各类残疾人提供包括医疗、社会、职业、教育和心理的综合服务。④社会康复。采取各种有效措施，为残疾人创造一种适合其生存、创造、发展和实现自身价值的社会保健环境，并使残疾人享受与健全人同等的权利，以达到全面参与社会生活的目的。

（田庆丰）

liúdòng rénkǒu wèishēng bǎojiàn

流动人口卫生保健（health care for the migrating population）

以流动人口为对象，根据其自身特点和卫生服务需求利用特点，提供的卫生服务和健康保障等。流动人口通常指离开了户籍所在地到其他地方居住的人员。从流动人口流动的目的和原因来看，可以把其分为公务型流动人口、文化型流动人口、社会型流动人口、经济型流动人口、盲流型流动人口和中转型流动人口。不同类型的流动人口因其自身特点对中国的经济、社会起着不同的影响。其中，影响最大的是长期性的经济型流动人口。中国流动人口虽然有很长的历史，但大规模的人口流动还是改革开放后出现的。据统计，2015年中国流动人口已达到2.47亿，这对国家战略规划、政府社会管理和公共服务提出了严峻挑战。

特征　流动人口以农业户口为主，以青壮年为主，主要在制造、批发零售和社会服务业领域就业，多集中在低薪或高危行业，基本生活条件较差。中国流动人口的主体是农村剩余劳动力，其流动的显著特点是数量巨大，职业多样，城乡流动和地区流动频繁，以谋生和就业为主要目的。

主要健康问题　流动人口患病以感染性和传染性疾病为主，这与流动人口的流动性、生活条件差、卫生服务可及性差有关。流动人口健康问题主要集中在以下方面：①妇幼健康。流动人口卫生保健服务的利用低于常住人口，孕产妇死亡率和围生儿死亡率均明显高于常住人口；儿童计划免疫率低，麻疹、新生儿破伤风等的发病人群主要是流动人口。②传染病。近年来，疟疾、结核、性传播疾病等死灰复燃。流动人口是传染病暴发流行的高危人群，并且由于经常迁移在不同地区间，对寄生虫病和传染病在城市的传播和流行起了重要的作用。③精神健康。例如，往返交通中长时间的拥挤疲劳，流水线上单调紧张的工作，失业或意外事件造成的焦虑，因恋爱婚姻等问题造成的烦恼，以及孤独无助等感觉，都可能成为精神疾患诱发的原因，此外，与精神压力有关的自杀案例也时有发生。

卫生服务现状　现行的户籍管理制度、经济产权及其收益分配制度等因素，资源配置传统规则的惰性及流动人口群体自身文化层次低，卫生知识缺乏，自我保健意识差等非制度性因素，导致流动人口在健康和卫生服务等方面居于弱势地位。受经济状况及医疗保障制度的制约，流动人口卫生服务可及性较差。经济困难是制约流动人口利用卫生保健服务的重要因素。现行的城市社会医疗保险主要针对在职职工和居民，社会救助也主要针对常住人口，80%以上的流动人口是自费医疗。此外，流动人口生活在相对陌生的环境中，社会资源和社会关系有限，患病时常采取"顶、拖、扛"等办法，部分人会去药店买药或到费用较低的个体诊所就医。经济困难的流动人口妇女有可能选择在家中分娩，大大增加产后出血和孕产妇死亡等风险。流动人口儿童计划免疫接种率低，易造成传染病的流行。目前，对在常规免疫中漏种的流动人口儿童只能采取突击接种和查漏补种的办法予以补救，尚无综合的、行之有效的管理方法。流动人口由于健康状况差，客观上需要更多更完善的医疗卫生服务，但中国现有的卫生资源是根据常住人口而配置的。流动人口的剧增，不但加重了流入地医疗卫生系统的负担，而且流动人口本身也两头都得不到基本的医疗卫生服务。从农村流向城市的人口多在两处集中居住：①交通发达的车站、码头及商业网点、人员流动量大的闹市地带。②城乡结合部。这两处恰恰是医疗卫生机构分布最少的地区，这更加重了流动人口看病就医难的矛盾。

卫生保健策略　①制定相应的政策、法规，把流动人口的卫生服务纳入法制轨道，为流动人口提供公平、便利的服务。②合理配置卫生资源。根据流动人口的分布，加强交通发达地带、城乡结合部等区域的医疗卫生机构设置和卫生人力资源的结构分布。③平等对待流动人口，变管理为服务。建设流动人口公寓、学校、幼儿园、社区卫生医疗保健网点，有效解决他们居住、入学、入托、就医等需求。④扩大医疗保险覆盖面，将流动人口纳入流入地的社会医疗保障体系。⑤医疗服务过程中，医生应注重流动人口患者的文化背景、传统观念及生活经历，了解流动人口与当地人口的差异，耐心解释病因和治疗方案。⑥加强流动人口健康教育，改变其不良习惯，教育形式和内容应注意针对流动人口的特点，特别是普及传染病防治和意外伤害防范知识。⑦用工单位必须为聘用人员解决安全饮用水、饮食卫生、卫生厕所及传染病的防治等问题。⑧尽快建立和健全流动人口管理及预防性传播疾病/艾滋病等方面的法律法规。根据流动人口的特点、流动过程及不同行业的特点，开展性传播疾病/艾滋病监测工作，摸清疫情和流行特点。

（田庆丰）

shèhuìbìng

社会病（sociopathy） 主要由社会原因造成的，与社会发展和进步方向相违背的，与人群健康有着密切联系的社会性现象。在社会学领域中，与"社会病"相关的术语有两个，一个是"社会问题"，另一个是"越轨行为"。社会问题是从社会功能和社会发展的角度来看问题，涉及所有需要动员社会力量来解决的问题，有构成社会基本要素之间的相互关系失调而导致的人口问题、生态问题、环境污染问题、贫穷问题、民族和种族问题、社会文化冲突问题等；也有人们的社会关系失调导致的社会问题，如婚姻家庭问题、老年人问题、独生子女问题、残疾人问题、青少年犯罪问题等；还有制度和体制失调带来的社会问题，如物价问题、教育问题、劳动就业问题、社会保障

问题等。越轨行为主要是从个人与社会的关系角度来看问题，其外延则比社会问题要小得多。一般地说，凡是违背群体标准或期望的行为都可以称为越轨行为，如各种违法违纪行为、犯罪行为等。所有的越轨行为都有可能成为社会问题，很多的社会问题都与人们的越轨行为有关。作为"社会问题"和"越轨行为"之间的一个概念，"社会病"更接近"社会问题"，可以说是某些社会问题的集合。然而，不是所有的社会问题都可以称作是"社会病"，更不是所有的社会问题都与个人行为越轨有关。例如，老龄化问题可以说是标准的社会问题，需要社会努力加以解决，却不能被称作"社会病"，因为老龄化现象是社会发展、社会进步的结果，是符合社会期望的。

特点 根据上述关于社会病概念的讨论，任何社会病都具有以下5个方面的特点：①社会病必须具有公共性。这一点将社会病与个人烦恼区别开来。每个人都会有烦恼，它的产生与个人的心理状态、心理特征和价值观念密切相关，也可能与个人有限的社会联系相关，但个人烦恼不会导致对社会发展和社会稳定的负面影响。在一个社区中，当只有个别人酗酒，且没有严重影响社会其他成员的生活时，可以将其看作是个人的问题，通过分析个人的生理和心理状态，或还需要分析其家庭关系，来了解其酗酒的原因。但是，如果这个社区中相当比例的成年人经常喝得醉醺醺的，导致家庭暴力、危险驾驶、消耗大量医疗资源，就不得不对这个社会问题进行政治、经济和社会体制等分析了。②社会病的产生根源非常复杂，但主要在于

社会。社会病可能与个人行为有着密切的联系，但个人行为不是产生社会病的主要的、决定性的原因。在这一点上常常存在很大的争论。例如，如果有人说吸毒、青少年犯罪是社会造成的，马上就会有人反对：毕竟只有一小部分人吸毒或犯罪，这些人吸毒或犯罪的原因不是来源于社会，而是来源于他们个人原因，或是价值观念有问题，或是心理不健康，或是其大脑的生理、生物化学有问题。说性传播疾病、艾滋病是社会病，与性开放、性道德观念的改变密切相关，很多人都能够接受；但是，如果说结核病是社会病，恐怕很少有人接受了，人们通常认为结核病与个人不良的卫生习惯或个人躯体素质差有关，却不知或不愿意将结核病与社会不平等、贫穷等社会原因联系在一起。③社会病对社会具有严重的危害性。这种危害性可以表现为破坏社会稳定，阻碍社会经济的发展，也可表现为对社会生活质量的直接影响。如自杀作为一种社会病，已经成为全世界前10位的死亡原因之一，又如，酗酒行为是导致交通事故的重要原因之一。④社会病的防治需要全社会综合施策，共同努力，包括改变不合适的社会公共政策，建立健康的社会文化等。新中国成立初期，采取一系列强有力的社会措施，较好地解决了卖淫、吸毒等问题，就很好地说明了这一点。⑤社会病既是社会问题，也是健康问题或公共卫生问题。这一方面是因为社会病会直接或间接地影响人群健康，而另一方面，社会病是导致其他健康问题的重要根源，需要从医学特别是公共卫生的角度进行干预。社会医学对社会病研究的主要目的在于揭示

社会病产生的根源，为降低社会病的产生和发展提供依据和政策建议。

分类　从现有法律、价值观念、道德标准和行为规范的角度，可以大致将社会病分为以下 3 大类。第 1 类是法律明文禁止的行为和现象，如针对公共和个人的各种攻击行为（包括家庭暴力）、吸毒、赌博、卖淫嫖娼、酒后驾驶等。第 2 类虽然法律没有明文规定，但违背社会道德和行为规范、与主流价值观念冲突的各种行为和现象，如性放纵与性禁锢、青少年妊娠、性变态行为、迷信行为等。第 3 类是与法律和道德没有明确关系的社会问题，如精神障碍、自杀与自伤、伤害、性传播疾病、艾滋病等。

研究重点　社会病的研究、预防和控制需要多学科的紧密合作。从社会医学的角度考虑，目前应以如下 4 个方面的问题为重点。①应用社会学和流行病学方法，描述各种社会病的发生和在人群中的分布状况，发现产生社会病的高危人群和高危环境。在方法学上，目前需要解决的一个关键问题是各种社会病的确定标准和方法。②研究各种社会病产生的根源，以令人信服的理论和数据揭示社会病产生和发展的原因，为有效地预防和控制社会病的影响提供依据。在方法学上，应以生物－心理－社会医学模式为指导，分析社会文化环境、社区、家庭和个人层面上的危险因素及其交互作用。③社会病的预防和控制策略，包括相关政策和法规的研究、预防和控制模式的实验性研究等。在策略上，相关研究应密切结合和谐社会建设、社会主义精神文明建设，并争取社会病的主要利益相关方的积极参与。④开展相关的评估研究，主要包括评估各种社会病导致的疾病、经济和社会负担，相关政策、法规的社会影响及其对社会病的预防和控制意义，以及各种预防和控制措施的可行性、可接受性、有效性和成本－效益关系等。

（肖水源）

zìshā

自杀（suicide）　在意识清楚的情况下，自愿地（而不是被别人逼迫）采取伤害、结束自己生命的行为。根据这个定义，自杀是一种行为，而不是死亡或伤害的结局；死亡或伤害自己的意愿是定义自杀行为的必备条件。据世界卫生组织资料，目前每年至少有 100 万人死于自杀，自杀是许多国家前 10 位的死亡原因，甚至是某些年龄组第一位的死亡原因；专家估计，自杀未遂的人数达到自杀死亡人数的 10 倍左右。自杀不仅导致个人生命和健康的损失，而且会给亲人、朋友带来巨大的精神创伤，消耗社会资源，有时甚至会影响社会安定。

遂意自伤，一类与自杀相关的行为，指在个人意识清楚的情况下，自愿地采取自我致伤、致残的行为，一般完全没有死亡的意愿，又称类自杀、自杀姿势（suicide gesture）。常见的自我损伤形式包括切伤皮肤、用锋利的东西刺伤自己的身体、吞食异物或将异物塞入阴道、尿道或肛门等。虽然自伤行为的目的不是死亡，但统计表明，遂意自伤者的自杀死亡率比普通人群高数倍。而且，如果自伤后得不到及时的医疗救助，也会导致死亡。因此，在自杀预防工作中，一般把自伤行为当做"准自杀行为"而予以重视。

分类　国际上一般按结局的不同，将自杀行为分为自杀死亡、自杀未遂和自杀意念 3 类。中国学者提出将自杀行为分成以下 5 类，对指导自杀危险性评估和自杀预防具有一定的现实意义。①自杀死亡：基本特征是采取了伤害自己生命的行动，该行动直接导致了死亡的结局。死者在采取行动时，必须有明确的死亡愿望，才能认为是自杀死亡。但死亡愿望的强烈程度不作为判断是否自杀的主要依据。②自杀未遂：基本特征是采取了伤害自己生命的行动，但该行动没有直接导致死亡的结局。自杀未遂者通常存在躯体损伤，但躯体损害不是自杀未遂的必备条件。必须将自杀未遂与蓄意自伤、类自杀、自杀姿势之类的术语区别开来；一定强度的死亡愿望是自杀未遂的必备条件。③自杀计划：基本特征是有了明确的伤害自己的计划，但没有进行任何实际的准备，更没有采取任何实际的行动。如一个人考虑用安眠药自杀，但还没有购买或积存安眠药。④自杀准备：基本特征是做了自杀行动的准备，但没有采取导致伤害生命的行动。这一类包括实际准备了用于自我伤害的物质、工具、方法，如购买了用于自杀的毒物、药物，或枪支、弹药，或到自杀现场做了实际的考察。⑤自杀意念：基本特征是有了明确的伤害自己的意愿，但没有形成自杀的计划，没有行动准备，更没有实际的伤害自己的行动。研究表明，自杀死亡者与自杀未遂者两个人群具有许多不同的特征，但相互之间也存在明显的重叠。此外，必须指出的是，绝大多数自杀者在面对死亡时，其心理活动都是矛盾的，因此，很难从死亡意愿的角度区分自杀死亡者和自杀未遂者。

分布 ①地区分布：在向世界卫生组织报告自杀率的国家中，北欧、东欧、俄罗斯、日本、韩国等国家自杀率较高，美国、英国等国家的自杀率处于中等水平，希腊、一些南美洲国家的自杀率较低。在同一个国家内，不同地区的自杀死亡率也有差别。如在美国西部和西北部地区的自杀死亡率明显高于东部和东北部地区。②种族分布：在美国，白人的自杀率几乎是少数民族的 2 倍。据美国人口普查局统计，白人男性的自杀率为 21.4/10 万，黑人男性为 12.2/10 万；白人女性的自杀率为 5.2/10 万，黑人女性为 2.4/10 万。美国原住民、因纽特人的自杀率大大高于全国平均水平。③性别分布：在世界上大多数国家，自杀死亡的男女性别比一般为 3∶1 左右，男性高于女性。而自杀未遂则是女性多于男性，男女性别比为 1∶3 左右。而在中国、印度、斯里兰卡等国家，男女两性的自杀率比较接近，在某些年龄组，女性自杀率甚至高于男性。④年龄分布：在世界上大多数国家和地区，自杀死亡率随着年龄的增加而升高，近 10～20 年来，青少年自杀死亡率有升高的趋势，但在各年龄段中，仍以 60 岁及以上老年人自杀死亡率为最高。有关统计数字表明，中国自杀死亡的年龄分布有两个高峰，一个与世界上大多数国家和地区一致，即老年人的自杀死亡率是最高的；另一个是其他国家少见或不明显的，即在 25～34 岁年龄组有一个小高峰，在女性尤为突出。⑤城乡分布：在大多数发达国家，农村人口的自杀死亡率远低于城市人口。然而，中国研究表明，农村居民的自杀死亡率比城市居民高 2～5 倍。实际上，与世界上大多数国家比较，中国城市居民的自杀死亡率是较低的（10/10 万），而农村居民的自杀死亡率则相对比较高，一般超过 25/10 万。⑥婚姻状况分布：婚姻状况与自杀率之间的相关性在绝大多数研究中都得到了证实。已婚者的自杀率大大低于离婚者、丧偶者和适龄未婚者。统计表明，适龄未婚者的自杀率是已婚者的 2 倍，离婚者、丧偶者、分居者的自杀率是已婚者的 4～5 倍。⑦就业状况与职业分布：一般说来，失业者的自杀率高于有稳定职业者。关于不同职业人群的自杀行为分布，曾有研究表明，医务人员的自杀率高于其他职业人群，但目前已有的资料还不足以得出肯定的结论。⑧精神障碍与自杀：精神障碍是自杀死亡的重要原因之一。西方国家的许多研究表明，自杀者中精神障碍的患病率高达 90%。中国的心理学解剖研究表明，大约有 60% 的自杀死亡者有精神障碍诊断。⑨自杀手段：在不同的社会和文化背景中，可见到各种各样的自杀手段。一般说来，自杀死亡者，特别是男性多采用暴力性自杀手段，如枪击、炸药、刀伤、自焚、坠落、投水等，而自杀未遂，特别是女性自杀未遂者多采用非暴力性手段，如服毒、服安眠药等。但在中国，约三分之二的自杀死亡是服毒导致的，特别是在农村地区，服剧毒农药自杀是一种最常见的自杀手段。

社会根源 世界各地的研究表明，自杀率随人口结构、文化信念、对自杀的态度、医疗保健制度、社会动荡、社会经济状况的变化等诸多社会因素的变化而变化。

社会关系 迪尔凯姆（Durkheim）根据一个团体或社会中社会整合的程度与社会规范对个人的影响，将自杀死亡分为以下 4 大类：①自我性自杀，多见于社会整合程度低、个人取向强、情感淡薄的社会中，如个体为了使自己从痛苦中解脱出来而自杀。②利他性自杀，多见于社会整合程度高、集体取向强的社会中，如为国家利益、集体利益、家庭利益而牺牲自我。③失范性自杀，多见于在高度动荡的社会中，旧的社会规范被打破，新的社会规范还没有建立起来，个人由于突然失去社会规范的引领和控制而自杀，如美国经济大萧条期间人群自杀率上升。④宿命性自杀，在社会规范力量过强的情况下出现的自杀，如监狱中犯人的自杀。

应激 应激既被学术界也被民间用于解释自杀行为的发生。在中国文化背景下，常常将个体的自杀归因于受了刺激。应激理论认为，自杀行为被自杀者当作一种应付精神紧张状况、心理冲突的一种手段，是一种危害健康和生命的应对方式。应激机制也被许多学者看作社会、文化和心理因素导致自杀行为的中介机制。

文化 将文化因素与自杀行为联系起来，相关的假说主要涉及 3 个方面：①文化对自杀行为、对自杀者的态度。②文化源性应激，即与某一特定文化因素相关的应激。③社会文化变迁对社会关系、生活方式和个人行为产生重大影响。

自杀手段的可及性 有关统计表明，自杀者一般倾向于采取容易获得的自杀手段实施自杀。例如，美国民众通过一定的手续可以获得枪支，所以枪击就成为一种重要的自杀手段；在中国农村地区，由于缺乏对剧毒农药、鼠药的严格管制，所以服毒自杀是最主要的自杀手段。在中国、印度、斯里兰卡等国家的研究表明，控制农药的可及性可以有效地降低自杀率。

医疗卫生服务及其可及性　医疗卫生服务主要可以从2个方面影响自杀行为的发生及其结局：①提供基本的精神卫生服务，可及的精神卫生服务有可能预防精神障碍患者自杀。②对自杀者的急救服务，可及的急救服务可以挽救死亡意愿非常强烈的自杀者的生命，而缺乏急救条件可能使本来死亡意愿并不强烈的自杀者，甚至没有死亡意愿的自我伤害者死亡。

预防措施　必须根据不同人群的不同情况，采取综合性的自杀预防措施。目前世界各国采取的自杀预防措施主要包括：①建立国家自杀预防战略。1997年，联合国倡导成员国在国家层面建立自杀预防战略，以保证自杀预防的政策、组织、人力和经费投入，到2014年，已有28个国家响应。②提高全民心理健康素质。包括普及心理卫生常识、在大中小学开设心理健康教育课程、开展心理功能训练、建立社区心理咨询和心理保健系统等。③普及有关自杀和自杀预防的知识。目前社会上还对自杀存在许多危险的误解，这些误解甚至在医务人员中也广泛存在。普及有关自杀和自杀预防的知识，有利于早期发现自杀的高危个体并使其得到及时、有效的处理，有利于降低对自杀的歧视，有利于有自杀意念者寻求专业帮助。④建立预防自杀的专门机构。许多国家成立了各种专门的预防自杀机构，如自杀预防中心、危机干预中心、

救难中心、生命线等，利用便利的电话、互联网络进行危机干预和自杀预防。⑤规范有关自杀事件的报道。近年来，媒体报道与人群自杀的关系得到了广泛的关注。在发达国家，已有资料表明媒体对自杀事件不合适的报道将导致一定时间、一定范围内自杀率的上升，而在规范了媒体对自杀的报道后，自杀率会下降。世界卫生组织要求媒体平衡报道自杀问题，积极宣传自杀预防知识，减少对自杀案例（特别是名人自杀案例）的渲染，避免对自杀方法进行详细的报道和对自杀的原因进行简单的推断。⑥减少自杀的机会。有了自杀意念后，还必须有一定的手段才能实现自杀。减少可用于自杀的方法，可以有效地降低冲动性自杀的可能性，因此，很多学者提出加强对常见自杀手段（如枪支、有毒化学物质和危险场所）的管理，以达到减少自杀的目的。近年来，中国加强对剧毒农药生产、销售、储存和使用的控制和管理，对自杀预防起到了重要的作用。⑦对医务工作者和心理咨询工作者进行培训。许多研究表明，自杀患者常首先求助于初级卫生保健机构或综合性医院，发展中国家的情况尤其如此。然而，大多数医务人员对自杀行为缺乏必要的了解，甚至对与自杀有关的精神障碍（如抑郁症等）也缺乏认识，更谈不上进行危机干预和心理治疗了。对自杀未遂的处理模式，也是以躯体治疗为主，部分医务人员甚至在抢救和治疗自杀未遂者的过程中，用语言表示对自杀者的厌恶和鄙视，成为医源性自杀的重要原因之一。在中国广大农村地区，自杀的手段以服有机磷农药最为普遍，但许多基层医生缺乏

救治有机磷农药中毒的必要技术培训。此外，由于中国心理咨询专业发展较晚，专业队伍结构不合理，许多从事心理咨询工作的人员同样缺乏关于自杀的必要知识，尤其是非医学专业出身的心理咨询者对与自杀有关的精神障碍缺乏必要的认识。因此，加强对相关医务工作者和心理咨询工作者的培训已成为预防自杀的当务之急。⑧加强对高危人群的自杀预防。精神障碍患者、自杀未遂者、近期遭受重大应激性生活事件者是公认的自杀高危人群，应分别采取针对性措施预防自杀。原则上每个精神障碍患者都应接受自杀危险性评估，每个有自杀意念的人都应接受精神状况评估；在系统评估的基础上，对有强烈自杀意念、特别是有自杀计划和自杀准备的个体应安排住院接受专业的自杀预防干预。⑨开展社区自杀预防。大多数自杀都发生在社区，社区居民相互熟悉，能够及时发现自杀高危个体，为他们提供有效的社会支持，因此，社区自杀预防具有极为重要的意义。近年来，中国已经在绝大多数大学和部分企业建立了心理保健、危机干预和自杀预防机制，已取得了一定的成效。⑩推动与自杀和自杀预防相关的研究，特别是对自杀预防策略和措施的评估性研究。

（肖水源）

xīdú

吸毒（drug abuse）　通过各种途径（包括吸食、注射等）使用能够影响人的精神状况，但为法律所禁止拥有和使用的化学物质的行为。在医学上，能够影响人类心境、情绪、行为，或改变意识状态，并具有致依赖（成瘾）作用的物质被称为精神活性物质，

又称为成瘾物质、成瘾药物。毒品指法律所禁止拥有和使用的精神活性物质，主要是指阿片类、大麻、苯丙胺、可卡因等，又称为非法药物。据估计，目前全球吸毒人数已超过 2 亿，每年有 10 万人因吸毒死亡、1 000 万人因吸毒丧失劳动能力。毒品贩运已涉及全球 170 多个国家和地区，130 多个国家和地区存在毒品消费问题，全球每年毒品交易额达 8 000 亿至 10 000 亿美元。吸毒成为影响人群健康，破坏社会稳定和经济发展的一个极为严重的社会问题。与此同时，吸毒也是一个非常突出的公共卫生问题，不仅影响吸毒者自身的心身健康甚至导致提前死亡，而且是导致艾滋病病毒感染和艾滋病流行传播的重要原因。

精神活性物质的分类 ①中枢神经系统抑制剂：能够抑制中枢神经系统，如巴比妥类，苯二氮䓬类。这类物质具有广泛的可获得性，容易成瘾。②中枢神经系统兴奋剂：能兴奋中枢神经系统，如咖啡因、苯丙胺、可卡因等，临床主要用于振奋精神，可减少疲劳感，并可致欣快感，此类药物反复使用极易形成心理依赖。③大麻：世界上最古老、最有名的致幻剂，适量吸入或食用可使人欣快，增加剂量可使人进入梦幻状况，陷入深沉而爽快的睡眠之中。④致幻剂：如麦角酸二乙酰胺（LSD），仙人掌毒素等。此类物质使用后能改变意识状况或感知觉，产生类似精神病的表现，如生动的幻觉、片断的妄想及相应的情绪、行为改变，造成中等程度的心理信赖。⑤阿片类：包括天然和人工合成阿片类物质，如海洛因、吗啡、鸦片、美沙酮、二氢埃托啡、哌替啶、

丁丙诺啡等。这类药物在临床上用作镇痛剂，可引起欣快感，常用剂量连续使用 2 周便会成瘾，是当今最严重的成瘾物质之一。⑥挥发性溶剂，如丙酮等。

精神活性物质的特点 精神活性物质的一个重要特点是其依赖性，又称为成瘾性。依赖是一组认知、行为和生理综合征，使用者尽管明白使用精神活性物质会带来明显的问题，但无法自控，不断使用导致耐受性增加、戒断症状和强制性觅药行为。依赖包括心理依赖和生理依赖，前者是指患者对成瘾物质的渴求，以期获得服用成瘾物质后的特殊快感；后者是指反复服用成瘾物质后，中枢神经系统发生了某种生理生化改变，以致需要这些物质长期存在于体内，以避免特殊的戒断综合征的出现。依赖综合征的主要特征是渴望得到精神活性物质成为患者生活中压倒一切的、优先考虑的行为，达到难以克制的程度，对个体的社会功能造成严重妨碍（强制性觅药行为）。停止使用这些物质就会出现戒断症状，其表现为躯体和精神功能的紊乱，严重时可导致死亡。与此同时，经常使用某一物质，往往使机体对该物质的反应性降低，患者对该物质的依赖程度增强，由此形成恶性循环，戒断非常困难。不同类型的精神活性物质的心理依赖、躯体依赖和耐受性并不一致。

危害 吸毒的危害主要表现在以下方面：①吸毒严重损害吸毒者的健康。除了吸毒导致的依赖性和耐受性之外，有资料表明，海洛因使用者的死亡率比同年龄组高 20 倍，自杀、过量中毒、各种严重的并发症（如注射使用毒品者感染的艾滋病等传染性疾病，营养不良等）是导致吸毒者死亡

的重要原因。②吸毒已经成为艾滋病的重要传播途径，由于注射使用毒品者常常共用注射器和针头，导致这些血行传播性疾病在吸毒者同伴之间的蔓延；由于吸毒者的性行为通常比较混乱，很多女性吸毒者甚至通过卖淫来获取毒资，通过性传播途径将这些疾病传播到非吸毒人群。③吸毒破坏社会稳定。吸毒者开始的时候使用自己的积蓄购买毒品，在很短的时间内，就会将自己的积蓄耗尽。然后，他们可能会千方百计地向亲人、朋友借、骗，最后发展到偷、抢，甚至参与贩毒、制毒。④与吸毒密切相关的种毒、制毒、贩毒行为常常以有组织犯罪的形式存在，不仅对社会稳定，而且对局部经济乃至对全球经济产生不可估量的损害作用。

社会根源 一般认为，吸毒的原因不能用单一的模式来解释，生物因素、心理因素和社会文化因素都与吸毒行为的产生、维持、戒断以后的复发有着密切的关系。近年来，神经科学家已经在中枢神经系统发现了一些与吸毒相关的神经生物学机制。从社会与文化的角度考虑，吸毒主要与下列因素相关：①毒品的可获得性。从所有的精神活性物质的使用情况来看，合法的、广泛可以获得的精神活性物质的使用是最广泛的，新中国成立初期，中国政府对种毒、吸毒、贩毒采取了一系列打击措施，使吸毒现象在 20 世纪 50 ~ 70 年代近乎绝迹。20 世纪 70 年代末以来，随着"金三角"地区成为国际海洛因类毒品生产的重要基地，国际毒品贩子千方百计利用中国开放国门的机会，开辟了毒品走私的所谓"中国通道"，吸毒现象首先沿毒品走私路线死灰复燃，然后逐渐向周边地

区扩散，目前已几乎扩展到全国所有的地区。尽管中国政府在打击毒品方面做出了巨大努力，但毒品危害形势依然十分严峻。国外对吸毒者的职业调查也说明了毒品可获得性对吸毒的重要影响。目前被定义成为毒品的很多化学物质，过去曾经或现在仍然是一种临床药品，医务工作者比其他职业者有更多的机会接触这些物质，导致医生成为吸毒的高危人群之一。据估计，美国医生中吸毒上瘾者达1%以上，而同期官方的数据是，吸毒者大约占整个人口的0.1%，只有医生吸毒率的十分之一。②同伴影响和团伙压力。青少年通常受到同伴的引诱和影响，出于好奇、追求刺激等动机而开始第一次吸毒。在一些亚文化的青少年团伙中，吸毒行为是成为团伙成员的一个标志，团伙对其成员保持一种社会压力，使其成员维持吸毒行为。同样，一个人戒毒以后，如果仍然回到戒毒前所在的社会环境中，没有戒毒的同伴会继续给他形成一种压力，使他在很短的时间内重新吸毒，这是目前脱毒治疗后复发率高居不下（90%以上）的一个非常重要的重因。③成长环境的影响。成长环境是否良好，是影响青少年是否走上吸毒道路的又一个重要的社会因素。研究表明，吸毒者多出身于社会的底层，其家庭成员之间缺乏交流，家庭经济条件差，父母文化程度低等。④社会文化对毒品的容忍程度。世界上所有的国家都制定了控制毒品生产、销售和消费的法律法规。但是，由于种种原因，并非所有的国家都以严厉的态度对待毒品犯罪。阿富汗塔利班政权就曾经被指责容忍甚至鼓励鸦片的种植和生产。"金三角"地区的占

据者将种植鸦片作为收入的主要手段之一。在文化层面上，更是存在对毒品的很多容忍的观点。在西方国家，有不少人认为吸毒既不是一种疾病，也不是一种犯罪，而是一种生活方式。对吸毒行为的严厉惩罚被认为是对个人自由的干涉。美国有学者认为，吸毒的危害与其说是毒品本身造成的，不如说是将吸毒定义为非法造成的。因此，有人主张将毒品的使用逐渐合法化。在北美和欧洲，就曾经有人推动大麻使用的合法化。在这种思想的影响下，普通民众更能宽容他人的吸毒行为。从吸毒者的性别分布上看，在全世界范围内都是男性多于女性，其重要原因之一就是各地文化更能够容忍男性的越轨行为，鼓励男性的冒险行为，包括吸毒。

控制与预防 人类与吸毒作斗争的历史已有几百年之久。但人类离根除毒品危害的目标可谓任重道远。吸毒的控制与预防主要包括3个方面：①减少供给。其主要措施是通过法律，禁止和打击毒品的生产、运输和销售。②减少需求。其主要措施是通过各种方式方法预防吸毒，并进行脱毒治疗和提供治疗之后的康复服务。③降低危害。对于难以戒除毒瘾的个体，用替代治疗、针头交换、安全套推广等措施，降低吸毒对个人和社会的危害。在不同国家和同一国家的不同时期，对这3方面措施的侧重点会有所不同，但目前公认，应该从减少供给、减少需求和降低危害3个方面采取综合性措施。

（肖水源）

wèntí yǐnjiǔ xíngwéi

问题饮酒行为（problem drinking behaviors） 任何对个人和社会产生不良影响的饮酒行为。不论是

社交性饮酒还是酗酒。

机制 酒是世界上使用最为广泛的精神活性物质，它对中枢神经系统的作用可以分为3个阶段：①皮质下释放，表现为健谈，控制能力下降，情绪高涨甚至欣快，有轻度行为障碍。②皮质下释放到中枢抑制，表现为自我控制能力明显下降，动作精确性损害，步态不稳。③中枢抑制，表现为深睡到昏迷，严重者可因衰竭而死亡。有研究认为，适量饮酒有利于心血管健康，但从酒对中枢神经系统的影响看，即使小量饮酒也可能影响驾驶和操作机器的能力。

危害 导致一系列的个人健康和社会问题，如急性酒精中毒、酒精性肝硬化、酒精性脑病、营养不良、情绪失控、人际冲突、酒后错误决策、交通肇事等，甚至暴力行为、自伤、自杀和违法犯罪等。

预防与控制 ①广泛宣传饮酒可能导致的个人健康与社会后果，使公众了解酒精对人体特别是中枢神经系统可能产生的影响。②制定并严格执行与饮酒相关的法律和法规，如严格禁止未成年人购买和饮用酒类，禁止酒后驾车等。③倡导不饮酒、少饮酒的文化，改变劝酒、比酒量的不良风气。④加强对酒依赖患者的早期诊断和治疗，提供有效的戒酒治疗和康复服务。

（肖水源）

fēi gùyì shānghài

非故意伤害（unintentional injury） 无意识的、意料之外的突发事件造成的人体损伤。非故意伤害除了引起人体损伤外，也可能造成精神创伤或心理障碍。重大的非故意伤害事件可能影响到一个国家的声誉，社会的安定，

家庭的幸福和居民的安危，如客机坠毁、游轮触礁、房屋起火和倒塌、集体中毒等；而一些小的非故意伤害事件，如道路交通伤害、工伤事故、溺水、消费品安全、医疗事故等，因其常见、多发，所以总体影响和损失远大于那些重大事件。

非故意伤害是人类社会与自然环境有关的各种变量之间互相作用的结果。非故意伤害研究的先驱哈登（Haddon）医生套用传染病流行病学的理论，提出非故意伤害是由宿主、环境和致伤害因子3个相互作用的因素导致的。其中，宿主是受伤害的人，某些人口学、心理、行为特征使个体或群体更容易遭到伤害；环境是伤害发生的背景，包括社会环境、自然环境、生产环境、生活环境等；致伤害因子指的是导致伤害的能量，包括动能（又称机械能）、热能、电能、辐射能、化学能等，其中机械能的不正常传递导致的伤害超过三分之二。

相关研究 从人类社会存在开始，便有非故意伤害的发生。但人们重视非故意伤害对人类健康和生命的威胁则是最近几十年的事情。目前，世界各国都对伤害开展多学科的研究，这些研究可以大致概括为以下3个方面。①流行病学研究。流行病学方法强调研究伤害的类型、在人群中的分布，受伤者的特征、伤害的环境、伤害的原因等。例如，对伤害类型的流行病学研究发现，道路交通事故是非故意伤害的主要原因；对伤害的年龄分布研究发现，学龄前儿童伤害的主要原因是跌倒和吸入毒物，学龄儿童伤害的主要原因是步行被机动车撞伤，青少年伤害的主要原因是作为驾驶者或行人遭受道路交通

事故，老年伤害的主要原因是跌倒等。这些研究对制定伤害控制的策略及具体措施都具有指导意义。②行为分析。心理学利用行为分析技术研究"前因－行为－后果"链以确定伤害是如何产生的。例如，通过行为分析，可对儿童的安全行为予以奖励，或对不安全的行为加以惩罚，以强化儿童的安全行为。对伤害发生的认知心理学研究则侧重于人们如何认识、分析和评估伤害危险性，指导人们重视和注意安全标志等。③个性特征分析。虽然研究和常识都表明，某些类型的人比其他人更容易遭受伤害，但有关个性特征和行为类型的分析不能确定事故倾向的特定类型。一般认为，儿童、青少年和男性更容易受到某些类型的伤害。某些性格特征也可能与更高的伤害危险性相关。从预防策略的角度，可以考虑将具有某些易受伤害的人群作为重点，但这不能取代对全人群预防伤害的努力。

发生率及其分布 据2013年全球疾病负担研究估计，中国2013年非故意伤害总计导致64.3万人死亡。非故意伤害的整体的分布特点有：①非故意伤害死亡率随年龄的增加而上升，但伤害死亡在低年龄组中相对较为重要，这是因为低年龄组因其他原因导致的死亡率较低；大多数非故意伤害死亡者较为年轻，导致潜在寿命损失比例较大。②农村非故意伤害死亡率大约是城市的2倍，农村地区的男性非故意伤害死亡率最高，城市地区的女性非故意伤害死亡率最低。③男性的非故意伤害死亡率大约是女性的2倍，可能与男性更倾向于冒险和职业的性别差异有关。④在所有非故意伤害死亡中，由于交通伤害所

引起的伤害死亡比例从1990年的23.6%上升到2013年的40.9%，不包括交通伤害在内的非故意伤害导致的死亡则大幅度降低。

预防干预 从社会的角度来说，非故意伤害不仅可以控制，而且能够预防。非故意伤害的控制与预防的根本在于设计、装备、立法、监督和教育。非故意伤害一般分3个阶段：伤害前阶段、伤害阶段、结局阶段。因此，非故意伤害的预防措施应包括预防伤害发生（一级预防）、院前急救与医院治疗（二级预防）、社区康复（三级预防）。只有把健康促进、自救速救、临床救护、功能恢复和基础研究结合起来，建立起地区间和学科间的合作，才能使非故意伤害得到有效控制。目前，比较成熟的干预理论为"四E干预"，即工程干预、经济干预、强制干预、教育干预。工程干预指通过对环境与产品的设计和革新，使其伤害风险减少或无风险，如汽车安全气囊可减少碰撞引起的伤亡。经济干预指通过经济鼓励手段或罚款来影响人们的行为，如对未按规定系安全带的汽车驾驶员处以罚款。强制干预指国家通过法律措施对增加伤害危险的行为进行干预，如美国的《摩托车安全帽法》。教育干预指通过健康教育增强人们对伤害危险的认识，改变人们的行为方式，如向公众宣传道路交通安全知识。与非故意伤害的预防与控制有关的部门，涉及卫生、公安、政法、工业、农业、交通、铁道、公路、运输、教育、文化、宣传、体育、技术监督、社会保险、消费委员会、旅游、残联等，这些部门和单位与非故意伤害的发生、死亡、善后以及预防和控制密切相关。同时，还需要社会各界群

众的积极参与，因此，非故意伤害的预防与控制是一项复杂的、大范围的社会系统工程。

（肖水源）

xìng chuánbō jíbìng

性传播疾病（sexually transmitted diseases，STD）

主要由性行为接触或类似性行为接触为主要传播途径的一组疾病。过去称为性病，1975 年世界卫生组织常任理事会确定改用现名。由于通过性行为传播的疾病很多并无自觉症状，故有学者建议使用性传播感染这一术语。尽管在最近几十年间，人类掌握了更多的控制性传播疾病的手段，然而，性传播疾病对人类的危害仍然非常严重，美国性传播疾病问题委员会主席莫罗（Morrow）指出，全世界至少有八分之一的人受到性传播疾病的侵害。20 世纪 80 年代艾滋病的出现，更使性传播疾病成为备受关注的全球性问题。

流行病学特征 关于性传播疾病的发病率和患病率的准确资料很难获得。这主要有以下几个方面的原因：①很多性传播疾病是无症状的，或症状缺乏特异性，如感染沙眼衣原体的妇女 70% ~75% 是没有症状的。②由于存在对性传播疾病的严重社会歧视，很多人在患了性传播疾病后，秘密求医于非专业性治疗机构，甚至根本不求医。③在很多发展中国家，性传播疾病的监测和报告系统不完善。这 3 方面的原因都会导致报告的性传播疾病低于实际发生情况，根据报告病例估计的发病率和患病率自然就会偏低。1996 年，世界卫生组织从世界各国发表了的和未发表的资料中，估计出 4 种主要性传播疾病的患病率。资料显示，全世界 1995 年有超过 3.33 亿的梅毒、淋病、衣原体病

和滴虫病患者。从发展水平上看，绝大多数新发病例在发展中国家；从地区上看，大多数新发病例在南亚和东南亚，其次是撒哈拉以南非洲，拉丁美洲和加勒比海地区。流行病学调查资料表明，在国家与国家之间，在同一个国家的不同地区之间，性传播疾病的发病率和患病率差别很大，即使在类似的人群中也是如此。性传播疾病发病率和患病率的差别反映了一些社会、文化和经济因素的影响。一般说来，性传播性疾病的患病率在城市居民、未婚人群和年轻成人中较高。1993 年世界发展报告估计，15 ~ 45 岁年龄组中女性 8.9% 和男性 1.5% 的疾病负担是由性传播疾病造成的。

社会根源 性传播疾病作为一类传染性疾病，其发病的直接原因当然是通过各种形式的性行为传播的病原体感染。然而，社会医学认为，决定性传播疾病传播和流行的主要因素是社会因素。①性禁锢。性禁锢与性传播疾病传播的关系，首先在于性禁锢会阻碍人们获得必要的、正确的性知识和性传播疾病防治知识。到目前为止，还有许多年轻人，特别是性行为活跃的年轻人仍然不懂得采取合适的措施来进行自我保护，科学研究证明安全套能够有效地减少性传播疾病传播机会，但安全套的推广和使用仍然存在不少的阻力。其次，对性的禁忌和神秘化，导致对性功能障碍和性传播疾病的严重社会歧视，这种社会歧视使得很多人得了性传播疾病之后羞于去医院就诊，结果又把它传染给别人。②性放纵。性放纵是对性禁锢的反动，具有相反的文化观念和行为取向。性放纵者在观念上主张完全的性自由，在行为上表现为随时随地进

行性活动。自中世纪性禁锢过去以后，许多西方人的性观念逐渐开放，至 20 世纪 30 年代和 60 年代兴起了两次大规模的"性解放"运动，这种运动一方面对打破性禁锢起了积极的作用，另一方面也为主张性放纵的人提供了保护伞，很多人在"性解放"的旗帜下，要求打破现代的家庭婚姻制度，实行群婚、试婚、未婚同居、夫妻互换、卖淫嫖娼、一夜情等淫乱行为。性行为的放纵是性传播疾病如梅毒、淋病、生殖器疱疹、艾滋病等流行的主要根源。③人口流动。从国际上看，经济的全球化和交通事业的发展，导致了世界范围内的大规模人口流动；从国内看，中国目前正处在社会转型时期，商业、服务行业、旅游行业快速发展，使国内流动人口的规模大幅度扩大。流动人口通常是性行为相对活跃的人群，在性传播疾病的传播中具有重要的影响。主要由于血液和性行为传播的艾滋病能够在较短的时间内遍及到世界的每一个角落，这与大规模的人口流动密切相关。④医疗条件。在很多发展中国家，性传播疾病患者因为医疗条件的限制在患病后得不到及时治疗。在一些农村地区，由于基层医务人员技术水平的限制，不能正确诊断和治疗性传播疾病，到具有诊断和治疗技术的大医院则路途遥远，费用昂贵。与此同时，各地有很多打着治疗性传播疾病招牌的游医，对性传播疾病进行误诊误治，对性传播疾病的防治产生不利的影响。

预防和控制 性传播疾病的预防和控制措施主要有：①健康性观念和安全性行为是预防性传播疾病最有效的措施。防治性传播疾病（包括艾滋病病毒感染）

目前已经成为了一项重要的公共卫生课题，世界各国都投入了大量的人力、物力和财力。但性传播疾病的传播主要与性行为有关，对于性行为的根本性干预措施是树立健康性观念，提倡安全性行为。所谓健康性观念，既不是对性的禁锢，也不是对性的放纵。安全性行为应以如下4点为基本条件：一是对自己的性欲望，既不过于压制，也不无限地、过分地追求满足。人的性欲望的强弱，有很大的个体差异，不能硬性地规定只能有多少性行为或必须有多少性行为；二是对性行为所造成的社会后果，要有充分的心理准备；在不能担负其社会责任时，对性行为要采取谨慎克制的态度；三是个人的性行为要符合社会法律和道德规范。虽然在许多社会中，并不是所有的法律和道德规范对性行为的要求都是合理的，但是，违反这些法律和道德规范仍然对个体健康的发展不利；四是健康的性行为必须以正确的性卫生知识为基础，要防止疾病的产生与传播，其中使用安全套被认为是预防性传染疾病和艾滋病感染的有效途径。②采取适当的形式，广泛宣传性传播疾病防治知识。让人们了解各种常见性传播疾病的传播途径和临床表现及其防治方法，推荐正规的治疗机构为性传播疾病患者服务。通过宣传，消除社会公众对性传播疾病的各种错误认知，改变社会公众对性传播疾病患者的歧视，使性传播疾病患者能够正视自己的疾病，接受及时有效的治疗；对于艾滋病病毒感染者和艾滋病患者，尤其需要给予充分的关爱，使他们融入社会，接受治疗，预防传播。③加强对性传播疾病的监测。监测是防治工作的一个重要组成部分，其目的在于及时掌握性传播疾病的流行动态，考核防治效果，为制订社会性的干预措施提供依据。

对性传播疾病的监测内容至少要包括以下方面：①针对重点人群的监测，根据流行病学研究资料，对高危人群进行重点监测。②针对重点疾病如梅毒、淋病、艾滋病进行重点监测。③对性传播疾病的治疗情况进行监测。④对性传播疾病高危人群进行有针对性的预防工作。性传播疾病高危人群，如商业性工作者、同性恋者、吸毒者、特殊服务行业人员、流动人口等常常与主流社会存在一定的社会和心理距离，各种常规传播媒介难以介入到他们中间去。因此，要采取特殊的措施，向他们介绍性传播疾病预防知识，使他们能够自觉地接受监测，主动采取预防性传播疾病的安全措施，拒绝不安全的性行为。

（肖水源）

qīngshàonián rènshēn

青少年妊娠（adolescent pregnancy）

法定结婚年龄以前发生的所有妊娠现象，包括有意怀孕和意外怀孕。据世界卫生组织的统计资料，全世界每年约有1 400万青春期少女生育（其中多数是非意愿性妊娠）、每年有55万次少女流产、440万少女堕胎。随着青少年性成熟的提早，性观念的改变，以及社会意识、经济状况、文化背景、宗教传统等社会环境的改变，青少年妊娠率有逐年上升的趋势。青少年妊娠已经成为一个重大的公共卫生问题和社会问题。

危害 包括以下几个方面。

对躯体的影响 尽管在现代社会中，女性月经初潮时间提前到12～13岁，但月经初潮并不表明女孩的生理发育已经达到了可以怀孕的程度。从月经初潮到18岁的青少年的身体仍处于发育阶段，这段时间过早地发生性行为引起妊娠，常导致高危妊娠，出现包括高血压、贫血、尿路感染、败血症、营养不良、胎位不正、滞产、宫颈损伤、孕产妇死亡等严重并发症。青少年妊娠容易导致流产、感染、宫颈糜烂、不全流产、子宫破裂、习惯性流产、出血死亡以及人工流产后精神障碍等。部分青少年妊娠者进而失去生育能力，造成成年后的性功能障碍。由于青少年不了解预防性传播疾病的知识，常常在冲动下进行性行为，所以感染性传播疾病、艾滋病的概率比较高。

对心理的影响 青少年的性行为大多是在非正常环境下进行的，性行为发生时的心理紧张可能导致各种性功能障碍。由于未婚少女的性行为、妊娠和怀孕违反社会文化规范，所以她们必须面对来自社会和家庭的巨大压力，给青少年带来长期的心理创伤。由于青少年的性行为大多不是建立在坚实的两性感情基础上，在大多数情况下，主要由少女承担性行为的各种后果，如怀孕、社会歧视以及所生育小孩的照护。与此同时，由于少女的心理发育还远未达到成熟的程度，她们的心理应对机制还很幼稚，社会支持系统也不完善。在长期的精神压力下，青少年怀孕者可出现各种各样的精神障碍，包括各种人格障碍、神经症和情感性精神障碍，个别少女甚至因此而自杀。

带来各种社会问题 ①由于妊娠，很多青少年失去受教育的机会，难以获得必需的职业技能，对她们成年后社会适应产生不可挽回的影响。有研究表明，过早发生性行为的女性，更多与酗酒、犯罪、卖淫、离婚等社会问题联系在一起。②青少年妊娠严重阻碍了计划生育国策的落实，加大了计划生育工作的压力。③青少年妊娠出生的子女缺乏一个完整、健全的家庭，不管是从自身素质上看，还是从经济实力上看，其母亲抚养和教育他们的能力都不够，势必影响到他们的健康成长。④青少年妊娠还可能导致一系列婚姻家庭问题，如高离婚率、高家庭暴力发生率等。

社会根源　性行为既是一种生理需要，又是一种心理需要。由于生活条件的改善，近几十年来，青少年的躯体发育有逐渐提前的趋势。但与此同时，在复杂的现代社会中，青少年需要通过越来越长的时间才能学会基本的职业和生活技能，从而适应社会对他们提出的越来越高的要求。也就是说，在青少年生理成熟（特别是性成熟）与他们的心理和社会成熟之间的时间差有逐渐扩大的趋势。青少年生理发育成熟后，有了性冲动的产生，但又不具备控制自己性冲动的能力。这是现代社会青少年妊娠现象较为普遍的一个重要原因。现代社会性观念越来越开放是青少年妊娠的另一个重要社会原因。在20世纪60年代，美国等西方国家出现了大规模的妇女解放和性解放运动，使人们特别是妇女的性观念发生了很大的变化。在现代社会中，妇女在经济上的独立和社会地位的提高，也进一步推动了女性性观念的改变。传统意义上的性道德观念和贞操观念受到了很大的冲击，且通过越来越发达的现代传播媒介如影视、网络传播开来。加上色情文化和性消费文化的泛滥，使青少年从小就有更多机会接受性刺激，进一步促进了青少年性冲动的产生。一些国家和地区仍然存在的性禁锢观念同样对青少年的性行为和青少年妊娠产生重大的影响。由于传统性禁锢观念的影响，学校和父母总觉得不应该或不能够把性知识教给青少年。到目前为止，仍有不少中学不开展性知识教育，即使有，也是遮遮掩掩。这样做的后果是增强了青少年对性的神秘感，阻碍他们形成正确的性观念，使他们不懂得如何控制自己的性冲动，不懂得性行为的后果，不知道性行为导致的各种问题，包括怀孕。

预防和控制　青少年妊娠既是一个社会问题，又是一个公共卫生问题，需要社会、学校和家庭的共同努力才能进行有效的防范。预防和控制的主要措施包括：①提高全民族的文化教育水平。研究表明，父母的文化程度与青少年的适应不良行为，包括青少年妊娠有着密切的联系。提高父母的文化教育水平，可以使其子女有较好的成长环境，有机会接受较多的学校教育。与此同时，要强化义务教育，尽量降低青少年的失学率。②在全社会形成健康的性观念和性道德。培养良好的社会道德风尚，鼓励健康向上的精神文化，清除色情文化对青少年的影响。加大对色情网站的打击，以免色情文化对青少年产生冲击。家庭成员如父母要对青少年的行为，包括性行为起表率作用，树立严肃对待生活的榜样。充分认识同辈团体和亚文化对青少年不良行为的影响，教师和家长要通过积极的教育，主动引导青少年的社交活动向健康的方向发展。③打破性禁锢，推动针对青少年的性健康教育。通过教育，让广大青少年了解自己的生理发育规律，了解过早性行为可能导致的后果，促进青少年的心理和社会成熟，掌握安全性行为的基本知识和技能。④加大对怀孕青少年的帮助力度。青少年怀孕后，由于缺乏相应的知识和害怕社会歧视，往往得不到正确的处理，对其将来的躯体和心理健康产生严重影响。近年来，中国各地相继成立了各种各样的援助中心帮助怀孕的青少年。今后应继续加大这方面工作的力度，努力提高援助人员的专业素质，尽量降低不良后果的发生率。与此同时，社区、学校和家庭对怀孕的青少年应正确对待，不能粗暴处理。

（肖水源）

jīngshén zhàngài

精神障碍（mental disorders）　伴随痛苦体验和（或）功能障碍，对人们健康造成极大的危害并影响整个社会经济的发展的一类具有临床意义的行为或心理综合征。

分类　世界卫生组织《疾病及相关健康问题的国际统计分类（第10版）》将精神障碍分为10大类：①器质性与症状性精神障碍。②使用精神活性物质所致的精神和行为障碍。③精神分裂症、分裂型障碍和妄想性障碍。④心境（情感）障碍。⑤神经症性、应激相关的及躯体形式障碍。⑥伴有生理紊乱及躯体因素的行为障碍。⑦成人人格与行为障碍。⑧精神发育迟滞。⑨心理发育障碍。⑩通常起病于儿童与青少年期的行为与情绪障碍。

疾病负担　关于精神障碍的发病率和患病率，因为分类体系、诊断标准和研究方法不一致而存在较大的差异。一般估计，精神病性障碍的人群患病率在1%左右，其他需要治疗和干预的精神障碍患病率在 5% ~ 15% 之间。2013 全球疾病负担研究表明，2010 年，每 10 万人口精神与行为障碍占全部伤残调整寿命年的 7.4%，比 1990 年所占比重增加 5.9%；占全部伤残损失健康生命年的 22.7%，比 1990 年所占比重增加 5.0%。以伤残损失健康生命年统计，2010 年，全球疾病负担排行前 20 个疾病中，精神障碍就有 7 个。抑郁障碍、焦虑障碍、物质滥用障碍、酒精使用障碍、精神分裂症、双相障碍和心境恶劣分别排在第 2、7、12、15、16、18 和 19 位。在中国，抑郁障碍、酒精使用障碍、精神分裂症、焦虑障碍、双相障碍和心境恶劣分别排在第 2、9、11、12、14 和 15 位。

社会根源 其主要包括以下方面：

社会文化因素与精神障碍的确定 ①文化信念的影响。所有社会都对正常与异常、健康与疾病有一套范围广泛的社会规范，它是由人们共同拥有的文化信念所决定的。在不同的文化背景中，这些社会规范并不统一，即使在同一文化背景中，在不同的场合、对不同的人群也不尽一致。例如，附体、着魔、替神讲话、与神灵通话、听到祖先讲话的声音、看到鬼神等现象，在现代世俗社会中，会被看作妄想、幻觉之类的症状，成为诊断精神障碍的依据；相反，在笃信宗教的人群中或在某些传统社会中，在特定场合下这些行为表现是完全可以接受的，是宗教观念、民间信念中一个正常的组成部分。在普遍相信恶神或魔法附体可以招致灾难的地方，如果不相信神灵或巫师的法力，便成了明显的异常，是对正常价值观的一种"排异性"的拒绝。

②社会发展的影响。纵观精神病学的发展历史，不难发现精神障碍的界定有一个随社会发展而逐渐增加的过程。总的趋势是被定义的精神障碍种类越来越多，分类越来越细。当然，这个过程反映了精神病学知识的扩展和深入，但无疑也与社会经济发展和人们生活水平的提高有着密切的联系。一般说来，在经济收入低、社会发展落后的人群中，一些轻微的情绪和躯体障碍算不上是"疾病"现象，而在生活较为宽裕、社会发展水平较高的社会中，则会被认为是需要治疗的疾病表现。典型的例子是老年期大脑退行性变化所导致的人格改变和认知能力下降，曾长期被认为是生命周期的正常表现，而现在则越来越多地认为属于精神不正常的疾病范畴。③医学化的影响。近年来，不断有学者提出医学化的概念，主要是指医学界将原来不属于医学问题的现象纳入医学研究和服务范畴的倾向。这些现象有的是生理性的，如老龄、月经、怀孕、生育等；有的是社会问题或行为问题，如社会隔离、贫穷、失业、孤独感、有害物质滥用、自杀等。

社会结构因素与精神障碍的分布 大量研究表明，在不同的社会结构群体（如不同的社会阶层、种族、婚姻状况、文化程度等）中，精神障碍的分布是不同的。其中，关于精神障碍与社会阶层和婚姻状况关系的研究结果是最一致的。一般地说，处于社会劣势的群体（如低社会阶层）精神障碍患病率较高，而处于社会优势的群体（如高社会阶层）精神障碍患病率较低，尽管在个别精神障碍的分布方面存在相反的表现。对各社会群体之间精神障碍分布不同的原因，最初主要

用社会冲突论的观点来解释，认为处于社会劣势的群体遭受的应激比较多。后来的研究发现，不同的应激暴露水平并不能解释精神障碍患病率的不同，实际上，尽管不同的社会结构群体遭受的应激类型可能不同，但没有理由相信哪个群体遭受的应激量高于别的群体。因此，目前倾向于用多元的理论来进行阐释。主要有以下方面：①不同群体对应激的耐受性，或说对应激致病的易感性存在差异。影响耐受性或易感性的因素主要有生活经历、躯体和心理素质、应付方式、经济状况和社会支持等方面，其中，社会支持受到了特别的重视。②社会分层与社会流动的影响。例如，在解释社会阶层与精神障碍的关系时，有学者提出，在较开放的社会中，素质较低的个体总是倾向于向较低的社会阶层流动，而素质较高的个体则倾向于向高社会阶层流动，其结果必然是低阶层群体的精神障碍患病率较高。在婚姻状况方面，也可作出类似的解释，即个体素质较差者单身和离婚的机会可能比较大，结果在单身和离婚人群中，精神障碍患病率比较高。③不同社会结构群体对精神卫生服务的利用不同。一方面，处于劣势的群体对自己的精神健康状况缺乏必要的了解；另一方面，由于受到资源的限制，较少利用或难以利用精神卫生服务，导致失去疾病治疗的时机，使病程迁延，整个群体的精神障碍患病率较高。而处于优势的群体情况则正好相反。

社会动荡与精神障碍 社会动荡导致精神健康损害的机制主要有 3 个方面：①原有社会、经济、文化和心理基础的破坏。例如，原有价值观念、信仰系统和

行为准则的破坏，新的系统短时又难以建立起来，使人们产生一种价值失落感和精神沮丧；原有生活基础遭受破坏，失业导致经济安全感的缺乏，犯罪行为增加导致社会安全感的缺乏；原有社会支持系统遭到破坏，个人应对精神应激的能力下降；原有卫生保健系统遭到破坏，精神障碍患者不能得到及时有效的治疗。②导致精神应激的增加。如遭遇动乱造成的财产、亲人和人际关系的损失、角色定位困难、人身自由失去保障、痛苦场面等强烈刺激都会导致应激水平的升高。③被动移民和难民增加。一般来说，较大规模的社会动乱总是伴随着被动移民和难民的增加。这些移民和难民在新的生活环境中，必须面对经济困难、价值观念冲突、语言不同等导致的社会隔离、不安全感和适应性焦虑。

文化源性应激 心理社会应激作为精神障碍的病因已得到公认。人类学研究表明，某些文化信仰、价值观和惯例可能增加对个体的刺激数量，由此导致的应激可以看作是文化源性的，主要有以下方面：①有些信念可以直接引起应激。例如，因相信超自然力量导致的鬼神附体、灵魂出窍；或相信遭到了现实中具有某些特征的人的"诅咒"或被"施以魔法"；或相信因为违反某些禁忌而遭到惩罚，都可以导致焦虑、惊恐和抑郁情绪，在有些情况下甚至可以造成受害者在短期内死亡，如伏都死（cvoodoo death）和恐缩症（koro）等。②特殊的文化期望可能导致人们遭受更多的压力。例如，在大多数现代社会中，人们期望男性有一种所谓的"男子气概"，包括期望男性在事业、社会声望、经济等方面取

得更大的成就，在困难和挫折面前更坚强，鼓励或容忍男性更多地进行冒险行为。同时，在女性越来越注重独立和追求成就的今天，仍要求她们保持贤妻良母的传统角色，给她们带来双重的压力。在中国社会中，父母对子女学业和事业成就的期望，常常使青少年遭受巨大的压力，尽管近年来社会各界有关减压的呼声不断升高，但这种现象并没有得到根本的改变。③某些文化标签带来应激。标签学派的社会学家认为，给个体贴上各种各样的标签是一个重要的社会现实。例如，人们总是自觉或不自觉地对个体进行分类，贴上诸如"聪明的"或"愚钝的""漂亮的"或"丑陋的""有能力的"或"无能的""善良的"或"恶毒的"之类的标签。现代社会更通过制度化的形式给人们贴上各种各样的标签，如各种"先进""标兵""罪犯"等。在绝大多数情况下，这些标签都会给当事人带来压力，消极的、歧视性的标签是如此，某些积极的、赞扬性标签也不能例外。在一个标签使用泛滥的团体中，缺乏必要的标签也会造成归属感的危机，因而造成巨大的压力。

对精神病人的歧视 ①不尊重精神病人的人格，剥压精神病人的基本权利。在许多社会中，对精神病人进行围观、调笑、谩骂是一种普遍的现象。他们常被赶出家门，成为无家可归者，过着悲惨的生活。这与社会的文化信念和价值观念有关。精神病人的社会功能在疾病的发作期间会不可避免地下降，即使治愈以后，社会功能也难以恢复到病前的水平。对追求个人价值和发展的人来说，精神病人不仅不能为社会做出贡献，而且会给家庭和社会

带来沉重的经济和心理压力。这些人只看到了精神病人的病态对社会的影响，看不到他们应享受的基本权利，对精神病人缺乏基本的同情。②将病态行为裁定为非道德的行为而加以歧视和谴责。在现代精神卫生运动开展以前，精神病人常常被当作犯人关押和惩罚，即使在今天，还是有不少人认为精神障碍是思想问题和道德问题，酒瘾、药物滥用者普遍被人们认为是不负责任、道德品质低下的人。③对精神病人进行社会隔离。尽管近几十年来，西方国家大力倡导社区精神卫生运动，但住院治疗仍然是一种主要的治疗手段，而精神病人住院的病房常常实行对外界的严格隔离。部分精神病人在疾病影响下，丧失理智，丧失对自身行为正当与否的辨认能力和控制能力，可能出现攻击行为。但并非所有的精神病人都有这样的行为，对同一个病人，也只是在病程的某一个阶段会出现这样的反应。然而，由于缺乏对精神障碍的认识，大多数人害怕与精神病人接触，尽量避免与他们进行交往。

预防和控制 预防和控制精神障碍是一项系统的社会工程，需要解决以下问题：①全面落实精神卫生法提出的要求，加大对精神卫生服务的投入，切实保护精神障碍患者的权益。②精神障碍患者，特别是重性精神障碍患者是社会弱势人群，需要完善社会保障制度，发展社会救助机制，为他们的生活提供基本保障。③建立和完善精神卫生服务体系，完善医疗保障制度，使精神障碍患者能够接受基本的治疗和康复服务。④营造理解和接纳的社会氛围，降低社会歧视，使精神障碍患者有一个较好的社会生活环

境。⑤大力开展社区精神卫生服务，促进精神障碍患者的社区康复。⑥采取有效措施，预防精神障碍患者的危险性行为，如暴力、自杀、意外伤害、走失等。⑦加强精神卫生知识的普及，提高人们的精神健康素养，预防精神障碍的发生，促进全民健身健康水平的提高。⑧支持和推动精神卫生领域的科学研究。

（肖水源）

jiātíng bǎojiàn

家庭保健（family care）　以家庭为单位，社区保健人员为帮助家庭成员预防、应对、解决各发展阶段的健康问题，适应家庭发展任务，获得健康的生活周期而提供的服务。

目的　主要是维持和提高家庭的健康水平及其家庭自我保健功能，具体包括提高家庭发展任务的能力、帮助问题家庭获得健康发展的能力，以及培养家庭解决和应对健康问题的能力。

理论　家庭保健理论对家庭健康具有重要指导意义。通过对家庭保健理论的了解，可以为不同时期的家庭健康提供针对性保健。

家庭系统理论　主要应用于家庭关系出现问题时，判断家庭在哪个环节出现了什么问题，用何种方式可以解决。家庭系统理论认为，家庭是受社会文化、历史和环境相互作用的一个"开放系统"，具有以下特点：①整体性。家庭成员的变化一定会影响家庭整体的变化。②积累性。家庭整体的功能大于家庭成员功能之总和。③稳定性。家庭系统力图应对家庭内外的变化，维持家庭的安定。④周期性因果关系。家庭成员的行为促使家庭内部发生各种变化，产生周期性因果关

系。⑤组织性。家庭成员是有层次和有预期达到的角色。

家庭生活周期理论　家庭生活周期指家庭经历从结婚、生产、养育儿女到老年的各个阶段连续的过程。按照时间顺序，可以分为以下 8 个阶段：①已婚夫妻无子女阶段。②养育幼儿阶段。③有学龄前儿童的阶段。④有学龄儿童的阶段。⑤有青少年子女的阶段。⑥子女离家阶段。⑦中年父母阶段。⑧老年阶段。当家庭生活周期由一个阶段转入下一个阶段时，针对家庭成员面临"危险因素"，提出预防性的指导性或纠正性意见，其目的在于：预防家庭内的压力及冲突，增进健康和预防疾病，促进家庭功能的健康发展。

家庭压力应对理论　主要阐述当家庭第一次出现或反复出现危机时，判断此危机处于哪一阶段，援助该阶段的家庭成员，促进他们提高应对危机的能力，增强其生活能力。此外，还要选择适当的援助方法，挖掘成员中能促进健康家庭的各种潜力，充分发挥其作用。1947 年，希尔（Hill）发表了《压力下的家庭》。这是对二战期间的 135 个有家庭成员出征的家庭进行的跟踪调查，研究结果提出了"ABC-X"模式。A 表示压力源事件，B 表示家庭应对危机所具有的资源，C 表示家庭对事件的认识，X 表示家庭危机。该模式主要强调家庭是否产生压力或发生危机，并不是由某些事件直接导致的结果，而是取决于两个变量：家庭资源和家庭成员对事件的认识。

方法　主要包括以下内容：

建立家庭健康档案　①家庭基本资料。包括家庭住址、人数及每个成员的基本资料，以及建

档医生和护士姓名，建档日期等。②家系图。以绘图的方式表示家庭结构及各成员的健康资料和社会资料，是简明的家庭综合资料。③家庭卫生保健记录。记录家庭环境的卫生状况、居住条件、生活起居方式等，是评价家庭功能、确定健康状况的基础资料。④家庭评估资料。包括家庭结构、家庭成员的资料、家庭生活周期、家庭功能。⑤家庭主要问题目录及其描述。记载家庭生活压力事件及危机的发生日期、问题描述及结果等。家庭主要问题可按以问题为导向的医疗记录中的主观资料、客观资料、对健康问题的评估、对健康问题的处理计划等方式描述。⑥家庭成员的健康资料。包括生理、心理、社会方面测量的指标或描述。

开展家庭健康教育　①家庭环境卫生教育，包括住宅建设、住宅装修、家庭室内外卫生等方面的教育。②生活方式教育，包括饮食行为知识、生活起居习惯、休闲、娱乐方式等方面的教育。③心理健康知识教育。④家庭护理与用药知识教育。⑤生殖与性教育。⑥意外伤害教育。

（鲍　勇）

jiātíng

家庭（family）　由两个或多个成员组成，是家庭成员共同生活和彼此依赖的处所。家庭应具有血缘、婚姻、供养、情感和承诺的关系，家庭成员共同努力以实现生活目标与需要。

结构　构成家庭单位的成员及家庭成员互动的特征，分为家庭外部结构和家庭内部结构。家庭外部结构主要指家庭人口结构，即家庭的类型。家庭内部结构指家庭成员间的互动行为，其表现是家庭关系。家庭内部结构包括

以下 4 个方面：①家庭角色。家庭成员在家庭中所占有的特定地位。一般家庭成员依照社会规范和家庭工作性质、责任，自行对家庭角色进行分配，成员各自履行其角色行为。②家庭权利。家庭成员对家庭的影响力、控制权和支配权。家庭权利分为传统权威型、情况权威型、分享权威型。③沟通方式。家庭成员之间对感情、愿望、价值观、意见和信息进行交换的过程。④家庭价值系统。家庭在价值观方面所特有的一种思想、态度和信念，它的形成受家庭所处的文化背景、宗教信仰和社会价值观的影响。

类型 家庭存在的各种方式或模式。按家庭结构划分，可以分为以下 6 种类型：①核心家庭。由已婚夫妇和未婚子女或收养子女两代组成的家庭。②主干家庭，又称直系家庭，由父母、已婚子女及其孩子三代人所组成的家庭。③联合家庭。包括父母、已婚子女、未婚子女、孙子女、曾孙子女等几代居住在一起的家庭。④单亲家庭。由离异、丧偶或未婚的单身父亲或母亲及其子女或收养子女组成的家庭。⑤重组家庭。夫妇双方至少有一人已经历过一次婚姻，并可能有一个或多个前次婚姻的子女及夫妇重组家庭后的共同子女。⑥丁克家庭。由夫妇两人组成的无子女家庭。随着社会经济发展和家庭观念的转变，家庭发展趋向于小规模和多样化，以夫妻制的 3 人核心家庭为主，老年夫妇单独生活的家庭增多。与此同时，在大城市中，单身家庭、一方抚养孩子的家庭、同居家庭、丁克家庭有逐渐增加的趋势。

功能 家庭对其成员的生存需要、安全需要、社会需要等所具有的协调性作用。家庭功能决定是否满足家庭成员在生理、心理及社会各方面各层次的要求。家庭具有以下 5 种功能：①情感功能。家庭成员以血缘和情感为纽带，通过彼此的关爱和支持满足爱与被爱的需要。情感功能是形成和维持家庭的重要基础，它可以使家庭成员获得归属感和安全感。②社会化功能。家庭可提供社会教育，帮助子女完成社会化过程，并依据法规、文化和习俗，约束家庭成员的行为，给予家庭成员以文化素质教育，培养人生观、价值观和信念。③生殖功能。生养子女，培养下一代，体现了人类作为生物世代延续种群的本能与需要。④经济功能。经营生活需要一定的经济资源，包括金钱、物质、空间等，以满足多方面的生活需要。⑤健康照顾功能。通过家庭成员间的相互照顾，可以抚养子女，赡养老人，保护家庭成员的健康，并且在家庭成员生病时，能提供多方面的照顾。家庭健康照顾的主要内容包括：提供适当的饮食、居住条件和衣物，维持适合于健康的居家环境，有足够的维持个人健康的资源，进行保健和病人的照顾，配合社区整体健康工作。

（鲍 勇）

jiànkāng jiātíng
健康家庭（healthy family） 家庭中每一个成员都能感受到家庭的凝聚力，能够提供足够的内部和外部资源维持家庭的动态平衡，并能够满足和承担个体的成长，维系个体面对生活中各种挑战的需要。

模式 ①医学模式，认为健康家庭是家庭成员没有生理、心理、社会疾病，家庭没有功能失调或衰竭的表现。②角色执行模式，认为健康家庭是家庭有效地执行家庭功能和完成家庭发展任务。③适应模式，认为健康家庭是家庭有效地、灵活地与环境相互作用，完成家庭的发展，适应家庭的变化。④幸福论模式，认为健康家庭是家庭能持续地为家庭成员保持最佳的健康状况和发挥最大的健康潜能提供资源、指导和支持。这 4 个模式没有相互重叠，而是反映不同层次的健康家庭。

特征 ①角色关系的规律性及弹性。②个体在家庭中的自主性。③个体参与家庭内外活动的能动性。④开放以及坦诚的沟通。⑤支持和关心的温馨氛围。⑥促进成长的环境。

条件 ①良好的交流氛围。家庭成员能彼此分享感觉、理想，相互关心，使用语言或肢体语言的沟通方式促进相互了解，并能化解冲突；②增进家庭成员的发展。家庭给予各成员足够的自由空间和情感支持，使成员有成长机会，能够随着家庭的改变而调整角色和权力分配；③积极地面对矛盾及解决问题。对家庭负有责任，并积极解决问题。遇有解决不了的问题，不回避矛盾并寻求外援帮助；④健康的居住环境及生活方式。能认识到家庭内的安全、膳食营养、运动、闲暇等对每位成员健康的重要性；⑤与社区保持密切联系。不脱离社区和社会，充分运用社会网络，利用社区资源满足家庭成员的需要。

总之，健康家庭反映的是家庭单位的特点，而不是家庭成员的特点。健康家庭受到家庭成员的知识、态度、价值、行为、任务、角色，以及家庭结构类型、沟通、权力等因素的综合影响。研究表明，家庭成员保健知识、健康行为等与其健康状况呈正相关，而婚姻、沟通、权力结构与经济状况等也与健康家庭密切相关。因此，理想的健康家庭不等于每个家庭成员健康的总和。

（鲍 勇）

mànxìng fēichuánrǎnxìng jíbìng
慢性非传染性疾病（non‐communicable diseases，NCDs） 发病缓慢、病程较长且起病情迁延而不能自愈，缺乏确切的传染性生物病因证据，病因复杂，很少能完全治愈的一类疾病总称。世界卫生组织称为"非传染性疾病"，中国称它为"慢性非传染性疾病"，简称"慢性病"。随着社会经济的发展、人们生活和行为的改变，以及生物医学防治技术水平的提高，人类的疾病谱和死亡谱发生了重大变化，无论发达国家还是发展中国家，以心脑血管病、恶性肿瘤等为主的慢性病导致高发病率、高死亡率、高致残率，已成为主要健康危害和疾病负担。

特征 1987 年美国慢性病委员会首先提出，具有以下一种或一种以上特征的疾病可视为慢性病：①患病时间是长期的。②病后常留下功能障碍。③疾病的原因常可引起不可逆的病理变化。④因病情不同，需要不同的医疗处置。⑤因病情差异，需要不同的康复训练。

范围 主要包括：①心脑血管疾病，如高血压、冠心病、脑卒中。②代谢性疾病，如糖尿病。③恶性肿瘤，如肺癌。④慢性呼吸系统疾病，如慢性支气管炎。⑤心理异常和精神病，如抑郁症。⑥慢性肝、肾疾病，如肝硬化。⑦其他各种器官的慢性、不可逆性损害。

危险因素 慢性病的患病和死亡与许多危险因素相关，概括起来有以下 4 类：①环境危险因素。②心理、行为危险因素。③生物遗传危险因素。④医疗卫生服务中的危险因素。根据危险因素的可控性又可分为两类：一是可改变的危险因素，如吸烟、有害性饮酒、不健康饮食、缺乏体力活动、超重、不良心理状态等；二是不可改变的危险因素，如年龄、性别、遗传等。目前，普遍认为吸烟、有害性饮酒、不健康饮食、脂肪摄入过多、蔬菜水果摄入不足、长期静坐、体力活动少、超重/肥胖、高血压、家族遗传史、精神紧张、心理不适应、环境污染与职业危害等危险因素可导致慢性病的发生。其中，吸烟、有害性饮酒、不健康饮食和缺乏体力活动是全球范围内造成多种慢性病的 4 大行为危险因素。血压升高、血糖升高、胆固醇升高、超重/肥胖是导致慢性病的 4 种主要生物危险因素。

危害 慢性病患病率与死亡率持续上升，疾病负担日益加重，人类面临着越来越严峻的挑战。

严重危害人群健康 2012 年全球有 3 800 万人死于慢性病，占全球总死亡人数的 68%，癌症、心肺疾病、脑卒中、糖尿病等慢性病是全球人群最主要死因。世界卫生组织发布的《全球慢病状态报告》显示，发展中国家慢性病流行危害更为严重，2012 年近 75%（2 800 万）因慢性病致死者来自低收入和中等收入国家，其中 70 岁以下的死者占 48%。中国因慢性病引起的死亡占总死亡的比例不断增加，与发达国家日益接近。《中国居民营养与慢性病状况报告（2015 年）》显示，2012 年全国居民慢性病死亡率 533/10 万，占总死亡人数的 86.6%，因慢病死亡的男性中约 4 成（39%）和女性中约 3 成（31.9%）均属过早死亡。心脑血管病、癌症和慢性呼吸系统疾病成为主要死因，占总死亡的 79.4%。2013 年全国肿瘤登记结果显示，中国癌症发病率为 235/10 万，癌症死亡率为 144.3/10 万。

经济负担日益加重 随着慢性病患病率的上升和患病人数的增加，慢性病防治费用呈现快速上升趋势，世界各国面临着越来越沉重的经济负担。《2009 年全球风险报告》显示，每年因慢性病造成的经济负担高达 1 万亿美元，成为影响全球经济的因素之一。宏观经济研究显示，慢性病每上升 10%，便会导致年均经济增长降低 0.5%。对于发展中国家而言，慢性病造成的负担会阻碍或抵消经济的发展。世界卫生组织估计，2005～2015 年期间，中国因慢性病所致的经济损失累计高达 5 580 亿美元。

防控策略 慢性病的防控不仅是指阻止疾病的发生，还包括疾病发生后阻止或延缓其发展，最大限度地减少疾病造成的危害。

慢性病防控全球行动计划 2011 年联合国召开慢性病峰会，达成了慢性病防控需要政府主导、多部门配合、全社会支持的共识，强调了政府和相关社会组织与部门的慢性病防控责任。2013 年世界卫生组织制定了《2013～2020 年预防控制非传染性疾病全球行动计划》，旨在使全球摆脱可避免的非传染性疾病负担，进一步明确和细化了预防控制目标、评价体系。①全球行动计划目标。通过在国家、地区和全球层面开展多部门协作与合作，减少可预防和避免的疾病、死亡和疾病负担，从而使所有人都能达到与其年龄相适的最高健康和生产力水平，使非传染性疾病不再成为影响人类幸福和社会经济发展的障碍。②全球行动计划工作目标。包括：加强国际合作和倡导，在全球、区域和国家层面的发展目标中提高对非传染性疾病预防控制工作的重视；加强国家能力、领导力、治理、多部门行动和合作伙伴关系，以加快国家对非传染性疾病预防控制的响应；通过创建健康促进环境，减少可改变的非传染性疾病危险因素和潜在的社会决定因素；通过以人为本的初级卫生保健服务和全民健康覆盖，加强和重新调整卫生系统，开展非传染性疾病预防和控制，处理潜在的社会决定因素；推动和支持国家能力建设，开展高质量的非传染性疾病防控研究与开发工作；监测非传染性疾病流行趋势和决定因素，评估防控效果。③全球行动计划自愿性目标。包括：心脑血管疾病、癌症、糖尿病或慢性呼吸系统疾病总死亡率相对降低25%；有害酒精使用比例相对减少至少10%；身体活动不足流行率相对减少10%；人群平均食盐摄入量/钠摄入量相对减少30%；15岁以上人群烟草使用流行率相对减少30%；血压升高患病率相对减少25%；遏制糖尿病和肥胖的上升趋势；至少50%的符合条件人群接受心脏病和脑卒中的药物治疗及咨询（包括控制血糖）；80%的公立和私营医疗卫生机构提供廉价有效慢性病诊治基本设备和药物。④全球综合监测框架。分为3个方面共25项指标。一是死亡率和发病率，包括30～70岁人群心血管疾病、癌症、糖尿病和慢性呼吸系统疾病死亡的概率，每10万人口癌症发病率（按癌症类别）等指标；二

是危险因素暴露，包括有害酒精使用、身体活动、盐/钠摄入、饱和脂肪酸摄入、血糖升高、血压升高、体重超重等指标；三是国家系统的应对，包括心血管疾病药物预防和咨询、慢性病基本药物和技术等指标。

慢性病三级预防　根据慢性病的发病因素和疾病自然史的各个阶段，在生物－心理－社会医学模式指导下实施三级预防，可有效控制和降低慢性病发病率、残障率、死亡率，保护人群的健康，提高生命质量。①一级预防。又称病因预防，在疾病尚未发生时针对病因采取的措施，是预防、控制和消灭疾病的根本措施。在慢性病自然史中，处于接触危险因素或致病因素阶段，并无任何临床表现。慢性病一级预防的目的是消除疾病的危险因素，预防疾病的发生和促进健康。慢性病一级预防的主要手段是健康促进和健康保护。健康促进是通过创造促进健康的环境使人群避免或减少慢性病危险因素的暴露，改变机体的易感性，具体措施有健康教育、自我保健、环境保护、优生优育、卫生监督等。健康保护是对暴露于慢性病危险因素的高危易感人群实行特殊保护措施，以避免疾病的发生，其具体措施有劳动保护、戒烟限酒、健康饮食等。②二级预防。又称临床前期预防，在慢性病的自然史中属临床前期（亚临床期），为了阻止或延缓疾病的发展而采取措施，以预防和控制疾病的发展，达到阻止疾病向临床阶段发展。二级预防的措施是早期发现、早期诊断和早期治疗，即"三早"。目前许多慢性病的病因不明，一级预防难以收到成效。慢性病发生、发展的时间较长，做到早期发现、

早期诊断和早期治疗可以明显改善患者的预后。二级预防的核心是早期诊断，基础是早期发现。早期发现的措施包括疾病筛查、定期健康体检、设立专科门诊，如高血压的筛查、乳腺癌的筛查、子宫颈刮片脱落细胞涂片检查、糖尿病专科门诊等，还可通过居民的自我检查早期发现疾病，如自我检查乳房可早期发现乳腺癌。为了提高慢性病的二级预防成效，需要提升居民的慢性病防治知识和及早诊治意识，提高医务人员对慢性病"三早"的业务水平，开发慢性病筛查的适宜检测技术。③三级预防。又称临床期预防，处于慢性病自然史的临床期（又称发病期），为了减少疾病的危害和恶化而采取措施，旨在防止伤残和促进功能恢复，提高生命质量，延长寿命，降低病死率。慢性病三级预防一般由临床治疗和康复治疗两个阶段组成。临床治疗的目的在于积极治疗慢性病、阻止病情恶化，预防并发症，防止伤残，力争患者病而不残。康复治疗是在病情得到有效控制后，转入基层社区，在家庭病床或家庭保健后，促使患者躯体、心理、社会功能进一步康复，尽量恢复生活和劳动能力，争取患者残而不废。

管理和措施　慢性病是可以有效预防和控制的，世界各地都在积极探索适合本地区的慢性病管理策略和措施

慢性病管理基本策略　按照三级预防策略，采取综合防控管理措施，加强慢性病的筛查、监测、干预、管理等工作，可以有效提高防控效果，延缓慢性病的发展，减少残障发生，提高生命质量。中国慢性病防治管理的基本策略为：面向一般人群、高风

险人群和患病人群三类人群，注重运用健康促进、健康管理和疾病管理三个干预手段，重点关注危险因素控制、早诊早治和规范化管理三个环节。

慢性病筛检　筛检通过快速的检验、检查或其他措施，将可能有病但表面上健康的人，同那些可能无病的人区分开来，又称筛查。对慢性病进行筛检是减少慢性病发生、发展的根本性措施。慢性病筛检的原则包括：①本地区危害较大的慢性病，如高血压、糖尿病等应列入首选。②选择高危人群为重点进行筛查，如肝癌的高危人群包括肝硬化患者、HBsAg 阳性者和有肝癌家族史者。③所筛查的疾病在无症状期诊治可有效降低发病率和死亡率，如子宫颈刮片检查查出早期宫颈癌，可显著降低宫颈癌的发病率和死亡率。④所筛查的疾病在无症状期治疗可有更好的效果，如体检查到乳腺肿块后确诊为乳腺癌，治愈率很高。⑤尽可能采用安全价廉的无创伤检查方法，如用大便潜血试验筛查 40～50 岁人群中的结肠癌。此外，筛查试验应符合安全、快速、简便、准确、可靠、可行、经济及群众易于接受的标准。

慢性病监测　疾病监测是公共卫生的一个重要内容，也是慢性病规范化管理的重要前提。开展慢性病监测，长期系统地收集和动态掌握慢性病发病、患病、死亡及危险因素的流行状况和变化趋势，是评价人群健康水平、确定慢性病预防控制优先领域、制定政策和评价干预措施效果的重要基础。慢性病监测包括：慢性病危险因素监测、慢性病发病或患病监测、死因监测。

慢性病危险因素干预　通过各种干预措施降低人群慢性病行为危险因素的水平，可以有效预防慢性病的发生和发展。慢性病危险因素的干预主要包括：①培养健康生活方式。②烟草控制。③合理膳食。④健身活动。⑤控制有害饮酒。

慢性病高危人群管理　积极发现慢性病高风险人群，通过健康管理和强化行为生活方式干预，降低个体慢性病的危险水平，可有效防止和延缓慢性病的发生。①高风险个体发现。通过日常诊疗、健康档案建立、单位职工和社区居民的定期体检、从业人员体检、大型人群研究项目等途径发现高风险个体。②高风险人群的健康管理。加强高风险人群健康管理，定期监测危险因素水平，不断调整生活方式干预强度，必要时进行药物预防，可防止或延缓高风险人群发展为慢性病患者。

慢性病患者管理　疾病管理是目前被广为认同的控制慢性病的手段之一。通过对慢性病患者提供个体化的疾病管理服务，可有效地减缓慢性病并发症的发生，降低高血压、糖尿病、恶性肿瘤等主要慢性病的发病率、致残率和死亡率，提高慢性病患者生命质量，延长寿命。慢性病患者管理方式主要包括：①早发现。充分利用大众媒体、网络平台、社区宣传栏、健康教育课堂等多种形式宣传慢性病及其相关危险因素的相关知识，提高居民慢性病早发现意识。根据相关标准，通过各种途径筛检和早期诊断高血压、糖尿病、冠心病、脑卒中、慢性阻塞性肺部疾病及其他慢性病患者。检出的慢性病患者，应及时纳入规范化管理，预防和减少并发症发生。②随访。随访是对慢性病患者进行动态管理的一

种方式。慢性病随访形式可采用门诊随访、家庭随访和集体随访等多种方法。门诊随访是指门诊医生利用患者就诊时开展患者管理；家庭随访是指有条件的社区，医生通过上门服务开展患者管理；集体随访是指社区医生在社区设点定期开展讲座等慢性病健康教育活动时开展患者管理。随访管理的主要内容有：了解患者病情及危险因素信息，相关指标及治疗随访情况；评价治疗情况；开展非药物治疗，包括饮食治疗、运动治疗和心理治疗；指导合理用药、定期复查；健康教育和患者自我管理。③自我管理支持。慢性病患者的预防性干预和卫生保健活动通常需长期在社区和家里实施，患者及其家庭将不可避免地成为慢性病的自我管理承担者。慢性病自我管理是指采用自我管理方法来控制慢性病，即在卫生保健专业人员的协助下，个人承担一些预防性或治疗性的卫生保健活动。患者往往缺乏进行自我管理所需的能力，需要系统地获得健康教育和支持性干预来增强处理自身健康问题的技能和自信，从而依靠自己来解决慢性病所带来的各种躯体和情绪方面的困难和挑战。自我管理支持包括：为患者提供信息，教授患者保健康复的技能，鼓励患者选择健康生活方式，训练患者解决问题的技能，帮助因慢性病而受情感影响的患者，提供规律而持续的跟踪随访，鼓励患者积极参与疾病的控制。④双向转诊。根据慢性病患者病情需要进行基层医疗卫生服务机构与上级综合医院或专科医院之间的相互转诊。转上级医院的慢性病患者主要为疑难重症患者、需进一步确诊患者、病情加重患者、条件限制不能诊

治患者等；转回基层医疗卫生服务机构的慢性病患者主要为诊断明确并病情平稳患者、急性期后需继续管理和治疗患者。

（姜润生）

quánqiú wèishēng

全球卫生（global health）

那些穿越国家边界和政府的、需要采取行动影响那些对健康起决定作用的全球各种力量（既包括国家，也包括诸多新兴行为体）来解决的卫生问题。

全球卫生的兴起与全球化密切相关。全球化是当今世界最显著的特征，对人类健康产生了深刻影响，给传统国际卫生体系提出了巨大挑战。首先，全球化使得跨越国界的健康风险剧增，其传播速度之快、覆盖地区之广前所未有，模糊了国境的界限。其次，许多健康决定因素也越来越全球化，应对这些健康决定因素已不能再局限于医疗卫生部门，而是涉及外交政策、国际关系、经济贸易、社会发展等多个领域，需要多部门协同努力和联合行动，模糊了卫生与非卫生的界限。第三，全球化的纵深发展给非国家行为体参与国际卫生行动提供了更多的政治空间和物质条件，这包括大量的非政府组织、基金会以及公私合作伙伴型机构等。这些新兴行为体迅速崛起，并在国际卫生上的作用日益重要，变革了国际卫生体系中以民族国家为主体的传统，行为主体呈现多元化，模糊了国家与非国家行为体作用的分界。正是在积极应对全球化挑战过程中，全球卫生从其前身"国际卫生"脱胎而出，并逐步取代"国际卫生"成为国际公共领域的主流概念和通用术语。

全球卫生与国际卫生的区别主要体现在：①国际卫生处理以国境界定的卫生问题，全球卫生处理跨越国界的卫生和影响健康的风险问题。②国际卫生关注他国、特别是贫穷国家的卫生问题，全球卫生关注所有国家（包括本国）和全球性的卫生问题。③国际卫生涉及国家与国家之间的卫生合作，世界卫生组织是无可争议的领导协调者；全球卫生需要全球各种力量的参与和合作，世界卫生组织是众多行为体中的重要成员。④国际卫生是以民族国家为中心的体系，全球卫生中民族国家依然重要，但非政府组织作用突显。

随着世界各国对全球卫生认识的不断加深，以及全球卫生在国家事务中日益重要的作用，许多国家积极着手制定全球卫生国家策略，加大对全球卫生投入，拓展新的参与全球卫生途径。主权国家参与全球卫生的方式主要包括：①援助，主要是发达国家为中低收入国家提供卫生相关的发展援助，包括资金援助和技术援助。②参与国际卫生机构的管理，世界卫生组织、联合国儿童基金会、艾滋病规划署、世界银行等成为重要平台。③发展全球卫生外交，构建全球卫生伙伴关系，如国家或组织机构间建立双边或多边全球卫生策略。

长期以来，中国在履行国际义务、参与全球卫生治理方面取得重要进展，全面展示了中国国际人道主义和负责任大国形象。①在卫生援助方面，主要面向亚洲和非洲地区，包括派遣医疗队、援建设施、赠送药品和医疗器械、培训人员，以及支持疟疾控制等。②在卫生安全方面，2003 年暴发的传染性非典型肺炎疫情推动了中国对控制传染病及其他健康风险的跨境传播的重视，包括传染病控制、进出口产品安全、大气污染治理等。③在卫生治理方面，中国加入了联合国及相关的国际组织，并开始向集资型多边基金注资。④在知识交流方面，中国分享自身卫生成就的经验和教训，发展中医，并投资于药品研发，培训外国来华的医学留学生。当前，中国积极参与健康相关领域国际标准、规范等的研究和谈判，完善中国参与国际重特大突发公共卫生事件应对的紧急援外工作机制，加强同"一带一路"建设沿线国家卫生与健康领域的合作。

（郭 岩）

索　引

条目标题汉字笔画索引

说　明

一、本索引供读者按条目标题的汉字笔画查检条目。

二、条目标题按第一字的笔画由少到多的顺序排列，按画数和起笔笔形横（一）、竖（丨）、撇（丿）、点（、）、折（乛，包括丁乚乙等）的顺序排列。笔画数和起笔笔形相同的字，按字形结构排列，先左右形字，再上下形字，后整体字。第一字相同的，依次按后面各字的笔画数和起笔笔形顺序排列。

三、以拉丁字母、希腊字母和阿拉伯数字、罗马数字开头的条目标题，依次排在汉字条目标题的后面。

条 目 外 文 标 题 索 引

内 容 索 引

说 明

一、本索引是本卷条目和条目内容的主题分析索引。索引款目按汉语拼音字母顺序并辅以汉字笔画、起笔笔形顺序排列。同音时，按汉字笔画由少到多的顺序排列，笔画数相同的按起笔笔形横（一）、竖（丨）、撇（丿）、点（丶）、折（乛，包括丁乚乚等）的顺序排列。第一字相同时，按第二字，余类推。索引标目中夹有拉丁字母、希腊字母、阿拉伯数字和罗马数字的，依次排在相应的汉字索引款目之后。标点符号不作为排序单元。

二、设有条目的款目用黑体字，未设条目的款目用宋体字。

三、不同概念（含人物）具有同一标目名称时，分别设置索引款目；未设条目的同名索引标目后括注简单说明或所属类别，以利检索。

四、索引标目之后的阿拉伯数字是标目内容所在的页码，数字之后的小写拉丁字母表示索引内容所在的版面区域。本书正文的版面区域划分如右图。

a	c	e
b	d	f

A

阿尔克美翁（Alcmaeon，约公元前 500 年） 9b

阿隆森（Aaronson） 51b

阿片类 102b

阿维森纳（Avicenna，980～1037 年） 1d

癌症病人生命质量测定量表 QLQ 系列 54f

癌症治疗功能评价系统 54f

安宁照顾（社区卫生服务） 89d

安全性行为 106a

B

巴戈瓦（Bhargava） 4d

保健组织学 2d

被动吸烟 39c

本能行为 36f

毕达哥拉斯（Pythagoras，公元前 540～前 480 年） 9b

编码 46e

表面效度 48e

病因预防 113c

布迪厄（Bourdieu） 22c

布鲁姆（Blum） 13d

C

参与性观察 42f

残疾（残疾人） 96d

残疾调整生命年 71b

残疾调整寿命年 71b

残疾管理 57c

残疾人 96a

残疾人社会问题 96d

残疾人生理问题 96c

残疾人卫生保健（health care for the disabled） 96a

残疾人心理问题 96d

残障（残疾人） 96d

层面量表（生命质量测评） 54b

倡导促动（advocacy） 40f

倡导促动的四阶段模式 40f

陈海峰 3d

成年期妇女卫生保健 92e

成瘾物质 102a

成瘾药物 102a

城市化 26b

城市化与健康（urbanization and health） 26a

城市社区 83d

抽样调查研究 44d

出诊服务（社区卫生服务） 89c

初级卫生保健（primary health care，PHC） 77a

促进健康的行为 37b

D

大健康观 5c

大麻 102b

大卫生观（extensive health conception） 6f

本卷主要编辑、出版人员

执行总编　谢　阳

责任编审　谢　阳

责任编辑　李元君

文字编辑　李元君

索引编辑　张　安

名词术语编辑　王晓霞

汉语拼音编辑　潘博闻

外文编辑　顾良军

参见编辑　李源桦

责任校对　李爱平

责任印制　陈　楠

装帧设计　雅昌设计中心·北京